Felix Jerusalem

Muskelerkrankungen

Klinik – Therapie – Pathologie

156 Abbildungen in 255 Einzeldarstellungen
2 Farbtafeln, 36 Tabellen

D1722571

Georg Thieme Verlag Stuttgart 1979

Prof. Dr. FELIX JERUSALEM
Kantonsspital Zürich
Neurologische Universitätsklinik und Poliklinik
Rämistraße 100
CH-8091 Zürich

Zeichnungen von RUDOLF BRAMMER

CIP-Kurztitelaufnahme der Deutschen Bibliothek

Jerusalem, Felix:
Muskelerkrankungen : Klinik, Therapie, Pathologie /
Felix Jerusalem. [Zeichn. von Rudolf Brammer]. –
Stuttgart : Thieme, 1979.
    ISBN 3-13-567801-6

© 1979 Georg Thieme Verlag, Herdweg 63, Postfach 732, D-7000 Stuttgart 1 – Printed in
Germany –
Satz: G. Müller, Heilbronn, gesetzt auf VIP-Comet, Druck: Grammlich, Pliezhausen

ISBN 3 13 567801 6   5 4 3 2 1 0

Vorwort

Große klinische und genetische Studien, die Anwendung der Histochemie und Elektronenmikroskopie sowie elektrophysiologischer, immunologischer und biochemischer Methoden haben die Kenntnisse auf dem Gebiet neuromuskulärer Erkrankungen in jüngster Zeit enorm erweitert. Diese neuen Resultate sind teilweise in den deutschsprachigen Lehrbüchern der Klinik und Pathologie unbefriedigend berücksichtigt. Dieses Taschenbuch soll der raschen Orientierung über den derzeitigen Wissensstand der Klinik, Therapie und Morphologie der Muskelerkrankungen dienen.

Die starke Berücksichtigung der Myopathologie als Ergänzung der klinischen Darstellung basiert auf der Erfahrung, daß für eine exakte klinische Arbeit und Beurteilung neuromuskulärer Krankheitsbilder morphologische Kenntnisse oft unerläßlich sind und daß andererseits der Morphologe nicht ohne klinische Grundkenntnisse arbeiten kann. Zusätzlich werden die Grundlagen der Elektrophysiologie und der Biochemie des Muskels skizziert. Die heute noch stark vernachlässigte biochemische Analyse erkrankter Muskulatur hat in jüngster Vergangenheit gezeigt, wie groß für die Klinik der Erkenntnisgewinn aus einer Untersuchung des Funktions- und Baustoffwechsels der Muskulatur ist. Soweit es im Rahmen eines Taschenbuches möglich ist, werden diese neuen und klinisch relevanten Befunde in der Darstellung der Pathogenese der verschiedenen Krankheitsbilder berücksichtigt und Literaturhinweise gegeben.

Danken möchte ich Herrn Prof. A. G. Engel von der Mayo Clinic, in dessen Neuromuscular Research Laboratory ich den größten Teil der Ausbildung in der Histochemie und Elektronenmikroskopie erhielt, und Herrn Prof. G. Baumgartner, der meine Arbeit in den vergangenen 15 Jahren intensiv förderte.

Die diesem Taschenbuch zugrunde liegende klinische und myopathologische Erfahrung basiert auch wesentlich auf gemeinsamen Arbeiten mit den Dissertanten J. Pauli, W. Ingold, G. Schick, M. Rakusa, H. Mattle, L. Glutz, Th. Marty, T. Schubert, G. Casanova und auf der stetigen Hilfe von Frl. Lea Kläusli, Vreni Siegrist und Frau Ursula Schill.

Ein besonderer Dank gilt den Kranken, die bei wissenschaftlichen Untersuchungen im Zürcher Muskellabor bereitwillig mitarbeiteten und mir gestatteten, ihre Photographien zur Demonstration verschiedener Krankheitsbilder zu verwenden.

Zürich, im Herbst 1978   F. Jerusalem

Inhaltsverzeichnis

1 Normale Anatomie der Skelettmuskulatur

Lichtmikroskopie und Histochemie

Bau der Muskelfasern

Die menschliche Skelettmuskulatur ist aus Bündeln von parallel angeordneten, langgestreckten, spindeligen und mehrkernigen Muskelzellen aufgebaut, die eine Länge von vielen Zentimetern erreichen können. Gebräuchlicher als der Ausdruck Muskelzelle ist die Bezeichnung Muskelfaser. Die Muskelfasern selbst setzen sich aus zahlreichen, ebenfalls parallel orientierten Myofibrillen und diese wiederum aus Myofilamenten zusammen (Abb. 1 a–g).

Im Längsschnitt zeigen die Muskelfasern eine besonders im Polarisations- oder Phasenkontrastmikroskop sichtbare Längs- und Querstreifung (Abb. 2 a–c). Erstere kommt durch die etwa 1 µm dicken Myofibrillen zustande, die die Muskelfaser parallel zu ihrer Längsachse durchlaufen. Die Myofibrillen selbst sind quer zur Längsachse in kleine, alternierend helle und dunkle Abschnitte unterteilt. Entsprechend ihrer phasenkontrastmikroskopischen, isotropen und anisotropen Eigenschaften werden die hellen *I-Bänder*, die dunklen *A-Bänder* genannt. I- und A-Bänder liegen in benachbarten Myofibrillen meistens auf gleicher Höhe und verursachen dadurch die Querstreifung der Faser (Abb. 2 a–c).

Darstellung verschiedener Muskelfaserstrukturen und Enzyme mittels histochemischer Reaktionen und Färbungen

Informativer als die sehr artefaktreichen Schnitte von formol-fixiertem und in Paraffin eingebettetem Material sind Färbungen und histochemische Reaktionen an Gefrierschnitten. Unter diagnostischen Aspekten sind folgende Färbungen und Reaktionen zu empfehlen.

Hämatoxylin-Eosin. Die Hämatoxylin- und Eosin-Färbung stellt die Muskelfasern rot, das Bindegewebe rosarot und die Kerne der Muskelfasern, des interstitiellen Bindegewebes und der Gefäßendothelzellen tiefblau dar (Tafel I a). In Querschnitten kann eine netzförmige Felderung erkennbar sein, die den intermyofibrillären Räumen entspricht. Das Zytoplasma von Myoblasten und Muskelschläuchen erscheint blaß-graublau.

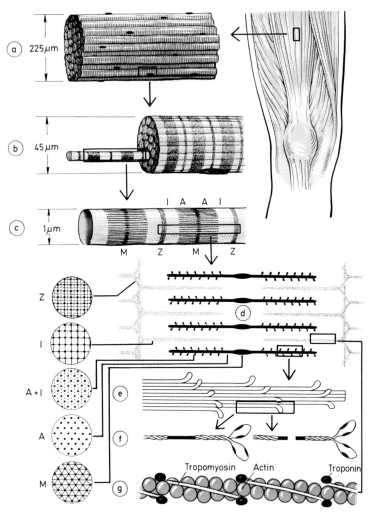

Abb. 1 a–g   Schematischer Bau der Muskelfasern. Dargestellt sind der M. quadriceps femoris mit dem Ort der Biopsie, a) ein Muskelfaserbündel, wie es im Lichtmikroskop sichtbar ist, b) eine Muskelfaser, wie sie in elektronenmikroskopischer Vergrößerung erscheint, c) eine Myofibrille mit Z-, I-, A- und M-Bändern, d) das Ineinandergreifen der Myosin- (dunkel) und Aktinfilamente (hell) in einem Sarkomer, e) der molekulare Aufbau des Myosins mit f) schwerem Meromyosin (Kopfteil) und leichtem Meromyosin (Schwanzteil) und g) dem Aktin mit angelagertem Tropomyosin und Troponin. Links unten seitlich finden sich die elektronenmikroskopischen Querschnittsbilder durch die Z-, I-, A- und I-Bänder sowie durch die A- und M-Bänder

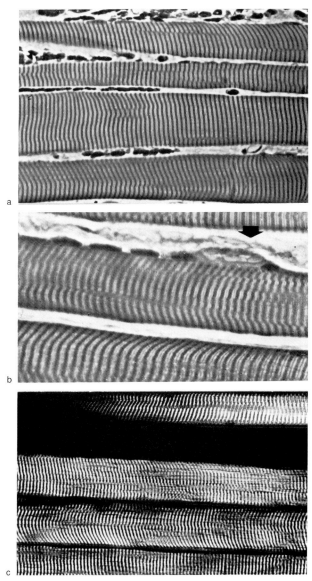

Abb. 2 a-c Phasenkontrast- (a u. b) und polarisationsmikroskopische (c) Längsschnitte durch einige Muskelfasern. Im Phasenkontrastmikroskop erscheinen die A-Bänder dunkel (anisotrop) und die I-Bänder hell (isotrop). In Abb. b ist eine Endplatte getroffen (↓)

Gomori-Trichrom. Die Gomori-Trichrom-Färbung (ENGEL u. CUN-NINGHAM 1963) zeigt die Muskelfasern grünblau, das Bindegewebe hellgrün, die Kerne rot-violett und das sarkoplasmatische Retikulum sowie die Mitochondrien des intermyofibrillären Netzwerkes rot (Tafel I b). Lipofuscin färbt sich gelbbraun und die Markscheiden der Nervenfasern rötlich.

NADH-Dehydrogenase. Die NADH-Dehydrogenase (Nicotinamid-adenin-dinucleotid-Dehydrogenase, reduzierte Form) gehört zur Gruppe der oxydativen Enzyme (FARBER u. Mitarb. 1956). Dieses in den Muskelfasern befindliche Ferment nimmt von dem im Inkubationsmedium befindlichen Substrat NADH Wasserstoff weg und überträgt ihn auf ein wasserlösliches und farbloses Tetrazoliumsalz, das durch diese Reduktion in ein unlösliches, blauschwarz sichtbares Formazan überführt wird. Die NADH-Dehydrogenase-Reaktion dient dem histochemischen Nachweis von Mitochondrien und Membranen des sarkoplasmatischen Retikulums und der Unterscheidung der verschiedenen Muskelfasertypen (Tafel II c). Die Typ-I-Fasern erscheinen tiefblau-schwarz und die Typ-II-Fasern hellblau.

Succinat-Dehydrogenase. Ein weiteres oxydatives Enzym, die Succinat-Dehydrogenase, zeigt ebenfalls eine intensivere Aktivität in den Typ-I-Fasern, die dadurch dunkelbraun-schwarz erscheinen. Dieses Enzym spaltet vom zugeführten Substrat Natrium-succinat Wasserstoff ab, der seinerseits das farblose Tetrazoliumsalz (Ditetrazolium-chlorid-nitro-BT) zu einem wasserunlöslichen und gefärbten Formazan reduziert. Sehr vorteilhaft ist, daß die Succinat-Dehydrogenase nur an mitochondrialen Membranen, die NADH-Dehydrogenase dagegen an diesen und denen des sarkoplasmatischen Retikulums lokalisiert ist und dadurch eine histochemische Differenzierung dieser Strukturen möglich ist.

α-Glycerophosphat-Dehydrogenase. Ein drittes oxydatives Enzym, die α-Glycerophosphat-Dehydrogenase wird ebenfalls mit Hilfe eines Tetrazoliumsalzes (NBT) dargestellt (PEARSE 1961). Diese Enzymaktivität ist in Typ-II-Fasern stärker als in Typ-I-Fasern.

Myofibrilläre ATPase. Die myofibrilläre ATPase-Reaktion dient in erster Linie der Darstellung verschiedener Muskelfasertypen (PADYKULA u. HERMAN 1955). Die Muskelschnitte werden mit ATP und Calcium bei einem pH von 9,4 inkubiert, worauf die myofibrilläre ATPase des Muskelgewebes vom ATP ein Phosphat abspaltet, das sich mit Calcium zu Calciumphosphat verbindet. Letzteres ist bei alkalischem pH unlöslich, also am Ort der Enzymaktivität lokalisiert. Mittels Cobaltchlorid und Ammoniumsulfid wird Calciumphosphat in Cobaltphosphat und schließlich in das schwarzbraun erscheinende, unlösliche Cobaltsulfid umgewandelt. Die myofibrilläre ATPase-Aktivität erweist sich bei einem pH von 9,4 im Inkubationsmedium in den Typ-II-Muskelfasern als sehr hoch, diese erscheinen daher intensiv braunschwarz, während die Typ-I-Fasern

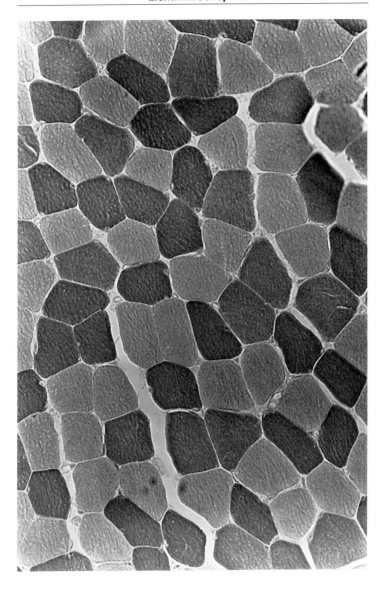

Abb. 3   Myofibrilläre ATPase-Reaktion (pH 9,4) eines Muskelquerschnitts. Typ-I-Fasern hell, Typ-II-Fasern dunkel

keine oder eine nur sehr geringe Enzymaktivität zeigen, so daß diese blaß bleiben (Abb. 3). Bei einem pH von 4,3 erweisen sich die Reaktionsintensitäten als invers. Durch eine feine Abstufung der pH-Werte (4,6 usw.) lassen sich weitere Subtypen von Muskelfasern (Tab. 1) differenzieren (HEENE 1972). Dies ist vorläufig für die Routinediagnostik noch nicht von Bedeutung, da weitere Unterteilungen bei myopathischen Prozessen meist nicht mehr mit genügender Sicherheit gelingen.

Tabelle 1   Histochemische Reaktionen verschiedener Muskelfasertypen: negativ $= \bigcirc$, schwach $= \ominus$, mittel $= \oplus$, stark $= \bullet$ (nach *Dubowitz* und *Brooke*)

Enzymreaktionen	Muskelfasertyp			
	I	II A	II B	II C
Myofibrilläre ATPase pH 9,4	$\ominus$	$\bullet$	$\bullet$	$\bullet$
Myofibrilläre ATPase pH 4,3	$\bullet$	$\bigcirc$	$\bigcirc$	$\oplus$
Myofibrilläre ATPase pH 4,6	$\bullet$	$\bigcirc$	$\bullet$	$\bullet$
NADH-Dehydrogenase	$\bullet$	$\oplus$	$\ominus$	$\oplus$
Succinat-Dehydrogenase	$\bullet$	$\oplus$	$\ominus$	$\oplus$
α-Glycerophosphat-Dehydrogenase	$\bigcirc$	$\oplus$	$\oplus$	$\ominus$
Phosphorylase	$\ominus$	$\bullet$	$\bullet$	$\bullet$

Phosphorylase. Die Phosphorylase ist ein sarkoplasmatisches Enzym, welches durch Spaltung 1,4-glucosidischer Bindungen am Glycogen-Abbau beteiligt ist. Der histochemische Nachweis der Phosphorylase (TAKEUCHI 1956) beruht auf der Bildung von Polysaccharidketten, die aus Glucose-1-phosphat aufgebaut sind und deren Länge der vorhandenen Phosphorylase-Aktivität analog ist. Das Polysaccharid wird mit Jod sichtbar gemacht. Kleine, aus 4–6 Glucosideinheiten bestehende Ketten sind farblos, solche aus 8–12 Einheiten rot und solche von 30 und 35 Einheiten blau (SWANSON 1948). Typ-II-Fasern sind intensiver gefärbt als Typ-I-Fasern.

PAS. Die PAS-Reaktion (*periodic acid Schiff*) dient dem Nachweis von Glykogen. Durch die Perjodsäure werden C-C-Bindungen von Kohlenhydraten gespalten und zu Aldehyden oxydiert; diese ergeben mit dem „Schiff"-Reagens eine rote, in Typ-II- intensivere Färbung als in Typ-I-Muskelfasern.

Oilred O. Mit der Oilred-O-Färbung (LILLIE u. ASHBURN 1943, 1954) werden Neutralfette rot dargestellt (Tafel II e). Die Muskelfasern erscheinen blaß-hellblau, die Kerne blau. Oft findet man mit dieser Methode im gesunden Muskel gar kein Fett oder nur wenige kleine Fettpartikel in Typ-I-Fasern. Der Farbstoff Oilred O wird in Triäthylphosphat gelöst. Durch eine Färbetemperatur von 20 °C wird eine leichte Verflüssigung der Fette erreicht, so daß der fettlösliche Farbstoff eindringen kann.

Saure Phosphatase. Die saure Phosphatase ist ein lysosomales Enzym, welches für den Nachweis degenerativer Muskelprozesse ein ausgezeichneter Indikator ist (BARKA 1960). Der histochemische Nachweis beruht auf der Hydrolyse von α-Naphthylphosphatester des Inkubationsmediums durch die muskuläre Phosphatase. Der alkoholische Rest des Substrats bildet dann mit einem Diazoniumsalz einen gefärbten, roten Niederschlag in den mit Methylengrün gefärbten Muskelfasern (Abb. 32 c, s. S. 50). Im gesunden Muskelgewebe läßt sich mit dieser Methode keine Saure-Phosphatase-Aktivität nachweisen.

Alizarinrot S. Für die Darstellung von Kalziumsalzen verwenden wir das Alizarinrot S, das allerdings auch mit anderen Stoffen (Eisen, Barium, Strontium, Cadmium und Blei) Niederschläge bildet.

Endo- und Perimysium

Dünne Bindegewebsscheiden, das Endomysium, in dem Kapillaren und kleine Nervenäste eingebettet sind, separieren die dicht gelagerten, von einer Plasmamembran begrenzten Muskelfasern. Lichtmikroskopisch sind das Endomysium und die Plasmamembranen oft nicht voneinander zu trennen. Größere Gruppen von Muskelfasern sind durch das wesentlich stärker entwickelte Perimysium zu Faszikeln gebündelt (Abb. 4 a). Im perimysealen Bindegewebe finden sich Gefäße und Nerven. Das Epimysium umschließt den gesamten Muskel und dient zusammen mit den bereits genannten bindegewebigen Anteilen als „plastisches Korsett" des Parenchyms und als Verbindungselement zu den Sehnen.

Muskelfaserdurchmesser und ihre Messung

In Querschnitten sind die Muskelfasern unregelmäßig, polygonal begrenzt. Beim Neugeborenen beträgt der Durchmesser formolfixierter und paraffineingebetteter Muskelfasern etwa 7,5 µm. In der Adoleszenz wird mit etwa 30–60 µm das Erwachsenenkaliber erreicht (Abb. 22, s. S. 38). In Gefrierschnitten ist das Muskelgewebe besser erhalten. Die Faserkaliber sind in Querschnitten im Vergleich zu den geschrumpften Paraffinschnitten 20–30% größer. Ein weiterer Vorteil der Gefrierschnitte besteht in der Möglichkeit, mit histochemischen Methoden unterschiedliche Fasertypen klar zu unterscheiden und Durchmesser, Häufigkeit und Verteilungsmuster der Typ-I- und Typ-II-Fasern zu beurteilen (Abb. 3). Bei der Messung der Faserkaliber in Querschnitten kann es aufgrund der Tatsache, daß die Fasern nicht kreisförmig, sondern unregelmäßige rundliche oder polygonal begrenzte Flächen darstellen, zu Fehlbeurteilungen kommen. Befriedigende Werte ergeben sich aus der Messung der senkrecht zu den jeweils größten Durchmessern stehenden größten Strecken (Abb. 5). Die Durchmesser werden an etwa 200 Muskelfasern pro Biopsie gesondert für die Typ-I-Fasern und Typ-II-Fasern nach Anwendung der

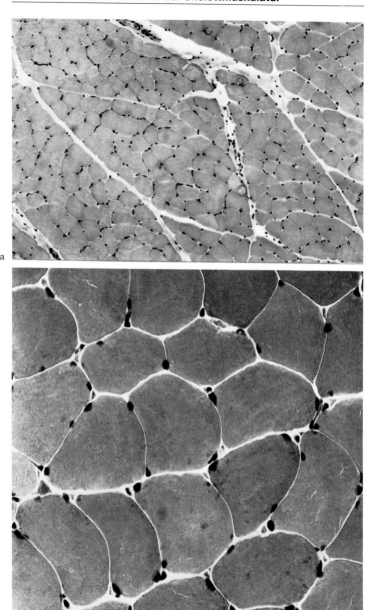

a

b

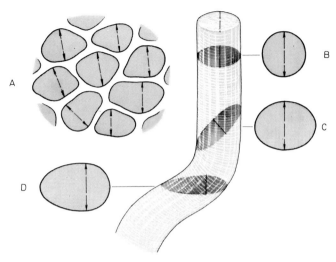

Abb. 5 Darstellung des kleineren Durchmessers von quergeschnittenen Muskelfasern (A). Auch wenn die Fasern nicht exakt quer getroffen sind, ergeben die Durchmesserwerte verläßlichere Resultate als die Flächenmessung (B, C, D) (nach *Dubowitz* u. *Brooke* 1973)

myofibrillären ATPase-Reaktion bei pH 9,4 gemessen und für beide Faserpopulationen der Mittelwert und die Standardabweichungen sowie der Variationskoeffizient und Atrophie-Hypertrophie-Faktor errechnet. Ferner wird die Anzahl der Typ-I- und Typ-II-Fasern in Prozenten der Gesamtfaserzahl (N I + N II) angegeben (Abb. 6).

Der Variationskoeffizient wird wie folgt berechnet: Standardabweichung × 1000, dividiert durch den mittleren Faserdurchmesser. Um einen besseren Überblick zu erhalten, können die pathologischen Variationskoeffizienten in leicht (250–350), mittel (350–500) und stark (über 500) aufgeteilt werden (Tosi u. Jerusalem 1976). Der Atrophiefaktor (*AF*) und der Hypertrophiefaktor (*HF*) wird nach Brooke u. Engel (1969) bestimmt. Bei Männern erhalten alle Muskelfasern mit einem Durchmesser zwischen 30 und 40 μm einen Atrophiewert von 1, Fasern zwischen 20 und 30 μm einen Atrophiewert von 2, solche zwischen 10 und 20 μm einen Atrophiewert von 3 und solche zwischen 0 und 10 μm einen Atrophiewert von 4. Hypertrophische Fasern zwischen 80 und 90 μm haben einen Hypertrophiewert von 1, solche zwischen 90 und 100 μm einen Wert von 2, usw. Die Summe der ein-

Abb. 4 a u. b. Quergeschnittene Muskelfasern. a) Schwache Vergrößerung. Größere Bündel von Muskelfasern, die Faszikel, sind durch breitere Bindegewebssepten voneinander getrennt; b) Stärkere Vergrößerung zur Darstellung der subsarkolemmal gelagerten Muskelfaserkerne, die meistens sicher von Kernen der Bindegewebssepten und Kapillaren unterscheidbar sind

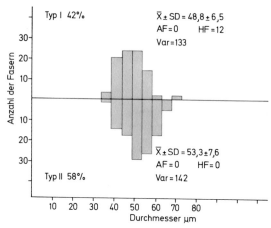

Abb. 6   Histogramm eines normalen Muskelquerschnitts (M. deltoideus eines Erwachsenen). $\bar{X} \pm SD$ = mittlerer Faserdurchmesser ± Standardabweichung.
AF = Atrophiefaktor, HF = Hypertrophiefaktor, Var = Variationskoeffizient

zelnen Atrophie- bzw. Hypertrophiewerte, geteilt durch die Anzahl der Fasern des entsprechenden Typs, multipliziert mit dem Faktor 1000 ergibt den Atrophiebzw. den Hypertrophiefaktor. Bei Frauen werden die Fasern zwischen 20 und 30 μm mit dem Atrophiewert 1 und die Fasern zwischen 70 und 80 μm mit dem Hypertrophiewert 1 bewertet. Unsere Kriterien für die verschiedenen Atrophie- und Hypertrophiegrade sind in Tab. 2 dargestellt.

Da Normalwerte für Atrophie- und Hypertrophiefaktor nur bei den Mm. biceps brachii, quadriceps und M. gastrocnemius von Erwachsenen be-

Tabelle 2   Darstellung der Grenzwerte der Atrophie- bzw. Hypertrophiegrade der Muskelfasertypen I und II beider Geschlechter. Ausnahmen von diesen Grenzwerten (Grenzwerte zwischen normal und leichter Atrophie bzw. Hypertrophie): Vastus: H I und H II bei ♂ 150 bzw. 400; Bizeps: H I bei ♂ 300, bei ♀ 200; Gastroknemius: H I bei ♀ 200

	Leicht	Mäßig	Stark	Sehr stark
A I ♀	100–400	400– 700	700–1600	1600
A I ♂, A II ♂, H II ♀	150–450	450– 750	750–1650	1650
A II ♀	200–500	500– 800	800–1700	1700
H I ♀	400–700	700–1000	1000–1900	1900
H I ♂, H II ♂	500–800	800–1100	1100–2000	2000

A I und A II = Atrophie von Typ I bzw. II
H I und H II = Hypertrophie von Typ I bzw. II

kannt sind (Brooke u. Engel 1969), wählen wir auch für die übrigen Muskeln die oberen Grenzwerte des Atrophie- und Hypertrophiefaktors der genannten Muskeln.

Entsprechende Werte für Kinder sind nicht bekannt. Wir bezeichnen bei kindlichen Fällen nur solche Muskelfasern als atrophisch bzw. hypertrophisch, deren Durchmesser um 50% vom mittleren Normaldurchmesser des entsprechenden Alters abweichen. Wegen der viel kleineren Kalibervariationen der Muskelfasern bei Kindern wird der Atrophie- bzw. Hypertrophiewert 1 nicht für ein Faserspektrum von 10 µm wie bei Erwachsenen, sondern von 5 µm (Kinder von 0–3 Jahren) bzw. von 7 µm (Kinder zwischen 4 und 7 Jahren) gewählt.

Flächenmessungen der Muskelfaserquerschnitte durch Punktraster oder automatisierte Flächenmesser sind ebenfalls möglich (Suchenwirth u. Bundschu 1970, Sulemana u. Suchenwirth 1972); sie ergeben bei Schrägschnitten jedoch ungenaue Ergebnisse (Abb. 5).

Bei Erwachsenen mit stärkeren beruflichen oder sportlichen körperlichen Belastungen sind Typ-II-Fasern meist größer als Typ-I-Fasern. Letztere zeigen im interindividuellen Vergleich ganz allgemein konstantere Kaliber als die Typ-II-Muskelfasern. Die prozentuale Verteilung der beiden Fasertypen ist interindividuell in verschiedenen Muskeln unterschiedlich (Tab. 3). In vorwiegend tonischen Muskeln überwiegen die Typ I, in vorwiegend phasischen Muskeln die Typ-II-Fasern (Johnson u. Mitarb. 1973, Sulemana u. Suchenwirth 1972). Die Durchmessermittelwerte der gewöhnlich zur Biopsie ausgewählten Muskeln liegen meistens zwischen 35–75 µm, während die kleinen Handmuskeln wie Gesichts- und Augenmuskeln etwa 15–25 µm messen.

Die Typ-I- und Typ-II-Fasern sind im gesunden Muskel in der Art eines Mosaikmusters verteilt (Abb. 3). Eine exakte Kenntnis quantitativer Einzelheiten dieses Mosaikmusters ist für die Beurteilung myopathologischer

Tabelle 3 Prozentsätze von Typ-I-Fasern aus verschiedenen gesunden Muskeln von 6 im Alter zwischen 17 und 30 Jahren verstorbenen Männern (nach *Johnson* u. Mitarb. 1973)

M. deltoideus	67,6	62,1	47,9	49,8	43,1	49,1
M. biceps brachii	53,3	34,4	34,4	49,0	45,0	37,4
M. extensor digitorum	49,0	42,2	48,4	45,5	56,2	42,5
M. vastus lat.	45,5	33,8	41,4	49,8	23,3	32,9
M. vastus med.	47,8	47,0	38,3	32,0	49,0	48,3
M. gastrocnemius (lat.)	46,0	45,5	35,2	46,0	37,7	50,7
M. gastrocnemius (med.)	N.T.	47,6	49,3	53,4	46,9	56,9
M. peronaeus longus	76,4	57,5	49,0	63,0	69,8	59,5
M. tibialis ant.	80,5	79,0	57,6	70,0	85,6	67,6

Prozesse unentbehrlich, zur Zeit jedoch noch nicht voll befriedigend erreicht. Bedeutsam für die Beurteilung von Biopsiepräparaten sind Befunde über unterschiedliche Mosaikmuster in oberflächlichen und tiefen Muskelschichten des M. deltoideus, des M. biceps brachii und des M. rectus femoris (JENNEKENS u. Mitarb. 1971); oberflächlich sind die Typ-II-Fasern und in tiefen Schichten die Typ-I-Fasern relativ häufiger. Derartige Unterschiede sind in den Mm. flexor digitorum brevis, gastrocnemius und tibialis anterior nicht nachzuweisen. Die größten Gruppen histochemisch einheitlicher Fasern der normalen Mm. biceps brachii, rectus femoris und gastrocnemius enthalten 30–40 Fasern bzw. 13 eingeschlossene, d. h. vom selben Fasertyp umgebene Fasern. Eine viel stärker ausgeprägte Gruppenbildung zeigt der M. extensor digitorum brevis und ein Vorherrschen von Typ-I-Fasern der M. tibialis anterior.

Muskelfaserkerne

Jede Muskelfaser enthält zahlreiche, in der Peripherie subsarkolemmal gelagerte Kerne (Abb. 4 b). In Querschnitten sind es gewöhnlich 4–8. Gelegentlich findet sich auch im gesunden Muskel ein ins Faserzentrum verschobener „zentraler" Kern. In einer Gruppe von 100 Fasern soll dies jedoch nicht häufiger als einmal bis zweimal vorkommen. Allerdings sind zentrale Kerne in der Übergangsregion vom Muskel zur Sehne viel häufiger.

Muskelspindeln

Die wenige Millimeter langen, an der größten Zirkumferenz bis zu 250 µm dicken, parallel zu den Skelettmuskelfasern im perifaszikulären Bindegewebe gelagerten Muskelspindeln bestehen aus einer mehrschichtigen, mit zunehmendem Alter von 3 auf etwa 24 µm Wandstärke ansteigenden, bindegewebigen Kapsel (SWASH u. FOX 1972) und den darin eingeschlossenen intrafusalen Muskelfasern und Gefäßen. Zwei Fasertypen von etwa 7–30 µm Kaliber sind zu unterscheiden:

1. die dickeren *Nuclear-bag*-Fasern mit einem Kernhaufen im Zentrum der Faser,

2. die dünneren *Nuclear-chain*-Fasern, deren Kerne kettenförmig aufgereiht sind (Abb. 7 a u. b). Mit der myofibrillären ATPase-Reaktion färben sich die *Nuclear-bag*-Fasern hell und die *Nuclear-chain*-Fasern dunkel. An diesen beiden Fasertypen sind 5 verschiedene Endigungen und Nervenfasern bekannt: die sensiblen primären Typ-I a- und sekundären Typ-II a-Efferenzen, zwei tonische und phasische γ-Efferenzen sowie eine, wahrscheinlich von α-Motoneuronen abzweigende β-Efferenz (KENNEDY 1970) (Abb. 8 a). Experimentelle ultrastrukturelle Untersuchungen über de- und reinnervierte Muskelspindeln wurden von SCHRÖDER (1974) durchgeführt.

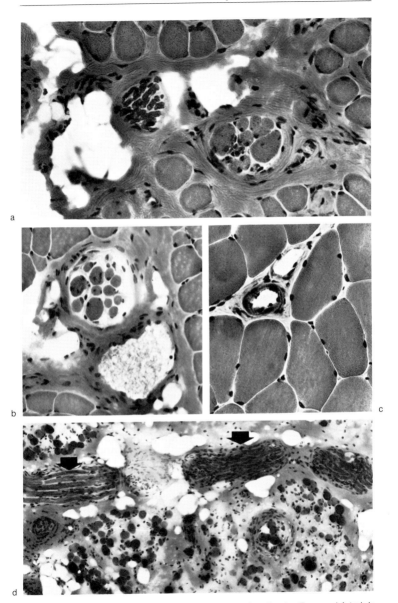

Abb. 7 a-d   Muskelspindeln mit a) dicken und b) dünnen intrafusalen Fasern. c) Arteriole und Vene im Perimysium. d) Längsgeschnittene intramuskuläre Nervenäste (↗)

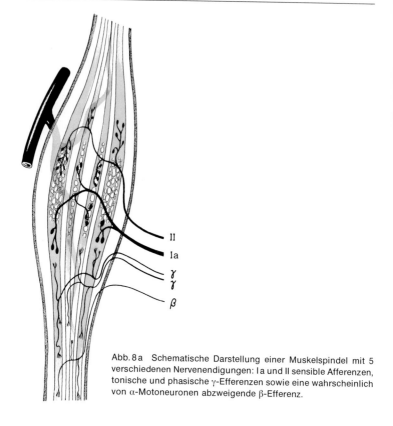

Abb. 8 a Schematische Darstellung einer Muskelspindel mit 5 verschiedenen Nervenendigungen: I a und II sensible Afferenzen, tonische und phasische γ-Efferenzen sowie eine wahrscheinlich von α-Motoneuronen abzweigende β-Efferenz.

Intramuskuläre Nervenäste und Endplatten

Die Muskelnerven enthalten α- und γ-Motoneurone für die Innervation der extra- und intrafusalen Muskelfasern, sensible I a- und II a-Efferenzen von den Muskelspindeln, Typ-Ib-Efferenzen von den Sehnenorganen, ferner Schmerzfasern und sympathische Nervenfasern (Abb. 8 b). Die intramuskulären, im Perineurium eingeschlossenen Nervenbündel (Abb. 7 d u. g) haben Kaliber von 10–150 μm. Nach Eintritt des Nerven in den Muskel kommt es nicht nur zu einer Aufzweigung in mehrere Nervenbündel, sondern auch zu einer sehr intensiven Verästelung der einzelnen motorischen Axone, so daß ein einzelnes Motoneuron in seiner intramuskulären Peripherie in mehrere hundert Axonästchen aufgeteilt ist, von denen jedes eine Endplatte an einer Muskelfaser bildet. Nur etwa eines von 10 terminalen Axonen bildet 2 Endplatten. Die Anzahl der End-

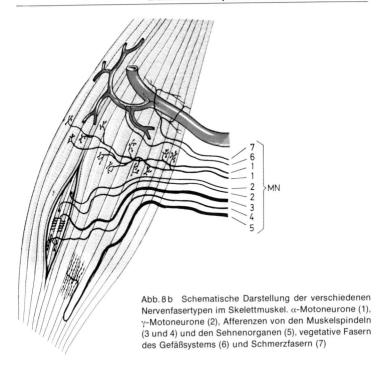

Abb. 8 b Schematische Darstellung der verschiedenen Nervenfasertypen im Skelettmuskel. α-Motoneurone (1), γ-Motoneurone (2), Afferenzen von den Muskelspindeln (3 und 4) und den Sehnenorganen (5), vegetative Fasern des Gefäßsystems (6) und Schmerzfasern (7)

platten, welche von einem einzelnen terminalen Axon stammen, werden als „terminales Innervationsverhältnis" angegeben, sie beträgt beim Gesunden etwa 1,13 : 1 (COERS u. WOOLF 1959).

Da die Endplatten keine diffuse Verteilung, sondern eine zonale Gruppierung im Muskel aufweisen, ist es mittels direkter elektrischer Reizung möglich, sie zu lokalisieren und gezielt nach intravitaler Methylenblaufärbung zu biopsieren. Ferner kann die Acetylcholinesterase des subneuralen Apparats wie auch die der myotendinösen Zone mittels der Kölle-Methode histochemisch dargestellt werden. Mit dieser Methode ist festzustellen, daß die „Innervationszonen" in einigen für bioptische Untersuchungen geeigneten Muskeln (z. B. M. vastus medialis, M. biceps brachii) oberflächlich liegen, während sie in anderen tief unter der Oberfläche schwer zu finden sind (z. B. M. tibialis anterior). Die phasenkontrastmikroskopische Ausdehnung einer Endplatte (Abb. 2 b) parallel zur Längsachse der Muskelfaser beträgt 18,9 ± 0,64 µm (Mittelwert ± Standardfehler) (ENGEL u. SANTA 1971). Der histochemisch dargestellte subneurale Apparat ist größer und zeigt eine positive Korrelation zum Kaliber der zugehörigen Muskelfasern.

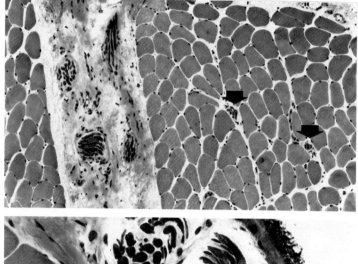

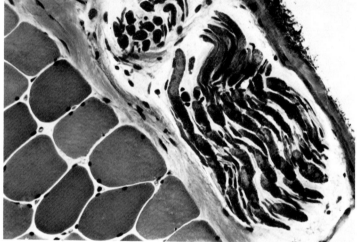

Abb. 9   Große längs- und quergeschnittene Nervenbündel im Perimysium. Kleine Nervenbündel im Endomysium (↗)

TAFEL I
Hämatoxylin-Eosin (a) und Trichrom-Färbung (b, c) von quergeschnittenen Muskelfasern. Muskelfasern rot, Bindegewebe rosarot, Kerne blauschwarz (a). In der Trichrom-Färbung (b) ist das feine intermyofibrilläre Netzwerk (sarkotubuläres System und Mitochondrien) durch eine stärkere Anfärbung zu erkennen. Pathologische Vermehrungen der Mitochondrien erscheinen fuscinophil – *ragged red fibers* (c)

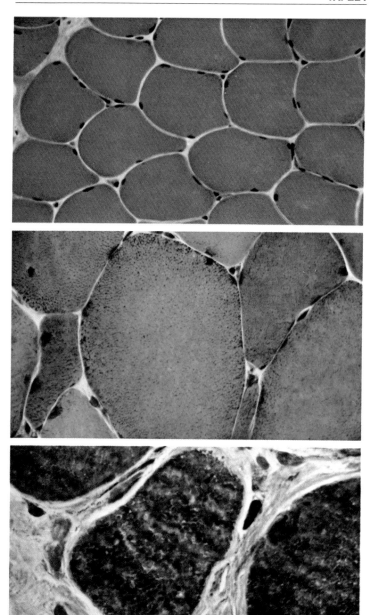

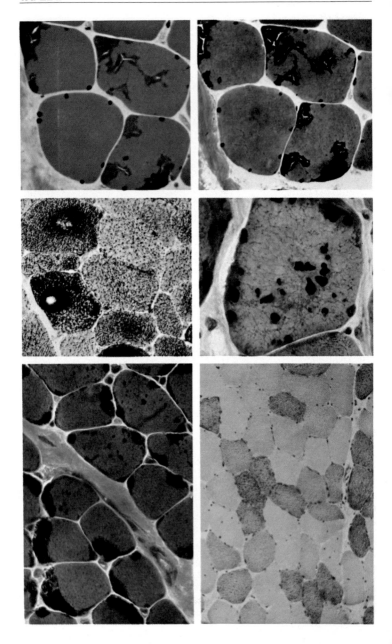

Blutgefäße

Die Arterien treten begleitet von Venen und Nerven durch das Epimysium und verästeln sich dann intensiv im Perimysium. Von Arteriolen des Perimysiums (Abb. 7 c) gelangen terminale Arteriolen und Kapillaren ins Endomysium und in dichten Kontakt mit den Muskelfasern. Die Kapillaren laufen, abgesehen von gelegentlichen Queranastomosen, parallel zur Längsachse der Muskelfasern (BLOMFIELD 1945, HUDLICKA 1973). In Querschnitten sind einzelne Muskelfasern gewöhnlich von 2–5 Kapillaren umgeben (Abb. 10). Die Anzahl der Kapillarlumen pro Muskelfaser beträgt in Querschnitten $0{,}7 \pm 0{,}3$ (Mittelwert $\pm$ Standardabweichung). Nach morphometrischen Messungen beträgt beim Erwachsenen ($n = 10$) die von einer Kapillare versorgte Muskelquerschnittfläche 1363 ± 363 μm^2. Auf der Grundlage dieser intensiven Kapillarisierung und der Funktion präkapillärer Sphinkter kann der Skelettmuskel die Blutversorgung starken aktuellen Belastungen anpassen und dabei 20- bis 30fache Werte im Vergleich zur ruhenden Ausgangslage erreichen. Die Kaliber der im Perimysium zu findenden Arteriolen betragen 50–100 μm, die der terminalen Arteriolen 15–50 μm. Die Durchmesser der Kapillaren liegen zwischen 4–15 μm. Elektronenmikroskopische Einzelheiten der Gefäßwände sind auf S. 84 dargestellt. Im Gegensatz zu den Verhältnissen am Tiermuskel kann man die Kapillaren mittels der alkalischen Phosphatase-Reaktion im menschlichen Skelettmuskel nicht darstellen.

Die etwa 4–15 μm kalibrigen Kapillaren des Skelettmuskels gehören zum somatischen Typ, d. h. sie haben ein durchgehendes Endothelrohr, das von einer etwa 200–600 Å dicken Basalmembran umschlossen ist (Abb. 10 u. 11). In der Basalmembran kann man gelegentlich eine hellere, dem Endothel anliegende, etwa 100–150 Å messende Lamina rara und eine Lamina densa unterscheiden. Auch die vereinzelten Perizyten der Muskelkapillaren sind von der Basalmembran umgeben und durch sie vom Endothel getrennt. In den Perizyten, welche als Vorläufer der glatten Gefäßmuskelfaser gelten, sind gelegentlich etwa 50 Å kalibrige Filamente zu beobachten. Die einschichtige Endothelzell-Lage bildet an der Kontaktstelle zweier Endothelzellen die Interzellularfuge mit der Zonula oc-

TAFEL II
Muskelquerschnitte bei einer Myopathie mit tubulären Aggregaten, die
a) violett (Hämatoxylin-Eosin) und
b) rot (Trichrom) erscheinen;
c) NADH-Dehydrogenase mit dunklen Typ-I- und hellen Typ-II-Fasern. Die zentralen Veränderungen in den Typ-I-Fasern charakterisieren *target fibers*;
d) Muskelfaser mit zahlreichen zytoplasmatischen Körperchen (Trichrom);
e) Quergeschnittene Muskelfasern mit zahlreichen *rods* bei Nemaline-Krankheit (Trichrom-Färbung). Bindegewebe grün, Muskelfasern blau, *rods* dunkel;
f) Quergeschnittene Muskelfasern bei Carnitin-Mangel. Die roten Einschlüsse entsprechen Neutralfett in Typ-I-Fasern (Oilred O)

Tabelle 4 a–c   Morphometrische Daten (Mittelwert ± Standardabweichung) von Kapillaren der Skelettmuskulatur. A = Werte von Kapillaren kindlicher Muskulatur (5 Fälle); B = Werte von Kapillaren adulter Muskulatur (5 Fälle)

a) Kapillarquerschnitte.

	Kapillar-fläche (μm)	Endothelfläche (in % der Kapillarfläche)	Basalmembran-fläche (in % der Kapillarfläche)	Perizytenfläche (in % der Kapillarfläche)
A (n=30)	14,6±1,9	40,0±3,1	16,9±1,5	7,8±1,0
B (n=41)	12,5±1,3	34,0±2,0	18,0±1,4	7,1±0,7

b) Organellen der Endothelzellen

	Vesikel/μm^2	Mitochondrien-fläche %	Fläche des endo-plasmatischen Retikulums %
A (n=30)	32,9±2,3	3,0±0,3	2,7±0,3
B (n=41)	37,3±1,7	1,7±0,4	1,9±0,1

c) Organellen der Perizyten

	Vesikel/μm^2	Mitochondrien-fläche (%)	Fläche des endo-plasmatischen Retikulums (%)
A (n=30)	12,4±1,4	8,1±1,8	2,7±0,5
B (n=41)	12,4±1,9	6,3±1,3	1,5±0,2

cludens. Ihr Spalt mißt etwa 100–150 Å. Plasmaverdichtungen liegen der Zonula occludens an. Endothelporen sind in den Muskelkapillaren selten (RUSKA 1962), sie wurden im eigenen Material niemals beobachtet. Die Endothelzelle ist gefüllt mit einem feingranulären Grundplasma und zeigt ferner Mitochondrien, endoplasmatisches Retikulum mit etwa 150 Å messenden Ribosomen, perinukleäre Golgi-Apparate und Pinozytosevesikel (GRIESHABER u. VOGEL 1968, NICKEL u. GRIESHABER 1969). Mit Rutheniumrot ist auf der das Kapillarlumen begrenzenden Endothelfläche ein sog. endokapillärer Film – *Glycocalys* – darzustellen.

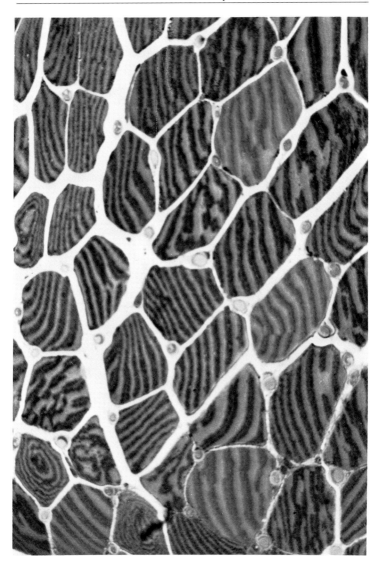

Abb. 10   Phasenkontrastmikroskopischer Muskelquerschnitt. Die Kapillaren lagern zwischen den Muskelfasern

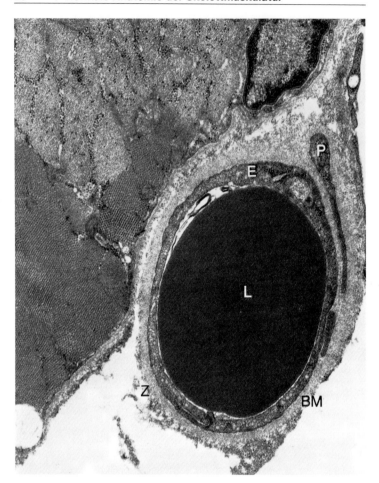

Abb. 11   Quergeschnittene Kapillare der Skelettmuskulatur. L = Lumen, E = Endothel, in ihm sind pinozytotische Vesikel, Mitochondrien und endoplasmatisches Retikulum sichtbar. Z = Zonula occludens, P = Perizyt, BM = Basalmembran

Morphometrische Daten von Kapillaren kindlicher und adulter Muskulatur sind in Tab. 4 a–c dargestellt (JERUSALEM u. Mitarb. 1974, 1975).

Die präkapillären Sphinkter (Abb. 12) haben einen Lumendurchmesser von etwa 15 μm, kräftig ausgebildete Endothelzellen und wie die terminalen Arteriolen (15–50 μm Durchmesser) eine Schicht glatter Muskelzellen. Beide Gefäßtypen, die präkapillären Sphinkter jedoch häufiger als die

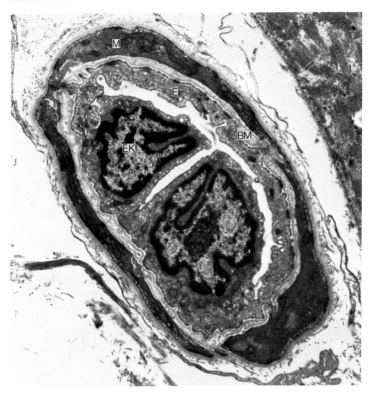

Abb. 12 Präkapillärer Sphinkter. M = glatte Muskelfaser, E = Endothel, EK = Endothel-kerne, BM = Basalmembran

terminalen Arteriolen, zeigen myoendotheliale Fortsätze. Die Arteriolen weisen einen Lumendurchmesser von 50–100 μm auf und zeigen mehrere Schichten glatter Muskelzellen, die stellenweise untereinander Membrankontakte aufweisen (RHODIN 1967, 1968).

Morphometrie

Zweifellos vermag der erfahrene Elektronenmikroskopiker Strukturver-änderungen und numerische Anomalien der Organellen durch einfaches Betrachten zu erfassen und zu beschreiben. Für wissenschaftliche Darstellungen morphologischer Krankheitsspektren und für den Vergleich ultrastruktureller Veränderungen verschiedener Muskel- und peripheren Nervenerkrankungen ist es jedoch unumgänglich, die Befunde durch eine morphometrische Analyse zu quantifizieren, mit den Werten normaler Muskulatur quantitativ zu vergleichen und die Signifikanz vorhandener Unterschiede bzw. die bestehenden morphologischen Übereinstimmungen mit statistischen Methoden zu belegen.

Für die morphometrische Analyse werden von wenigstens 10 Blöcken mit quer- und 10 Blöcken mit längseingebetteten Muskelfaserbündeln wahllos je 5 Blöcke, insgesamt also 10 Blöcke, für die Anfertigung von Dünnschnitten bestimmt. Beim Mikroskopieren wird, um jede Selektion auszuschalten, die dem Zentrum des Netzchens am nächsten gelegene Muskelfaser ausgewählt (Abb. 13) und von dieser Faser 4 Aufnahmen im Bereich der äußeren Ecken des entsprechenden Netzquadrats angefertigt. Die Vergrößerung wird so gewählt, daß bei einer Größe der endgültigen Schwarzweiß-Abbildungen von etwa 23 × 23 cm eine etwa 29 000fache Endvergrößerung erreicht wird. Als Minimum für eine morphometrische Analyse werden auf diese Weise 5 Muskelfasern quer und 5 Muskelfasern längs mit insgesamt 40 Bildern analysiert.

Für die Berechnung der Mitochondrienfläche, die z. B. in Prozenten der zugehörigen Muskelfaserfläche angegeben werden kann, bedienen wir uns eines Punktrasters mit einem Punktabstand von 3 mm. Die Anzahl der Punkte über den Mitochondrien dividiert durch 11,11 ergibt dann die

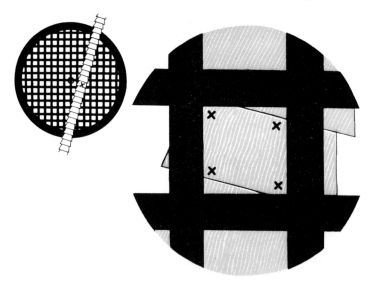

Abb. 13 Skizze für die zufällige Auswahl des Muskeldünnschnitts für Morphometrie und Statistik. Vom Dünnschnitt, der dem Zentrum des Trägernetzchens am nächsten liegt (x), werden aus den 4 Ecken des Netzquadrats ($^{xx}_{xx}$) 4 Aufnahmen einer Muskelfaser gemacht. Endvergrößerung 23 000–30 000 x

Mitochondrienfläche in Quadratzentimeter [cm²]; dieser Wert ist entsprechend dem Vergrößerungsmaßstab noch in Quadratmikrometer [μm²] umzurechnen und, um den Prozentsatz der Mitochondrienfläche für die zugehörige Muskelfaserfläche zu berechnen, durch diese zu dividieren und mit 100 zu multiplizieren.

Aus der Division $\dfrac{\text{gesamte Mitochondrienfläche}}{\text{Anzahl der Mitochondrien}}$

ergibt sich die durchschnittliche Mitochondriengröße (in μm²).

Entsprechend läßt sich der prozentuale Lipidpartikelgehalt bestimmen; wir bedienen uns dabei eines Fünfmillimeter-Punktrasters. Für kleinere Strukturen, z.B. das endoplasmatische Retikulum von Endothelzellen, benützt man Ein- oder Zweimillimeter-Punktraster. Heute setzen wir halbautomatisierte Flächenanalysatoren für diese morphometrischen Untersuchungen ein.

Die morphometrische Quantifizierung der sarkotubulären Membranlänge ist mit einer relativ großen Fehlerquote behaftet. Auch ist es vorerst nicht möglich, mit genügender Sicherheit das sarkoplasmatische Retikulum und das transversale Tubulussystem getrennt zu analysieren. Wir verwenden das Zickzack-Raster (SANTA u. ENGEL 1972). Dabei werden die Schnittpunkte (I) des Rasters mit den sarkotubulären Membranen gezählt. Die Membranlänge errechnet sich dann mittels der Formel

$$\frac{11.107 \times I}{\text{Vergrößerung}}$$

Die Division der zugehörigen Muskelfaserfläche (μm²) durch diesen Wert ergibt die sarkotubuläre Membranlänge pro Muskelfaserfläche.

Durch Multiplikation dieses Wertes mit $\frac{4}{\pi}$ erhält man die sarkotubuläre Oberfläche [μm²/μm³] (LOUD 1962).

Der Gebrauch des Zickzack-Rasters bewährt sich auch für die Messung der postsynaptischen Membranlänge von Endplatten.

Für die morphometrische Analyse der Muskelfasern ist zu berücksichtigen, daß zunächst einmal nichtselektioniertes Material ausgewertet wird. In bestimmten Fällen mag es dann notwendig sein, eine morphometrische Analyse selektionierter Areale anzuschließen (JERUSALEM u. Mitarb. 1973).

Bei der morphometrischen Analyse von bemarkten Nervenquerschnitten hat sich die Berechnung der Anzahl der Markscheiden-Lamellen in Relation zum kleineren Durchmesser und die Bestimmung der Anzahl der Neurofilamente und Neurotubuli pro Quadratmikrometer Axonfläche bewährt.

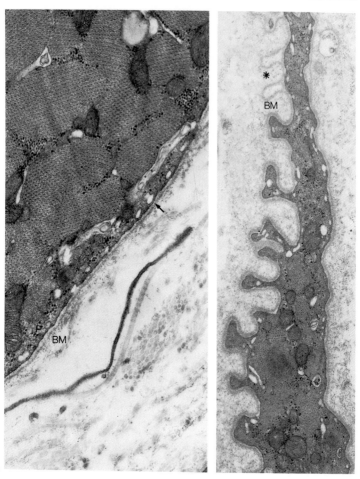

Abb. 14 a u. b   Verschiedene Aspekte von Muskelfasermembranen. a) Caveolae intracellulares (↗); b) Zottige Muskelfaserausstülpungen mit Abhebungen der Basalmembran (*). Plasmamembran (P) und Basalmembran (BM)

Elektronenmikroskopie

Mit der Entwicklung und Anwendung der elektronenmikroskopischen Technik setzte in den fünfziger Jahren eine wesentliche Verbesserung unserer Kenntnis der Muskelzellstrukturen ein, und gleichzeitig hat, gestützt auf die neuen morphologischen Befunde, auch das Verständnis der Muskelfunktion rasch zugenommen. Der normale elektronenmikroskopische Bau der Muskelfaser und ihrer Organellen, der Endplatten, der intramuskulären Nerven und Gefäße muß auch dem Kliniker in seinen Grundzügen vertraut sein, wenn er heute angewandte elektrophysiologische und morphologische diagnostische Methoden und Ergebnisse und ihre Relevanz für die Klinik verstehen will. Auch für das Verstehen der Pathogenese und moderner Hypothesen zur Ätiologie der Muskelkrankheiten sind diese Kenntnisse unentbehrlich.

Sarkolemm

Das lichtoptisch einheitlich erscheinende Sarkolemm löst sich ultrastrukturell in eine Plasmamembran und Basalmembran auf (Abb. 14 a u. b). Die Plasmamembran mißt etwa 74 Å und zeigt bei hoher Vergrößerung eine Dreischichtung mit zwei dichten und einer mittleren hellen, jeweils etwa 25 Å dicken Schicht (ROBERTSON 1958). Nahe der Plasmamembran finden sich im Sarkoplasma durchschnittlich etwa 600 Å messende Vesikel und Tubuli, die durch Invaginationen – Caveolae intracellulares – entstehen. Es wird vermutet, daß sie bei den metabolischen Austauschvorgängen zwischen dem intra- und extrazellulären Raum eine Rolle spielen (BENNETT 1960, PRICE 1963). Nach tierexperimentellen Beobachtungen münden auch transversale Tubuli in diese subsarkolemmalen Caveolae (RAYNS u. Mitarb. 1968).

Die Basalmembran ist gegliedert in eine der Plasmamembran angrenzende Lamina rara und eine Lamina densa und mißt etwa 300–600 Å ; man unterscheidet eine strukturlose Komponente und etwa 30–40 Å kalibrige Fibrillen, die jedoch nicht immer sichtbar sind (DISCHE 1969). Die Basalmembran dient u. a. der Zelle als mechanische Stütze und als Verbindungselement zu Kollagenfibrillen der Sehne (RUSKA 1954, PORTER 1964). Ihre Verdickung und Auflockerung soll eine Steigerung der Permeabilität bewirken (DISCHE 1969).

Endplatte

Die normale Endplatte (ZACKS 1964) besteht aus den von einer Schwann-Zelle bedeckten, unbemarkten terminalen Abschnitten des Motoneurons, die in muldenförmigen Einbuchtungen der Muskelfaseroberfläche liegen (Abb. 15 a u. b). Die Plasmamembran des Axons und die der Muskelfaser nähern sich bis auf etwa 300–600 Å und bilden den primären synaptischen Spalt, in dem eine Basalmembran, die kontinuierlich in die Basalmembran der Muskelfaser und der Schwann-Zelle übergeht, sichtbar ist. Am primären Synapsenspalt sind folgende Strukturen zu unterscheiden:

1. die Plasmamembran des Axons,

2. eine helle Zone zwischen dieser und der Basalmembran,

3. die Basalmembran,

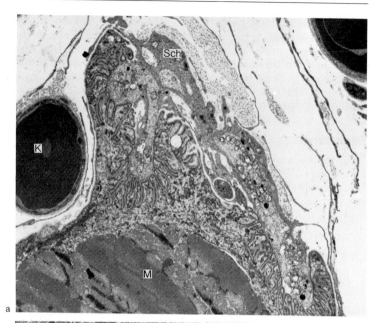

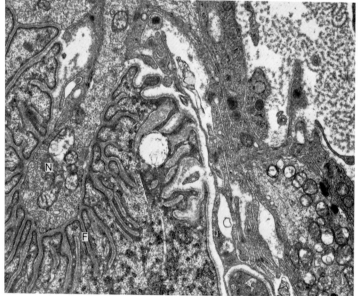

4. eine helle Zone zwischen dieser und der Plasmamembran der Muskelfaser,

5. die Plasmamembran der Muskelfaser.

Fingerförmige Einfaltungen der Muskel-Plasmamembran – der Faltenapparat – lassen dieselben Zonen erkennen und bilden den sekundären synaptischen Spalt. Bei der Auswertung von pathologischen Endplatten ist sehr zu berücksichtigen, daß auch die normalen Endplatten eine ganz erhebliche Variabilität bezüglich Form und Größe und der zugehörigen Organellen aufweisen.

Im Zytoplasma der Nervenendigung, die $3,93 \pm 0,4 \, \mu m^2$ groß ist, liegen nach morphometrischer Analyse von 32 Endplatten der Mm. intercostales 13 Erwachsener $50,3 \pm 3,6$ Vesikel/μm^2; ihr Durchmesser mißt 560 Å. Die Mitochondrien bedecken $18,1 \pm 1,5\%$ der Nervenendigung. Der Faltenapparat pro Nervenendigung hat eine mittlere Ausdehnung von $10,58 \pm 0,79 \, \mu m^2$, die postsynaptische Membran ist etwa 10mal länger als die präsynaptische (ENGEL u. SANTA 1973, ENGEL u. Mitarb. 1975).

Sarkoplasmatisches Retikulum und transversales Tubulussystem

Das sarkoplasmatische Retikulum umgibt die Myofibrillen als tubuläres Zisternennetz und hat engen Kontakt mit dem transversalen tubulären System (PORTER u. PALADE 1957), (Abb. 16). Beide Strukturen zusammen bezeichnet man auch als sarkotubuläres System. Beide sind für die Erregung und Kontraktion sowie die Relaxation der Muskelfasern von großer Bedeutung. Die dem transversalen Tubulus anliegenden Anteile des sarkoplasmatischen Retikulums werden terminale Zisternen genannt (Abb. 17), diesen schließen sich die longitudinalen Zisternen des sarkoplasmatischen Retikulums an. Die meistens rechtwinklig, gelegentlich jedoch auch parallel zu den Myofibrillen ausgerichteten transversalen Tubuli liegen gewöhnlich an der Grenze zwischen dem A- und I-Band und haben Anschluß an den Extrazellulärraum. Sie werden durch Einstülpungen der Plasmamembran gebildet (HUXLEY 1964). Es sind jeweils zwei transversale Tubuli pro Sarkomer sichtbar. Die Ultrastruktur der Kontaktstelle zwischen dem transversalen Tubulus und den beiden anliegenden terminalen Zisternen, eine Formation, die auch Triade oder T-System genannt wird, ist noch nicht in allen Einzelheiten bekannt. Sicher ist, daß keine offene Kommunikation zwischen dem transversalen Tubulus und den terminalen Zisternen besteht. Die Mehrzahl der Autoren beschreibt

Abb. 15 a u. b Elektronenmikroskopische Übersicht (a) und Detailvergrößerung (b) einer Endplatte. Sch = Schwannzelle, N = Nervenendigung mit synaptischen Bläschen und Mitochondrien. F = Faltenapparat, M = Abschnitt der zugehörigen Muskelfaser, K = Kapillare

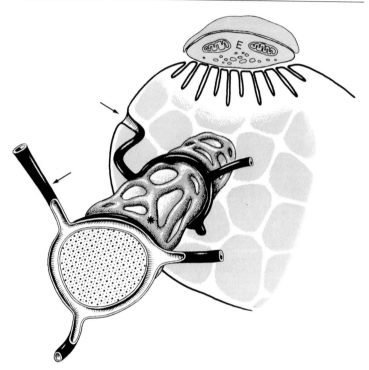

Abb. 16   Darstellung einer einzelnen quergeschnittenen Muskelfaser mit Endplatte (E) und dem sarkotubulären System in einer Myofibrille. Die transversalen Tubuli (↗) sind Einstülpungen der Plasmamembran der Muskelfaser und umkreisen die Myofibrillen. Dabei gelangen sie in engen Kontakt mit den terminalen Zisternen (*) des sarkoplasmatischen Retikulums

nach Untersuchungen an verschiedenen Tieren im Spalt zwischen dem transversalen Tubulus und der terminalen Zisterne regelmäßig gezahnte Zwischenstrukturen, die als Verdichtungen an der Membran der terminalen Zisterne liegen und den Spalt nicht ganz überbrücken (FRANZINI-ARMSTRONG u. PORTER 1964, REVEL 1962, PEACHEY 1965, SMITH 1966, ARMSTRONG 1968). KELLY (1969) beobachtete im Triadenspalt verschiedene Profile, von denen die Mehrzahl Kontakt zu beiden benachbarten Membranen des transversalen Tubulus und der terminalen Zisterne hat, also regelrechte Brücken bildet; mit einer Stereotechnik war festzustellen, daß ein Teil dieser Profile Evaginationen der terminalen Zisternen sind, die an der Basis eine maximale Weite von etwa 300 Å haben. Neben den Verdichtungen war der gesamte Spalt von einem wenig kontrastreichen Material gefüllt. BIRKS (1965) nimmt Poren als Verbindung dieser Struk-

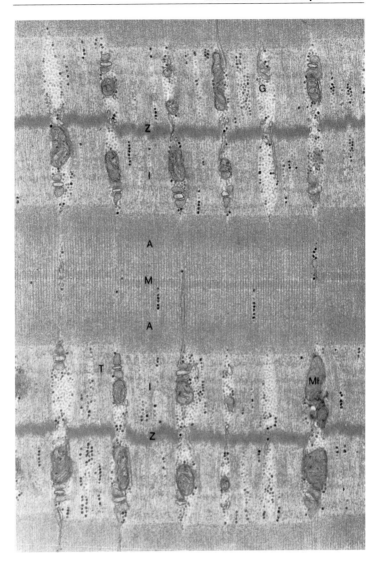

Abb. 17 Längsschnitt eines Sarkomers (von Z- zu Z-Streifen) von 7 Myofibrillen. Z = Z-Streifen; I = I-Band; A = A-Band; M = M-Band; T = Triade mit einem transversalen Tubulus und den beiderseitigen terminalen Zisternen des sarkoplasmatischen Retikulums; Mi = Mitochondrien, G = Glykogen. Ferner kommen die Myofilamente (Myosin im A-Band und Actin im I-Band) deutlich zur Darstellung

turen an, hingegen beschreiben Sandborn u. Mitarb. (1967) filamentöse Strukturen im Spalt zwischen dem transversalen Tubulus und den terminalen Zisternen.

Morphometrische Analysen des sarkotubulären Systems ergeben für 10 ausgewertete normale Biopsien von Kindern und Erwachsenen einen Durchschnittswert von 1,24 ± 0,06 $\mu m^2/\mu^3$ in Längsschnitten und 1,92 ± 0,05 $\mu m^2/\mu^3$ in Querschnitten (Jerusalem u. Mitarb. 1975). Die einzelnen Werte sind in Abb. 18 a u. b dargestellt.

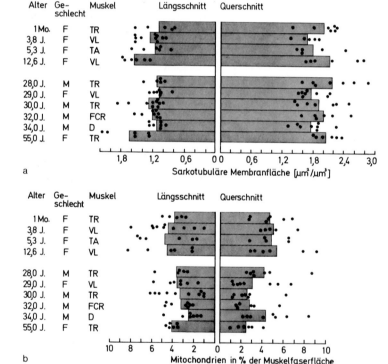

Abb. 18 a u. b   Morphometrische Analysen des sarkotubulären Systems. a) Sarkotubuläre Membranfläche [in μm^2] Muskelfaservolumen [in μm^3]; b) Mitochondrien in % der Muskelfaserfläche. Die Punkte repräsentieren Durchschnittswerte einzelner Muskelfasern und den Säulen den Mittelwert aller Fasern einer Biopsie. TR = Triceps; VL = Vastus lat.; TA = Tibialis ant.; FCR = Flexor carpi radialis; D = Deltoideus; M = männlich; F = weiblich. Neurology (Minneap.) 25 (1975) 127–134

Myofibrillen

Die im Querschnitt normalerweise etwa 1 µm dicken Myofibrillen sind im Längsschnitt durch die regelmäßige Anordnung von A- und I-Bändern, die zusammen mit den beiden anliegenden Z-Streifen ein Sarkomer bilden, charakterisiert (Abb. 1 u. 17). Ein Sarkomer hat je nach dem Kontraktions- beziehungsweise Relaxationszustand eine Länge von etwa 1,6–3,6 µm. Relaxation und Kontraktion verändern die Länge der I-Bänder und der Sarkomere (HUXLEY 1963, 1965). Das A-Band bleibt konstant etwa 1,6 µm lang. Die I-Bänder bestehen aus etwa 60 Å dicken Actinfilamenten, von denen jedes einzelne aus mehreren Hundert in einer Doppelhelix angeordneten Actinmonomeren zusammengesetzt ist (HANSON u. LOWY 1963). Die A-Bänder bestehen aus etwa 120 Å dicken Myosinfilamenten; jedes einzelne Filament enthält mehrere Hundert 1500–1600 Å lange Myosinmoleküle. Der Mittelabschnitt der Myosinfilamente ist verdickt. Dadurch ergibt sich das M-Band (Abb. 1 u. 17). In dieser M-Zone ist jedes Myosinfilament von 6 zu diesen parallel angeordneten M-Filamenten umgeben und mit diesen über transversale Brücken verbunden (KNAPPEIS u. CARLSEN 1968). Die H-Zone ist begrenzt von den Enden der Actinfilamente, die zwischen die Myosinfilamente eingeschoben sind. Mit spezieller Technik können zwischen den Myosin- und Actinfilamenten Querverbindungen sichtbar gemacht werden; der Abstand dieser „cross bridges" beträgt 429 Å (HUXLEY u. BROWN 1967). Im A-Band-Querschnitt zeigt sich bei einer Kontraktion des Sarkomers eine hexagonale Gruppierung von jeweils 6 Actinfilamenten um ein Myosinfilament (Abb. 1 u. 19). Vor dem Einstrahlen in das Z-Band formieren sich die I-Filamente zu einem tetragonalen Muster (KNAPPEIS u. CARLSEN 1962, FRANZINI-ARMSTRONG u. PORTER 1964, REEDY 1964). Nahe dem Z-Band bilden die I-Filamente in Querschnittsbildern die Ecken von 220 Å großen Quadraten (I-Quadrate). Jedes I-Filament einer Seite des Z-Streifens liegt gegenüber dem geometrischen Zentrum eines I-Quadrats der Gegenseite und ist über 4 Z-Filamente mit dem gegenseitigen I-Quadrat verbunden. Im Z-Streifen selbst sind die Quadrate nur etwa 155 Å groß (Z-Quadrate) und gegen die I-Quadrate um etwa 45 Grad geneigt. Die Ecken der Z-Quadrate werden von etwa 30 Å dicken Filamenten gebildet. In einer Übergangszone zwischen diesen beiden Quadratmustern finden sich I-Quadrate mit filamentösen Seiten, die durch weitere Filamente geviertelt werden; auf diese Weise entstehen die kleineren Quadrate mit Dimensionen der Z-Quadrate. Nach Glutaraldehyd- und Osmiumsäurefixierung beobachteten MCDONALD u. ENGEL (1971) eine Zwischenlinie im Z-Streifen, die durch eine verdichtete geradlinige Fortsetzung der I-Filamente in den Zwischenraum zweier I-Filamente der Gegenseite mündet. Zusätzlich konnten gelegentlich kleine Filamente, die von der Spitze der Zwischenlinie ausgehen und zu den Enden der I-Filamente der Gegenseite verlaufen, nachgewiesen werden. Im Querschnitt

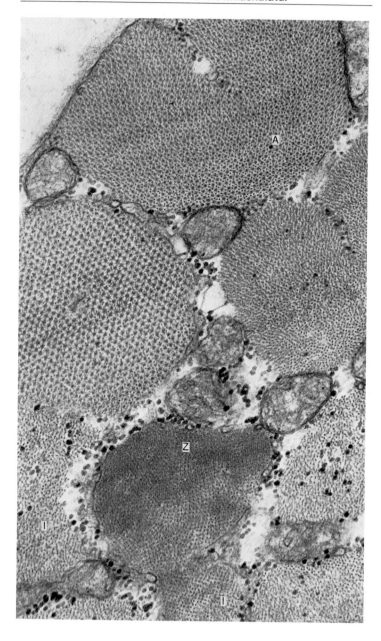

war bei dieser Untersuchung keine Fünfundvierziggradrotation der Z- und I-Quadrate zu sehen; auch waren die Seitenlängen der Quadrate mit 90 Å bzw. 190 Å unterschiedlich im Vergleich zu den o. g. Werten. Offensichtlich sind verschiedene Fixationsmethoden für diese unterschiedlichen Ergebnisse verantwortlich zu machen. Welches der beiden geschilderten Muster dem Zustand in vivo entspricht, ist zur Zeit noch nicht zu entscheiden.

Bei Ratten lassen sich die verschiedenen Fasertypen dadurch unterscheiden, daß die Typ-I-Fasern mehr Mitochondrien und weniger sarkotubuläre Membranen und eine Z-Streifenbreite von 740–1020 Å haben, während die Typ-II-Fasern weniger Mitochondrien, mehr sarkotubuläre Membranen und eine Z-Streifenweite von 320–480 Å aufweisen (SANTA u. ENGEL 1973, STONNINGTON u. ENGEL 1973). Mit diesen Kriterien sind einzelne menschliche Muskelfasern bezüglich ihres Typs jedoch nicht sicher zu identifizieren (JERUSALEM u. Mitarb. 1975).

Mitochondrien

Die Muskelmitochondrien sind gewöhnlich in der Nachbarschaft des I-Bandes im intermyofibrillären Raum gelagert (Abb. 17). Auch im gesunden Muskel kommen gelegentlich kleine subsarkolemmale und paranukleäre Mitochondrienhaufen vor. In Korrelation zu verschiedenen Funktions- und Belastungsstadien kann ihre Form erheblich variieren. Rote und weiße Muskeln unterscheiden sich in der Zahl und Größe der Mitochondrien, die Typ-I-Muskelfasern sind reicher an Mitochondrien als die Typ-II-Fasern, jedoch war uns bei 6 an Erwachsenen erfolgten normalen Muskelbiopsien und 4 an Kindern nach morphometrischer Bestimmung des Mitochondriengehalts eine Differenzierung in verschiedene Muskelfasertypen nicht möglich. Die Mitochondrienfläche macht bei Erwachsenen $3,42 \pm 0,21\%$ der längsgeschnittenen Muskelfaserfläche aus; der entsprechende Wert von Querschnitten liegt bei $3,27 \pm 0,34\%$. Die mittlere Mitochondriengröße beträgt $0,1 \pm 0,01 \ \mu m^2$. Die entsprechenden Werte normaler Muskulatur von 4 Kindern lauten für den Längsschnitt $4,46 \pm 0,21\%$ und für den Querschnitt $5,02 \pm 0,15\%$.

Von den beiden etwa 60–70 Å messenden Membranen der Mitochondrien, die etwa 60–80 Å voneinander getrennt sind, bildet die innere durch Einfaltungen die Cristae mitochondriales, die bezüglich Größe und Dichte auch unter physiologischen Bedingungen sehr variabel sind. Im allgemeinen scheint die Anzahl der Cristae mit der oxydativen Aktivität der Mitochondrien zu korrelieren. Sowohl die innere Membran als auch

---

Abb. 19 Elektronenmikroskopischer Ausschnitt einer quergeschnittenen Muskelfaser. Die wenigen Myofibrillen sind in verschiedenen Bandabschnitten getroffen. A = A-Band; Z = Z-Band; I = I-Band

die Cristae sind dicht mit etwa 80–100 Å messenden, insgesamt etwa 10^4–10^5 Partikeln pro Mitochondrion besetzt (FERNANDEZ-MORAN 1963). Das vom inneren Membransystem umgrenzte Lumen ist mit der feingranulierten, Proteine und Lipide enthaltenden, meist homogen erscheinenden Matrix gefüllt. In ihr finden sich oft etwa 250 Å messende, dichte Körperchen. Ferner enthalten die Mitochondrien ein kontraktiles, dem Actomyosin ähnliches Protein.

Sarkoplasma und sarkoplasmatische Einschlüsse

Im normalen Muskel stellt sich elektronenmikroskopisch das Sarkoplasma als eine nur sehr schwach und gleichmäßig kontrastierte homogene Matrix dar, die den gesamten Raum zwischen den Fibrillen, dem sarkoplasmatischen Retikulum und den übrigen Organellen ausfüllt. Im intermyofibrillären Sarkoplasma liegen in dichter Nachbarschaft des sarkoplasmatischen Retikulums Glykogenpartikel, die spärlich auch zwischen den Filamenten lagern und dort die I-Band-Region bevorzugen. Es sind einzelne, etwa 150–400 Å messende β-Partikel und α-Partikel zu unterscheiden, die größere Aggregate oder Rosetten von 0,1–0,2 µm bilden (FAWCETT 1966, REVEL 1964, WANSON u. DROCHMANS 1968).

Im Gegensatz zur ausdifferenzierten Muskelfaser finden sich in Myoblasten und Muskelschläuchen als Ausdruck einer gesteigerten Proteinsynthese viele frei im Zytoplasma liegende oder den Membranen des endoplasmatischen Retikulums anlagernde Ribosomen mit einem Durchmesser von etwa 150 Å. Anzahl und Konzentration der Ribosomen korrelieren mit der basophilen Tönung des Zytoplasmas in Hämatoxylin-Eosin-Färbungen.

Auch im gesunden Muskel sind gelegentlich Lipidpartikel und Lipofuscin anzutreffen. Die Lipidpartikel sind vorwiegend sphärische, teils glatt, teils artifiziell durch Fixation und Dehydrierung unregelmäßig konturierte, weitgehend homogene Gebilde, die im wesentlichen aus Triglyceriden und Fettsäuren bestehen (FAWCETT 1966) und gelegentlich in direkter Nachbarschaft von Mitochondrien liegen. Diese topographische Beziehung scheint mit der mitochondrialen Nutzung von Lipiden als Energielieferant für den oxidativen Stoffwechsel in Zusammenhang zu stehen.

Die morphometrische Analyse normaler Muskulatur von 6 Erwachsenen und 4 Kindern ergab in den einzelnen Biopsien einen mittleren Lipidgehalt von 0–0,52% in Längsschnitten und von 0–0,78% in Querschnitten (JERUSALEM u. Mitarb. 1975).

Die Lipofuscinpartikel sind unregelmäßig konturierte, gewöhnlich durch eine Membran begrenzte Gebilde mit sehr unterschiedlich kontrastiertem Inhalt (Abb. 20). Histochemisch lassen sich in ihnen wie auch in den membrangebundenen „*dense bodies*" hydrolytische Enzyme nachweisen. Ihre Zugehörigkeit zu lysosomalen Strukturen ist anzunehmen (GORDON u. Mitarb. 1967).

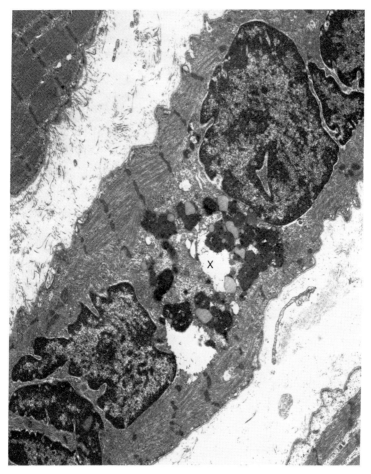

Abb. 20 Elektronenmikroskopische Darstellung von Lipofuscin (X) in einer atrophischen Muskelfaser

Allein nach ultrastrukturellen Kriterien sind Lysosomen im Skelettmuskel nicht sicher zu erkennen. Nach biochemischen und zytochemischen Untersuchungsergebnissen sind sie bzw. die lysosomalen Enzyme in der normalen Muskelfaser äußerst spärlich vorhanden (Buchanan u. Schwartz 1967). Nach Pearce (1966) ist die saure Phosphatase, eines der hydrolytischen lysosomalen Enzyme, vorwiegend in den Wandelementen der transversalen Tubuli und in terminalen Zisternen sowie ferner in der inneren Schicht des Sarkolemms lokalisiert. Er fand sie, wie auch GORDON u. Mitarb. (1967), außerdem in rundlichen Körperchen im intermyofibrillären und subsarkolemmalen Sarkoplasma; es wird angenommen, daß sie den Lysosomen anderer Gewebe entsprechen.

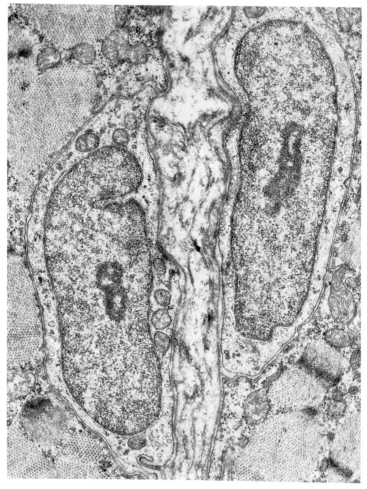

Abb. 21   Zwei Satellitenzellen benachbarter Muskelfasern bei Polymyositis; die Zellen sind von der Basalmembran der Muskelfasern bedeckt und von diesen nur durch eine Plasmamembran getrennt

Muskelfaserkerne

Die Kerne der normalen ausdifferenzierten Muskelfaser haben in der Interphase eine oval-längliche Form und liegen mit ihrer langen Achse parallel zum benachbarten Sarkolemm. Als Grenzstruktur finden sich zwei Membranen, die von Kernporen durchsetzt sind. In der Interphase kommen diese im Gegensatz zu Proliferationsstadien nur spärlich zur Darstellung. Die Kernstruktur der Interphase zeigt unregelmäßig verteiltes, kontrastreiches Chromatin mit leichter Verdichtung unter den Membranen der Kernperipherie und außerdem das hellere Karyoplasma.

Von den Kernen zu differenzieren sind die Satellitenzellen. Sie wurden erstmals im Froschmuskel von DI MAURO (1961) in der Peripherie ausdifferenzierter Fasern beobachtet und beschrieben. Sie besitzen neben dem Kern nur einen schmalen myofibrillenfreien Zytoplasmasaum mit den üblichen Zellorganellen und sind durch eine Plasmamembran begrenzt. Die Basalmembran der reifen Muskelfaser bedeckt auch die zum Interzellulärraum gewandte Seite der Satellitenzelle, nicht aber ihre Kontaktfläche zur anliegenden Muskelfaser, so daß in diesem Bereich die Plasmamembran der beiden Zellen ohne zwischengelagerte Basalmembran dicht beieinanderliegen (Abb. 21). Da die Satellitenzellen außerdem in einer Mulde der Muskelfaser liegen und deren Kontur durch die angelagerte Satellitenzelle oft nicht wesentlich vorgewölbt ist, sind sie lichtmikroskopisch meistens nicht zu erkennen.

2 Allgemeine Myopathologie

Lichtmikroskopie und Histochemie

Der Skelettmuskel zeigt unter pathologischen Bedingungen nur eine geringe Anzahl morphologischer Reaktionsweisen. Ein und dasselbe morphologische Symptom kann mehrere unterschiedliche Ursachen haben. Häufiger sind es Symptomgruppen, die ein spezielles morphologisches Syndrom erkennen lassen, und seltener krankheitsspezifische Einzelbefunde, die für die Diagnostik richtungweisend sind. Nicht selten läßt sich nur eine diagnostisch unspezifische myopathologische Veränderung feststellen.

Es hat sich bewährt, die verschiedenen Gewebsbestandteile, Färbungen und Enzymreaktionen in festgelegter Reihenfolge zu betrachten und den Befund in einer standardisierten Form festzulegen.

Muskelfaserdurchmesser und selektive Muskelfasertyp-Anomalien

Der normale Muskelfaserquerschnitt ist durch eine weitgehende Uniformität der Faserdurchmesser ausgezeichnet (Abb. 3 u. 4). Histogramme der Typ-I- und Typ-II-Faserkaliber lassen jedoch erkennen, daß eine gewisse Variation der Faserdurchmesser besteht, es handelt sich um eine physiologische Kalibervariation (Abb. 6). Ihr Variationskoeffizient ist kleiner als 250 und die Standardabweichung des mittleren Faserdurchmessers ($\bar{x}$) ist immer kleiner als $\frac{\bar{x}}{4}$, sie liegt gewöhnlich unter 10 µm. Die

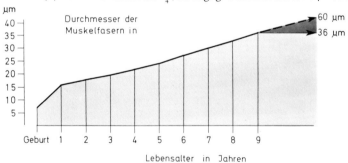

Abb. 22 Darstellung durchschnittlicher Muskelfaserdurchmesser des Kindesalters (Gefrierschnitte)

durchschnittlichen Faserkaliber der verschiedenen Kindesalter zeigt Abb. 22.

Unter krankhaften Verhältnissen entwickeln sich oft pathologische Kalibervariationen; wir gruppieren sie als leicht (Variationskoeffizient von 250–350), mittel (Variationskoeffizient 350–500) und stark (Varia-

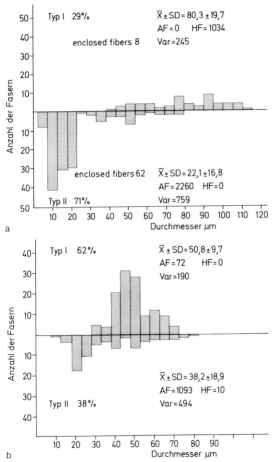

Abb. 23 a u. b Histogramm a) von Muskelfaserdurchmessern einer Biopsie bei chronischer spinaler Muskelatrophie mit feldförmig gruppierter Typ-II-Atrophie und Typ-I-Hypertrophie (x̄ ± SD = mittlerer Faserdurchmesser ± Standardabweichung). AF = Atrophiefaktor, HF = Hypertrophiefaktor, Var = Variationskoeffizient b) Histogramm einer Biopsie bei Polymyalgia rheumatica mit isoliert disseminierter und kleinfeldriger Typ-II--Atrophie

tionskoeffizient über 500). Bei diesen pathologischen Kalibervariationen können die Histogramme eine bimodale Verteilung aufweisen.

Eine Gruppe atrophischer Fasern steht dann einer zweiten mit normalen Kalibern oder mit z.T. hypertrophischen Fasern gegenüber (Abb. 23 a u.

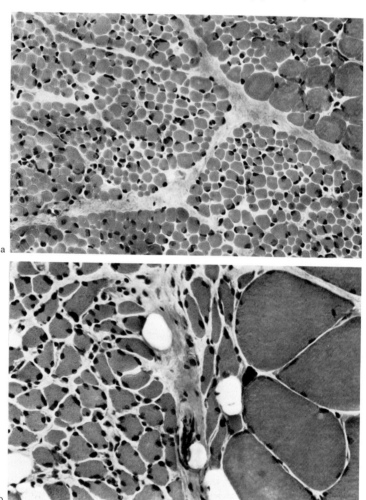

Abb. 24 a u. b   Querschnitte (HE) von Muskelbiopsien bei spinaler Muskelatrophie. Feldförmig gruppierte Atrophie (linker Bildteil) und normal kalibrige bzw. hypertrophierte Muskelfasern (rechter Bildteil)

b). Wenn die atrophischen Fasern in Gruppen zusammenliegen, gilt dieser Befund als Hinweis für eine neurogene Muskelatrophie (Abb. 24). Auch isoliert disseminierte und stark elongierte atrophische Fasern sprechen für eine Denervation (Abb. 25 b). Gelegentlich kann bei isoliert dissemi-

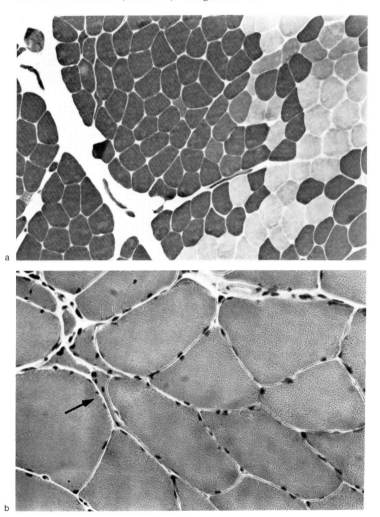

a

b

Abb. 25 a   Muskelquerschnitt (myofibrilläre ATPase-Reaktion pH 9,4) mit feldförmiger Gruppierung von Typ-II- (dunkel) und Typ-I-Fasern (hell). b) Elongierte atrophische Muskelfasern (↗) bei spinaler Muskelatrophie

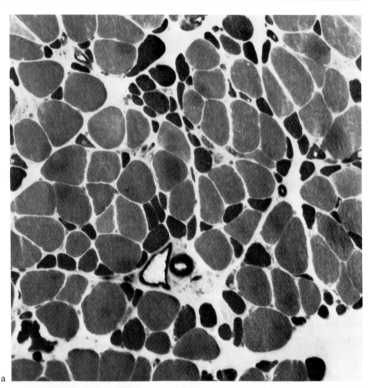

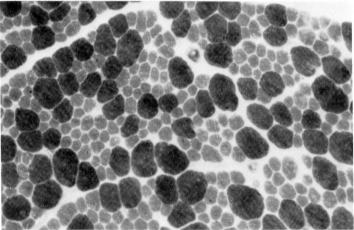

Tabelle 5 Krankheitsbilder, bei denen eine selektive Typ-I- oder Typ-II-Muskelatrophie vorkommen kann

Typ I	Typ II
Dystrophia myotonica	Inaktivitätsatrophie
Primär chronische Polyarthritis Std. III	Polymyasitis, Dermatomyositis
Myotubuläre Myopathie	Primär chronische Polyarthritis Std. I
Nemaline Myopathie	und II
„Congenital fiber disproportion"	Polymyalgia rheumatica
Okuläre Muskeldystrophie	Kachexie
Skapulo-tibio-peroneale Muskel-	Frühstadium bei Karzinomen
atrophie	Cortison-Myopathie, Cushing-
Werdnig-Hoffmann (in Kombination	Syndrom
mit Hypertrophie II)	Hypokaliämische Paralyse
Spinozerebelläre Erkrankungen	Neuromyotonie
	Myasthenie
	Läsionen des Tractus corticospinalis
	Infantile Zerebralschäden
	Morbus Parkinson

nierter oder kleinfeldriger Atrophie der Typ-II-Fasern (Abb. 26) nicht entschieden werden, ob ein neurogener Prozeß oder, was häufiger der Fall ist, eine Typ-II-Atrophie anderer Ursache vorliegt (Tab. 5). Bei neurogenen Prozessen ist eine selektive Typ-II-Atrophie äußerst selten, und meistens ist der Atrophiegrad stärker ausgeprägt als bei nicht neurogenen Erkrankungen. Die Mehrzahl der neurogenen Prozesse weist eine gemischte Atrophie (Typ I und Typ II) auf. Etwa 20% unseres Biopsieguts zeigen eine Typ-II-Atrophie und nur etwa 4% eine Typ-I-Atrophie.

Ein weiterer Atrophietyp ist die sog. perifaszikuläre Atrophie (Abb. 27), die bei Polymyositiden und Dermatomyositiden vorkommt.

Wenn über die physiologische Kalibervariation hinaus sowohl im atrophischen als auch hypertrophischen bzw. nur in einem dieser Bereiche kontinuierliche Durchmesserschwankungen der Muskelfasern vorkommen, die im Histogramm einen unimodalen Verteilungstyp ergeben, kann man dies als *unimodale pathologische Kalibervariation* bezeichnen und von der bimodalen abgrenzen. Unimodale pathologische Kalibervariationen kommen sowohl bei neurogenen, myogenen als auch bei myositischen Gewebssyndromen vor (Abb. 28 a). Die neurogenen Gewebssyndrome zeigen aber oft viel stärkere Atrophie- und Hypertrophiegrade als die übrigen Gewebssyndrome.

Während im normalen menschlichen Skelettmuskel die verschiedenen Muskelfasertypen in der Regel mosaikmusterartig durcheinanderliegen (Abb. 3), kommt es unter pathologischen Bedingungen zu großen, über

---

Abb. 26 a Muskelquerschnitt bei Polymyositis (myofibrilläre ATPase pH 9,4). Atrophie der Typ-II-Fasern (dunkel). 26 b Leichte Atrophie der Typ-I-Fasern und Hypertrophie der Typ-II-Fasern bei kongenitaler Fasertyp Disproportion. Myofibrilläre ATPase pH 9,4

30–40 Fasern eines Typs enthaltenden, uniformen Gruppen („pathologische Gruppenbildung") oder zu 13 bzw. mehr eingeschlossenen, d.h. vom selben Fasertyp umgebenen Fasern (Abb. 25 a). Wenn Typ-I- und Typ-II-Fasern derartige Gruppen bilden, interpretiert man diesen Befund als Hinweis auf einen Ausfall von Motoneuronen mit peripheren Spros-

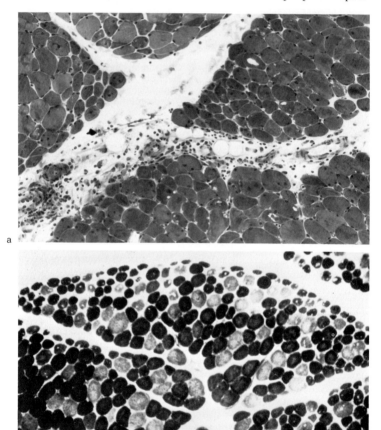

a

b

Abb. 27 a u. b   Muskelquerschnitt bei kindlicher Dermatomyositis. Vorwiegend in der Peripherie der Faszikel sind atrophische Muskelfasern zu erkennen, sog. perifaszikuläre Atrophie. a) HE, b) myofibrilläre ATPase pH 9,4

sungen und Reinnervation der denervierten Muskelfasern durch die erhaltenen Motoneurone. Ein weiterer seltener Befund stellt das Vorherrschen eines Fasertyps dar.

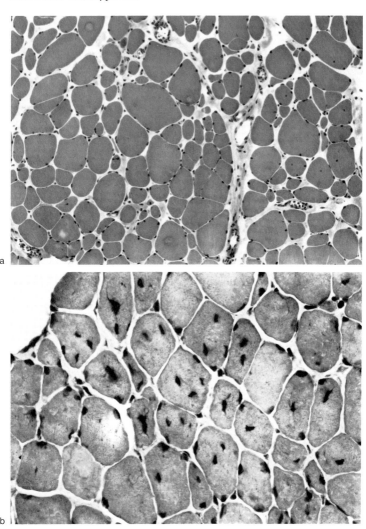

Abb. 28 a   Muskelfaserquerschnitt (HE) mit unimodaler pathologischer Kalibervariation bei einem myopathischen Gewebssyndrom. b) Zentrale Muskelfaserkerne bei myotubulärer Myopathie

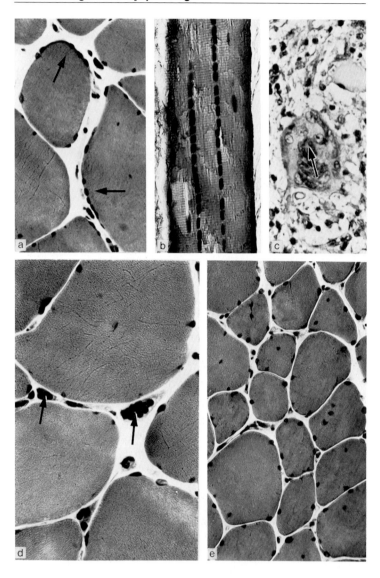

Abb. 29 a–e   Anomalien der Muskelfaserkerne. a) Vermehrung von Kernen in subsarkolemmaler Position (↗); b) Kernreihen; c) Vesikuläre „aktivierte" Kerne (↗); d) Kernkonglomerate (↗) und Riesenfasern bei spinaler Muskelatrophie Kugelberg-Welander;
e) Kerne in zentraler Position

Anomalien der Muskelfaserkerne ʾ

Unter pathologischen Bedingungen sind Vermehrungen der subsarkolemmalen Muskelfaserkerne über 4–8/Faserquerschnitt, eine Verlagerung der Kerne ins Innere der Faser („zentrale Kerne") oder im Längsschnitt der Muskelfasern die Bildung von Kernreihen (Abb. 29 a–e) zu beobachten. Besonders chronische neurogene Muskelprozesse neigen zur Bildung von Kernkonglomeraten (Abb. 29 d). Der DNS-synthetisierende Kern bei Regenerationsprozessen, z. B. in Myoblasten und Muskelschläuchen, zeigt eine vesikuläre Karyoplasmastruktur und einen prominenten Nucleolus (Abb. 30).

Degenerative Veränderungen

Degenerative Veränderungen der Muskelfasern sind sowohl in Längsschnitten als auch in Querschnitten zu erkennen. Die feine Längs- und Querstreifung, die besonders eindrücklich im Polarisations- und Phasenkontrastmikroskop zu sehen ist, fehlt in den geschädigten Fasern (Abb. 31). Degenerative Anomalien können beschränkt sein auf mehr oder weniger große Faserabschnitte oder die ganze Faser erfassen. Zu unterscheiden sind die trübe Schwellung, die hyaline Degeneration

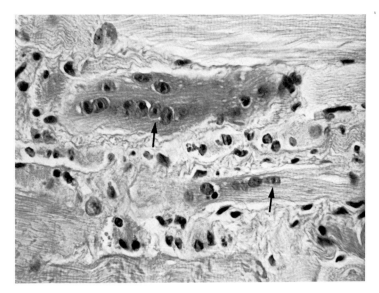

Abb. 30   Regenerierende Muskelfasern (Muskelschläuche) mit vesikulären Kernen und deutlichen Nucleoli (↗). In der Hämatoxylin-Eosin-Färbung sind die Muskelschläuche wie auch die Myoblasten basophil

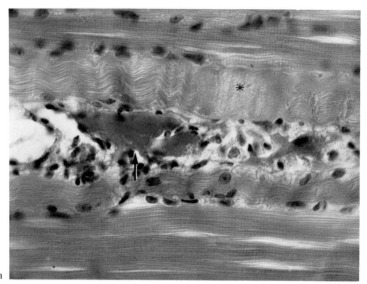

a

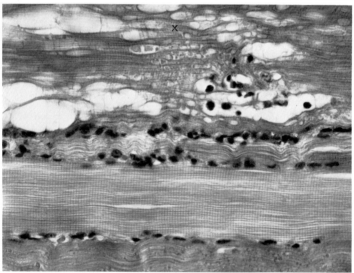

b

Abb. 31 a   Längsgeschnittene Muskelfasern bei Polymyositis (HE). Die Längs- und Querstreifung ist aufgrund einer „trüben Schwellung" (*) und einer grobscholligen hyalinen Degeneration (↗) nicht zu erkennen. b) Klein- und großvakuoläre Degeneration (x) bei Lupus-erythematodes-Myopathie

(Abb. 31 a), klein- und großvakuoläre Degenerationen (Abb. 31 b) sowie klein- und grobschollige Degenerationen (Abb. 32 a). Ferner kommen Phagozyteninvasionen (Abb. 32 b), multifokale kleinherdige Degenerationen (Abb. 33 a) und zentrale Faserdegenerationen vor. In Formol fixierten Paraffinschnitten ist es oft sehr schwer, Artefakte von myopathologischen Veränderungen zu unterscheiden. Dies gelingt in der Regel in Kryostatschnitten wesentlich sicherer. Für die Erfassung von frühen Degenerationsstadien, die mit konventionellen Methoden oft nicht befriedigend nachweisbar sind, ist die histochemische Darstellung der sauren Phosphatase sehr hilfreich (Abb. 32 c).

Spezielle Strukturanomalien

1956 beobachteten SHY u. MAGEE erstmals eine Myopathie, die durch zentrale Muskelfaserveränderungen charakterisiert ist und **Central-core-Krankheit** genannt wird. Die Biopsien zeigen meistens ein Vorherrschen von Typ-I-Fasern und ein Vorherrschen der *cores* in Typ-I-Fasern. Neben zentralen *cores* gibt es auch exzentrische und gelegentlich anstatt einer Core-Formation bis zu 3–5 *cores* in einer Faser. Die Darstellung der cores gelingt am besten histochemisch. Die NADH-Dehydrogenase-Aktivität und die PAS-Reaktion sind in den Core-Partien gemindert bzw. fehlen ganz (Abb. 34 a, Tafel II c). Gelegentlich ist in den betroffenen Faserzonen auch die myofibrilläre ATPase-Reaktion negativ. Nach unserer Erfahrung gibt es keine verläßlichen Kriterien, die es ermöglichen, Core-Fasern von Target-Fasern, die bei neurogenen Krankheitsprozessen vorkommen, zu unterscheiden. Multicore-Fasern sind durch kleine multifokale Ausfälle der NADH-Dehydrogenase-Reaktion und kleinherdige myofibrilläre Degenerationen charakterisiert (Abb. 33 a).

Nemaline-Strukturen oder rods stellen sich mittels der Trichrom-Färbung als 1–7 µm lange und 1 µm breite Stäbchen und wurmförmige Strukturen in den Muskelfasern dar (Abb. 34 b u. c). Sie bevorzugen in einzelnen Fällen die Typ-I-Fasern. Die betroffenen Muskelfasern können vesikuläre Kerne aufweisen. Gelegentlich wurde ein Typ-I-Vorherrschen oder eine Typ-I-Atrophie bei der Nemaline-Krankheit beobachtet. Nemaline-Strukturen können auch bei anderen Myopathien und Neuromyopathien sowie an myotendinösen Übergängen, in Regeneraten und nach Tenotomien vorkommen. Bei diesen Prozessen ist die Anzahl der Nemaline-Strukturen enthaltenden Muskelfasern wesentlich geringer als bei der echten Nemaline-Krankheit.

Zytoplasmatische Körperchen sind in der Trichrom-Färbung ebenfalls stark fuchsinophil. Da sie größer, vorwiegend rundlich und oft von einem hellen Saum umgeben sind (Abb. 35), lassen sie sich auch lichtmikroskopisch leicht von Nemaline-Strukturen abgrenzen. Oxydative Enzymaktivitäten fehlen im Bereich der zytoplasmatischen Körperchen. Sie kommen

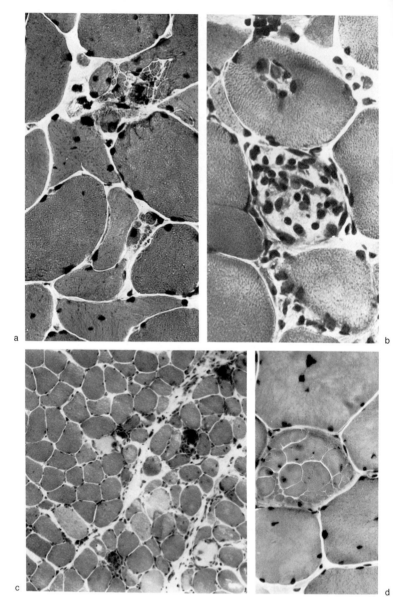

Abb. 32 a–d   Verschiedene Aspekte der Muskelfaserdegeneration in Querschnitten. a) Klein- und grobschollige Degeneration; b) degenerierende Faser und Phagozyteninvasion; c) Saure-Phosphatase-Reaktion in degenerierenden, hier schwarz, im Buntbild rot erscheinenden Fasern; d) exzessive Spaltbildung

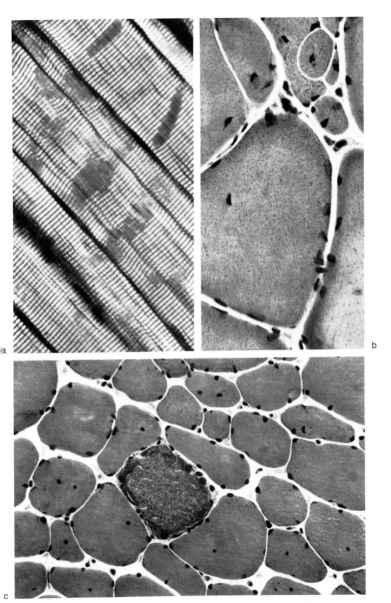

Abb. 33 a   Polarisationsmikroskopische Darstellung kleinherdiger multifokaler Degenerationsherde in längsgeschnittenen Muskelfasern. b) Spaltbildung (oberer Bildteil); c) Ragged-red-Faser (HE), in der Trichromfärbung sind die subsarkolemmalen Faserpartien und das intermyofibrilläre Netzwerk stark fuscinophil

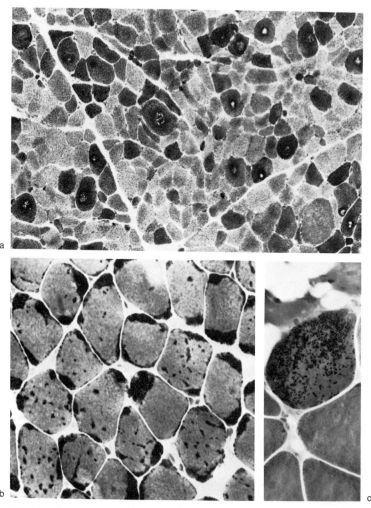

Abb. 34a   Central-core-Krankheit (NADH-Dehydrogenase). In den Typ-I-Fasern sind zentrale oder exzentrische Ausfälle der Enzymaktivität mit Enzymaktivitätssteigerungen in der Core-Peripherie sichtbar; b) und c) Nemaline-Strukturen (Trichrom-Färbung)

vorwiegend in Typ-II-Fasern vor. Im Elektronenmikroskop zeigen sie eine unverwechselbare Struktur (Abb. 51, s. S. 78).

Die **myotubuläre Krankheit** ist durch Reihen zentraler Kerne in 10–100% der Muskelfasern charakterisiert (Abb. 28b). Diese Anomalie

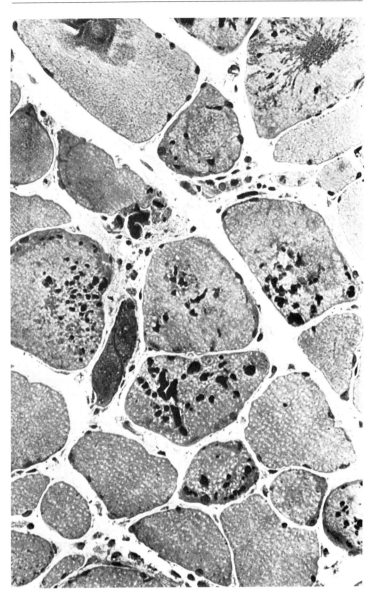

Abb. 35 Zytoplasmatische Körperchen in quergeschnittenen Muskelfasern (Trichrom)

findet sich besonders in Typ-I-Fasern. Zusätzlich kann eine perinukleäre Aktivitätssteigerung oxydativer und glykolytischer Enzyme vorhanden sein.

Myopathologische Veränderungen im Sinne einer **Megaconial- und Pleoconial-Myopathie**, die durch sehr zahlreiche bzw. sehr große Mitochondrien ausgezeichnet sind, lassen sich am besten elektronenmikroskopisch darstellen (Abb. 52 u. 53, s. S. 79, 81). Lichtmikroskopische und histochemische Hinweise auf eine derartige mitochondriale Anomalie sind Vergröberungen des intermyofibrillären Netzwerks und fokale Anhäufungen fuscinophilen Materials in der Trichrom-Färbung und eine Steigerung oxydativer Enzymaktivitäten (Tafel I c, Abb. 33 c). Die Kombination dieser mitochondrialen Anomalien mit Fettspeicherung und Glykogenspeicherung charakterisiert die **Mitochondrien-Lipid-Glykogen-Myopathie.**

Die **Reducing-body-Myopathie** (BROOKE u. NEVILLE 1972) zeigt im trichrom-gefärbten Präparat etwa 10–30 µm große, intensiv rot gefärbte Strukturen, die zusätzlich eine starke Aktivität der α-Glycerophosphat-Dehydrogenase, nicht jedoch anderer oxydativer Enzyme aufweisen.

Saumartige Aktivitätsminderungen der α-Glycerophosphat-Dehydrogenase in der Peripherie atrophischer Fasern und kleinherdige Aktivitätssteigerungen der NADH-Dehydrogenase um die Säume herum finden sich bei der **Fingerprint-Myopathie** (ENGEL u. Mitarb. 1972). Die Identifizierung dieser strukturellen Anomalie gelingt mit dem Elektronenmikroskop (Abb. 49 b, s. S. 76).

Zahlreiche bis zu 6 µm große Vakuolen, die auf 30–150 µm lange Segmente der Typ-II-Fasern beschränkt sind und weder Lipid, Glykogen, saure Phosphatasen noch saure Mucopolysaccharide enthalten und durch entsprechende histochemische Reaktionen von derartigen vakuolären Prozessen abgegrenzt werden können, kommen durch Dilatationen und eine Zunahme des sarkoplasmatischen Retikulums zustande und sind das morphologische Leitsymptom der **sarkotubulären Myopathie** (Abb. 36) (JERUSALEM u. Mitarb., 1973).

Tubuläre Aggregate sind gewöhnlich als 30–60 µm kalibrige Einschlüsse in der Peripherie von Typ-II-Fasern lokalisiert. In der HE-Färbung sind sie basophil, in der Trichrom-Färbung fuscinophil (Tafel II a u. b). Die NADH-Dehydrogenase-Aktivität ist im Bereich der tubulären Aggregate gesteigert, während mitochondrial lokalisierte oxydative Enzyme und die myofibrilläre ATPase negativ sind. Das elektronenmikroskopische Bild ist charakteristisch (Abb. 45, s. S. 70).

Spheroid bodies in Typ-I-Fasern erscheinen in der Gomori-Trichrom-Färbung grün und zeigen keine oxydative Enzymaktivität (GOEBEL u. Mitarb. 1978).

Gelegentlich werden in Muskelfasern **Spaltbildungen** beobachtet (Abb. 33 d). Bei exzessiven Spaltbildungen kann eine große Muskelfaser

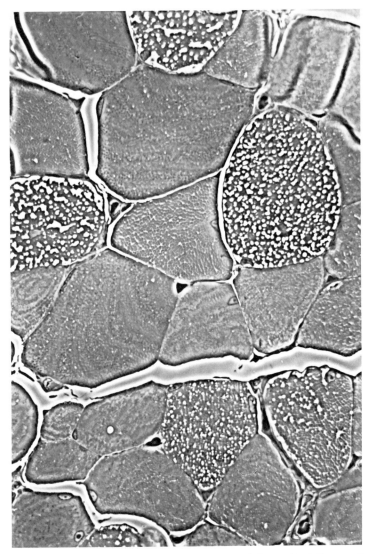

Abb. 36 Phasenkontrastmikroskopisches Bild quergeschnittener Muskelfasern mit zahlreichen kleinen Vakuolen bei sarkotubulärer Myopathie (aus Neurology 23, Nr. 8)

in zahlreiche kleine Subfasern geteilt sein und einen neurogenen Prozeß vortäuschen.

Speicherung von Fett und Glykogen in Muskelfasern. Klein- und groß-kalibrige Vakuolen in HE- und Trichrom-Schnitten sollten immer mit einer Fettfärbung (z. B. Oilred 0) und der PAS-Reaktion untersucht werden. Dabei ist zu berücksichtigen, daß neben starken Fett- bzw. Glykogenspeicherungen bei den speziellen Speicherkrankheiten diese Substrate auch bei multiplen, anderen neuromuskulären Erkrankungen in geringerer Form morphologisch nachweisbar sein können. Die Fettspeicher-Myopathien betreffen besonders die Typ-I-Fasern (Tafel II e, Abb. 37 a–c). Beide Speicherprozesse sind auch elektronenmikroskopisch sehr gut nachweisbar (Abb. 38 a u. b).

Myoblasten und Muskelschläuche

Die Muskelfaserregeneration geht wahrscheinlich sowohl von kleinen kernhaltigen Teilen degenerativ geschädigter Muskelfasern als auch von Satellitenzellen (Abb. 21) aus. Die Myoblasten sind lichtmikroskopisch durch einen schmalen, etwa 7–12 μm Durchmesser messenden spindeligen Zellkörper, der im HE-Schnitt basophil erscheint, und einen vesikulären Kern mit prominentem Nucleolus erkenntlich. Durch Fusion von Myoblasten entstehen Muskelschläuche (Abb. 30) mit Reihen von vesikulären Kernen und einem basophilen Zytoplasma (HE). Ausgehend von diesen Muskelschläuchen erfolgt die weitere Differenzierung myofibrillärer Strukturen bis zur reifen Muskelzelle (Abb. 39 a–e).

Mesenchymale und lipomatöse Reaktionen

Mittels der üblichen Bindegewebsfärbungen sind bei parenchymatösen Prozessen fokale oder diffuse endomysiale und/oder perimyseale Mesenchymproliferationen, die auch den perivaskulären Raum bevorzugen können, zu unterscheiden (Abb. 40). Bei weit fortgeschrittenen Parenchymuntergängen finden sich breite Bindegewebsfelder. Bei anderen Prozessen sind Fett- und Bindegewebe oder vornehmlich nur Fettgewebe am Ersatz des Parenchyms beteiligt. Bei initialer mesenchymaler Proliferation finden sich oft starke Aktivitäten der sauren Phosphatase im interstitiellen Gewebe.

Infiltrate

Zu unterscheiden ist die sog. *interstitielle Herdmyositis*, die nicht von stärkeren Parenchymveränderungen begleitet ist, und das *myositische Syndrom*, bei dem neben entzündlichen Infiltraten Parenchymverände-

---

Abb. 37 a–c   Fettspeichermyopathie bei Carnitinmangel. a) Die Typ-I-Fasern sind von zahlreichen Vakuolen durchsetzt (HE); b) und c) Neutralfettspeicherung in Typ-I-Fasern (Oilred-O-Färbung)

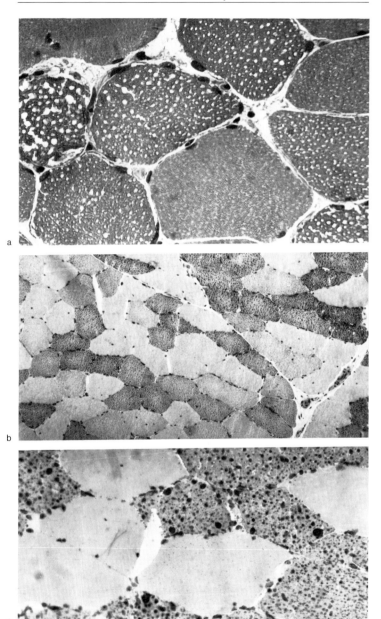

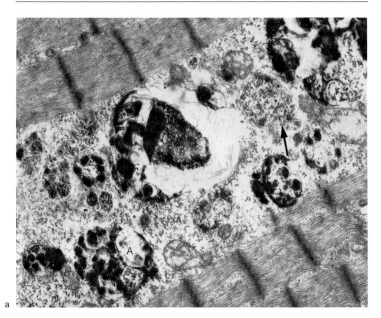

a

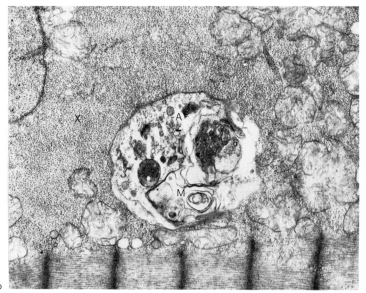

b

Abb. 39 a–e Schematische Darstellung der einzelnen Stadien der Muskelregeneration. a) Normale quergestreifte Muskelfaser mit 2 subsarkolemmalen Kernen und 2 Satellitenzellen; b) Degenerierende Muskelfaser mit dedifferenziertem
Zytoplasma und proliferierten vesikulären Kernen. Außerhalb der Muskelfaser Myoblasten;
c) Spindelige Myoblasten, die teilweise zu einem
Muskelschlauch fusionieren; d) Muskelschläuche; e) Junge, noch kleinkalibrige Muskelfaser
mit Längs- und beginnender Querstreifung als
Ausdruck der zunehmenden zytoplasmatischen
Differenzierung

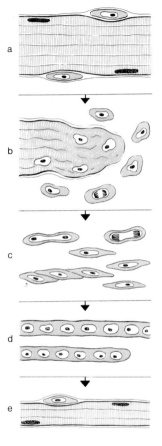

Abb. 38 a u. b   Elektronenmikroskopische Darstellung von Glykogenspeicherungen in
Muskelfasern bei 1, 4-Glucosidase-Mangel. Membrangeschlossener „Glykogensack"
(↗) und frei im intermyofibrillären Raum lagerndes Glykogen (x). Multiple autophagische Vakuolen (A) und eingeschlossene Myolinfiguren (M)

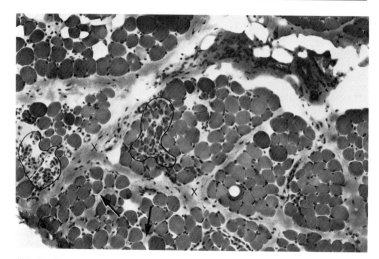

Abb. 40 Muskelquerschnitt bei progressiver Muskeldystrophie Typ Duchenne. Das perimysiale (x) und stellenweise auch das endomysiale Bindegewebe (↗) sind vermehrt. Ferner sind kleine Gruppen degenerierender und regenerierender Muskelfasern (markierter Bildabschnitt) und einzelne hyperreaktive Fasern dargestellt

rungen bestehen (Abb. 41). Im Hinblick auf die starke Vaskularisierung der Muskulatur ist es in der Regel sehr schwierig, streng zwischen einer interstitiellen und perivaskulären Herdmyositis zu unterscheiden. Meistens setzen sich die Infiltrate aus Lymphozyten, Plasmazellen, Histiozyten und Mastzellen und seltener auch aus Leukozyten und eosinophilen Granulozyten zusammen. Eine Sonderform stellt die *granulomatöse Myositis* dar (Abb. 42). Sie ist durch eine Epitheloidzellgruppe mit Riesenzellen und einen perigranulomatösen Lymphozytensaum charakterisiert.

Gefäßveränderungen

Neben den perivaskulären Infiltraten können die intramuskulären Gefäße durch eine Verdickung ihrer Wandschichten und selten auch einmal durch einen thrombotischen Verschluß verändert sein. Der diagnostisch bedeutsamste Befund ist die Infiltration aller Wandschichten und der perivaskulären Räume von Arteriolen und kleinen sowie mittelgroßen Arterien mit Leukozyten, Lymphozyten, Plasmazellen und gelegentlich auch

Abb. 41 a–d Myositisches Gewebssyndrom. a) Großflächige und b) herdförmige Rundzellinfiltrate sowie multiple Muskelfaserdegenerationen; c) interstitielle Myositis; d) Gruppe atrophischer Fasern („Pseudogruppe") bei Polymyositis

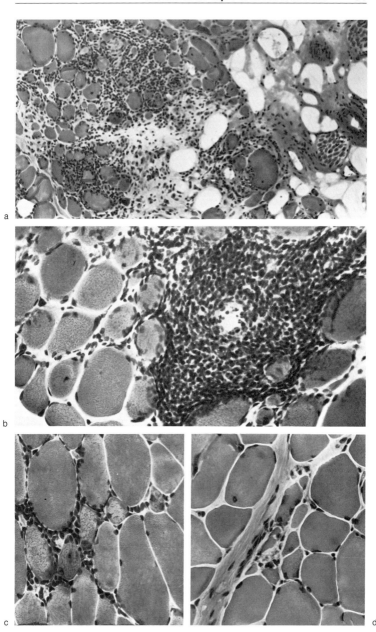

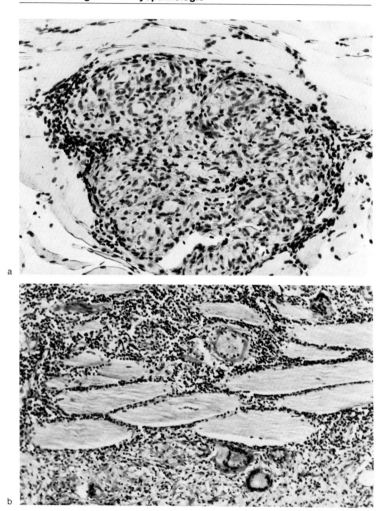

Abb. 42 a u. b   Granulomatöse Myositis. a) Typisches Granulom mit Epitheloidzellen, Riesenzellen und perigranulomatösem Lymphozytensaum; b) Pseudogranulom mit diffusen Rundzellinfiltraten und „myogenen Riesenzellen"

eosinophilen Granulozyten und Riesenzellen. Wenn zusätzlich fibrinoide Medianekrosen, die die gesamte Zirkumferenz des Gefäßes oder auch nur einzelne Abschnitte desselben betreffen, nachweisbar sind, handelt es sich um eine Polyarteriitis nodosa (Abb. 43). Die fibrinoide Medianekrose er-

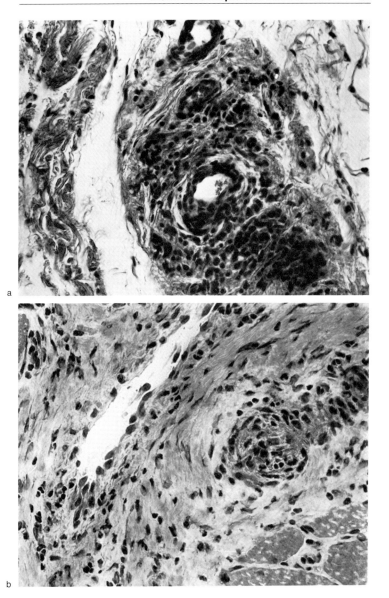

Abb. 43   Querschnitte von Arteriolen bei Polyarteriitis nodosa. Zellige Infiltration aller Wandschichten der Gefäße und fibrinoide Medianekrose

scheint rosa in der HE-Färbung und intensiv rot und schollig in der Gomori-Trichrom-Färbung. Die Aktivität der sauren Phosphatase der Gefäßwandschichten und des Interstitiums ist bei solchen Fällen stark erhöht.

Muskelspindeln

An den Muskelspindeln finden sich unter pathologischen Bedingungen Kapselverdickungen (Abb. 7a u. b), ödematöse Schwellungen des Kapselraums, Atrophie und Degeneration sowie Erhöhung der Anzahl der intrafusalen Muskelfasern.

Intramuskuläre Nerven

Zu beobachten ist eine Zunahme des Endo- und Perineuriums, eine Demyelinisation, die z.B. in der Trichrom-Färbung an Gefrierschnitten zur Darstellung kommt, eine Metachromasie, Amyloidablagerungen und entzündliche Infiltrate. Da bei der Muskelbiopsie keine oder nur wenige intramuskuläre Nervenäste zur Darstellung kommen, reicht sie für eine Beurteilung des peripheren Nervensystems nicht aus.

Wichtigste myopathologische Syndrome

Es wurde bereits darauf hingewiesen, daß meist nicht Einzelsymptome, sondern myopathologische Syndrome diagnostisch von Bedeutung sind und durch die Muskelbiopsie oft nicht krankheitsspezifische Diagnosen gelingen, sondern nur eine Gruppierung der Prozesse in myopathische, neurogene oder myositische Gewebssyndrome möglich ist.

Myopathisches Gewebssyndrom

Der morphologische Nachweis von disseminierten Degenerationen einzelner oder in kleinen Gruppen lagernder Muskelfasern reicht bereits für die Diagnose eines myopathischen Gewebssyndroms aus. Diese degenerativen Veränderungen brauchen nicht das gesamte Volumen der Muskelfasern zu betreffen, sondern können auf kleine multifokale Abschnitte beschränkt sein; derartiges läßt sich besonders gut mit der sauren Phosphatase Reaktion und polarisationsmikroskopisch oder phasenkontrastmikroskopisch darstellen. Zusätzlich beobachtet man als Ausdruck eines myopathischen Gewebssyndroms zentrale Kerne, eine pathologische Kalibervariation der Muskelfasern oft mit hypertrophischen Fasern und eine Zunahme des Bindegewebes und u.U. auch des Fettgewebes (Abb. 28 a). Bei fortgeschrittenen Fällen sind zahlreiche Muskelfasern zugrunde gegangen, so daß die restlichen Muskelfasern nicht mehr normal dicht beieinandergelagert sind, sondern große Anteile des Muskelparenchyms durch Bindegewebe und/oder Fettgewebe ersetzt sind. Die Abgrenzung gegenüber myositischen Gewebssyndromen kann schwierig sein, da bei einem kleinen Prozentsatz der Myopathien (etwa 20–30%) kleine Infiltrate im Muskel anzutreffen sind. Auch Regenerate, die besonders bei Myositiden und nach akuten Myoglobinurien vorkommen, sind auch bei Myopathien z. B. in frühen Stadien der progressiven Muskeldystrophie nachzuweisen. Spaltbildungen zeigen sich besonders bei chronischen Myopathien und in hypertrophischen Fasern bei chronischen neurogenen Prozessen.

Myositisches Gewebssyndrom

Das histologische Kernsymptom des myositischen Prozesses ist das entzündliche Infiltrat. Zu unterscheiden sind perivaskuläre, interstitielle sowie klein- und großflächige Infiltrate und die granulomatöse Myositis (Abb. 41 u. 42). Diese Befunde erlauben keine weitere diagnostische Spezifizierung, und es ist zu berücksichtigen, daß kleinherdige Infiltrate auch bei Myopathien, der Myasthenie und bei neurogenen Krankheitsprozessen vorkommen können und andererseits bei einem kleinen Teil der Polymyositiden keine Infiltrate in der Biopsie nachweisbar sind. Weitere, aber nicht obligate Befunde des myositischen Gewebssyndroms sind zentrale Kerne, eine pathologische Kalibervariation, Muskelfaserdegenerationen, Regenerate, perifaszikuläre Atrophien, selektive Typ-II-Atrophien sowie mesenchymale und lipomatöse Vakatwucherungen (Abb. 26 u. 27). Oft zeigen Erkrankungen aus dem Formenkreis der Kollagenosen eine leichte diffuse Neutralfettspeicherung. Kleine Gruppen kleinkalibriger Muskelfasern lassen sich in etwa der Hälfte der Fälle nachweisen. Sie entsprechen Regeneraten, Denervationen, Faserspaltungen oder der oben bereits erwähnten selektiven Typ-II-Atrophie.

Neurogenes Gewebssyndrom

Das wesentliche Merkmal neurogener Muskelveränderungen ist die feldförmig gruppierte Muskelfaseratrophie (Abb. 24). Die atrophischen Muskelfasern können sowohl vorwiegend rundlich als auch eckig elongiert sein. Gewöhnlich messen diese Fasern zwischen 8 und 15 µm. Im Frühstadium einer Denervation sind oft nur 2–4 oder einzelne atrophische Fasern zwischen den normalen Muskelfasern gelagert (Abb. 25 b). Wenn man nur einen HE-Schnitt zur Verfügung hat, ist es in derartigen Fällen oft nicht möglich, eine Typ-II-Faseratrophie (Abb. 26) von einer neurogenen Atrophie sicher zu unterscheiden. Oft sind aber die oxydativen Enzymaktivitäten in atrophischen Fasern bei neurogenen Prozessen gesteigert (small dark fibres).

In diesen initialen Stadien neurogener Prozesse sind u. U. noch keine atrophischen Muskelfasern vorhanden, aber es kommt zum Verlust des normalen Mosaikmusters verschiedener Muskelfasertypen und statt dessen zum Auftreten pathologischer Gruppenbildungen der Muskelfasern (Abb. 25 a). Die Kerne verbleiben meist in normaler subsarkolemmaler Position. Bei einzelnen Fällen ist die Anzahl der Kerne vermehrt (Abb. 29 a), oft finden sich bei chronischen Denervationen Kernhaufen (Abb. 29 d). Falsch ist es, die zentralen Kerne als ausschließliches Charakteristikum des myopathischen Gewebssyndroms anzusehen. Zahlreiche der akuten wie auch der chronischen neurogenen Krankheitsprozesse gehen mit zentralen Muskelfaserkernen einher.

Im Gegensatz zu myopathischen und myositischen Gewebssyndromen ist die mesenchymale und lipomatöse Vakatwucherung bei neurogenen Prozessen meist, jedoch nicht immer, nur gering, entsprechend ist auch klinisch die Muskelatrophie in der Regel sehr stark ausgeprägt. Große Schwierigkeiten bieten oft extrem langsam progrediente, spinale Muskelatrophien (Typ Kugelberg-Welander). Hier herrschen häufig myopathische Syndrome mit Riesenfasern vor (Abb. 29 d). Target-Fasern (Tafel II c), von denen angenommen wird, daß sie vorwiegend in reinnervierten Fasern nach Sprouting auftreten, kommen in einem kleinen Teil neurogener Muskelerkrankungen vor. Gelegentlich sind Target-Fasern so zahlreich wie zentrale Faserveränderungen bei der Central-core-Krankheit (Abb. 34 a).

Dem Erfahrenen gelingt es gelegentlich nicht, die pathologischen Veränderungen einer Muskelbiopsie einem der skizzierten Gewebssyndrome zuzuordnen. Die Beurteilung lautet dann **„diagnostisch unspezifische myopathologische Veränderungen"**.

Elektronenmikroskopische Befunde

Diese Darstellung der myopathologischen Befunde ist gegliedert nach den verschiedenen Zellkomponenten und Organellen. Sie berücksichtigt nicht Symptomkombinationen und ebenfalls nicht chronologische morphologische Krankheitsspektren verschiedener myopathologischer Prozesse. Nach bisherigen Kenntnissen kommt bestimmten elektronenmikroskopisch darzustellenden morphologischen Symptomkombinationen bzw. speziellen Einzelbefunden nur selten eine besondere Bedeutung für die Diagnostik zu, da die Mehrzahl der myopathologischen Veränderungen besser lichtmikroskopisch und mittels histochemischer Reaktionen zu identifizieren ist. Allerdings ist z. B. bei mitochondrialen und sarkotubulären Anomalien, bei strukturellen myofibrillären Anomalien und bei den verschiedenen Speicherkrankheiten eine exakte elektronenmikroskopische Identifizierung der Veränderungen hilfreich und erwünscht. Die aus den morphologischen Krankheitsspektren interessierenden Frühstadien der Myopathien und das Muskelgewebe von klinisch gesunden Konduktoren sind für die Elektronenmikroskopie besonders geeignet, weil hier strukturelle Anomalien vorliegen können, die lichtmikroskopisch nur ungenügend darzustellen sind. Diese frühen Stadien sind oft durch eine Proliferation von Organellen und anderer Zellelemente ausgezeichnet. Aber auch dabei scheint es sich vorwiegend um unspezifische Reaktionen zu handeln.

Die diagnostisch und pathogenetisch bedeutenden, speziellen, ultrastrukturellen myopathologischen Befunde sind zusammen mit den betreffenden Krankheitsbildern dargestellt. Zur besseren Übersicht werden die allgemeinen myopathologischen Befunde tabellarisch aufgeführt.

Sarkolemm

Morphologische Anomalien des Sarkolemms betreffen zottenförmige Ein- und Ausstülpungen (Abb. 14 b) der Plasma- und der Basalmembran. Einfaltungen mit bemerkenswert konstanten Ausdehnungen, die den Einfaltungen der Endplattenregion ähnlich sind, werden bei der myotonen Dystrophie beobachtet. Einzelne tiefe Einfaltungen zeigen sich bei Faserspaltungen. Gelegentlich werden in Ausbuchtungen des Sarkolemms Zellstrukturen sequestriert. Ferner können vermehrt Caveolae intracellulares und subsarkolemmale pinozytotische Vesikel gefunden werden (Abb. 14 a). Stellenweise Verdickungen und Verdoppelungen der Basalmembran sind bei verschiedenen Myopathien, besonders auch bei Erkrankungen aus dem Formenkreis der Kollagenosen, festzustellen. Sarkolemmale Defekte ziehen besondere Aufmerksamkeit auf sich, da durch sie der zelluläre Enzymverlust im Initialstadium dystrophischer Prozesse erklärt werden könnte. Tatsächlich sind solche Defekte auch gelegentlich bei progressiven Muskeldystrophien zu finden.

Endplatten

Pathologische Veränderungen des präsynaptischen Anteils betreffen die Nervenendigung, die atrophiert sein kann, ihren Gehalt an Vesikeln und Mitochondrien, mitochondriale Anomalien und Degenerationszeichen sowie die Position der Schwann-Zelle, die sich unter pathologischen Bedingungen in den Synapsenspalt hinein erstrecken kann. Bei verschiedenen Krankheitsprozessen ist der Synapsenspalt erweitert (Abb. 44). Im postsynaptischen Anteil kommen Atrophien und Hypertrophien des Faltenapparats und ein reichlich entwickeltes Sarkoplasma mit zahlreichen Ribosomen vor. Bei starker Atrophie des Faltenapparats findet man residuelle lockere Basalmembranbänder (Abb. 44).

Da die normalen Endplatten eine erhebliche strukturelle Variabilität zeigen, ist es empfehlenswert, bei krankhaft erscheinenden Prozessen vergleichende morphometrische Analysen durchzuführen. Morphometrische Daten normaler Endplatten sind auf der S. 27 angegeben, Daten pathologischer Endplatten von verschiedenen neuromuskulären Prozessen finden sich bei ENGEL u. Mitarb. (1974).

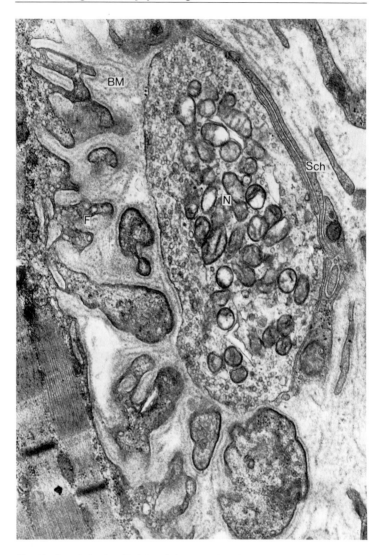

Abb. 44 Ausschnitt einer Endplatte bei progressiver Muskeldystrophie Typ Duchenne.
Die Nervenendigung (N) und Schwann-Zelle (Sch) sind normal. Der Faltenapparat (F)
zeigt eine starke Atrophie. Die Synapsenspalten sind erweitert und mit Basalmembranen
gefüllt (BM), (aus *F. Jerusalem, A. G. Engel:* Myoneural junctions in Duchenne dystrophy:
a morphometric study. In: Studies on Neuromuscular Diseases, hrsg. von *K. Kunze,*
J. E. Desmedt. Karger, Basel 1975)

Sarkoplasmatisches Retikulum und transversales Tubulussystem

Fokale Dilatationen des sarkoplasmatischen Retikulums sowie fokale Vermehrungen oder Minderungen dieser Vesikel sind ein häufiges, aber unspezifisches morphologisches Symptom bei sehr verschiedenen Myopathien und peripher neurogenen Prozessen. Nicht selten sind Dilatationen des sarkoplasmatischen Retikulums auch lediglich Ausdruck eines Fixationsartefakts (BRADLEY 1969). Besonders finden sich fokale Dilatationen des sarkoplasmatischen Retikulums bei den periodischen dys- und normokaliämischen Lähmungen und bei der sarkotubulären Myopathie. Tubuläre Aggregate, die wahrscheinlich vom sarkoplasmatischen Retikulum ausgehen, kommen bei verschiedenen Muskelerkrankungen und bei der „Myopathie mit tubulären Aggregaten" vor (Abb. 45 a u. b, Tafel II a, b).

Bereits in normalem Muskelgewebe zeigt sich eine sehr unterschiedliche Weite der transversalen Tubuli von 200–2000 Å, die wahrscheinlich auf unterschiedlichen Fixationsintensitäten beruht. Unter pathologischen Verhältnissen sind Dilatationen zu beobachten. Proliferationen des transversalen Tubulussystems mit anliegenden terminalen Zisternen kommen bei verschiedenen degenerativen und regenerativen Prozessen zur Beobachtung. Tubuläre Strukturkomplexe (Abb. 46 a u. b) werden in Muskelzellkulturen, im denervierten Muskel sowie im Biopsiematerial verschiedener menschlicher Myopathien beobachtet. Experimentell wurde von ISHIKAWA (1968) die Kommunikation dieser tubulären Strukturkomplexe mit den transversalen Tubuli nachgewiesen und von uns bei einer neoplastischen Cortison-Myopathie des Menschen bestätigt (JERUSALEM 1970). Die Bedeutung dieser tubulären Strukturkomplexe ist noch ungeklärt. Tubuläre Netzwerke und transversale Tubuli können als Membranquelle autophagischer Vakuolen und als Carrier für lysosomale Enzyme zu autophagischen Vakuolen dienen (ENGEL u. McDONALD 1970).

Myofibrillen

Eine häufige myofibrilläre Anomalie betrifft die Rarefizierung der normalerweise dicht gelagerten Fibrillen und eine Vergrößerung der myofibrillenfreien subsarkolemmalen, paranukleären und intermyofibrillären Räume. Die Desintegration der Myofibrillen und ihr degenerativer Abbau vollziehen sich meistens sehr unsystematisch; die Alteration kann sich auf den Verlust einzelner Filamente vereinzelter Sarkomere verschiedener Fibrillen beschränken, eine Sequenz mehrerer Sarkomere einer einzelnen Fibrille oder auch einen Komplex vieler Sarkomere mehrerer benachbarter Fibrillen bzw. die gesamte kontraktile Struktur einer Faser betreffen. Oft beschränkt sich der Filamentverlust auf die Fibrillenperipherie.

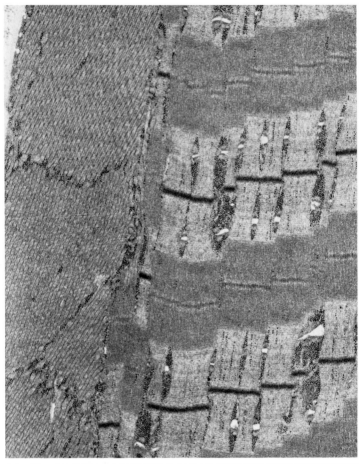

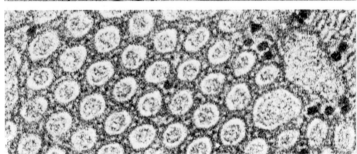

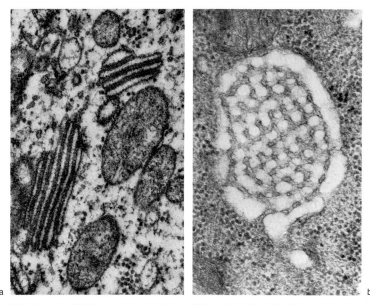

a   b

Abb. 46 a u. b   Elektronenmikroskopisches Bild von tubulären Strukturkomplexen im Längs- (a) und Querschnitt (b) bei Cortison-Myopathie durch ein ACTH-produzierendes Leberkarzinom

Bei fortgeschrittener myofibrillärer Desintegration sind mitunter multiple Abspaltungen einzelner Filamente mit einer irregulären Verteilung im Sarkoplasma zu beobachten. Subsarkolemmale Areale mit einer ausgeprägten Fehlorientierung der Fibrillen und Filamente kommen, wie auch Myofibrillen, die als sog. **Ringbinden** zirkulär um die Längsachse der Muskelfaser laufen, besonders bei der myotonischen Dystrophie vor. In frühen Krankheitsstadien können nur einzelne der I-Filamente ausfallen.

Ein als **streaming** oder **smearing** des Z-Streifens bezeichneter Zustand ist charakterisiert durch eine irreguläre Ausdehnung von Z-Streifen-ähnlichem Material in die I- und A-Bänder (Abb. 47b u. c), so daß u. U. ein Teil der Filamente eines Sarkomers von kontrastreichen, streifenförmigen Strukturen bedeckt ist. Nach experimentellen Untersuchungen von TICE u. ENGEL (1967) scheint diesen Strukturanomalien ein Verlust der Mito-

---

Abb. 45 a u. b   Ausschnitt einer elektronenmikroskopischen Aufnahme einer längsgeschnittenen Muskelfaser. a) Unter dem Sarkolemm lagert ein „tubuläres Aggregat"; b) im Querschnitt erscheinen die Tubuli doppelwandig

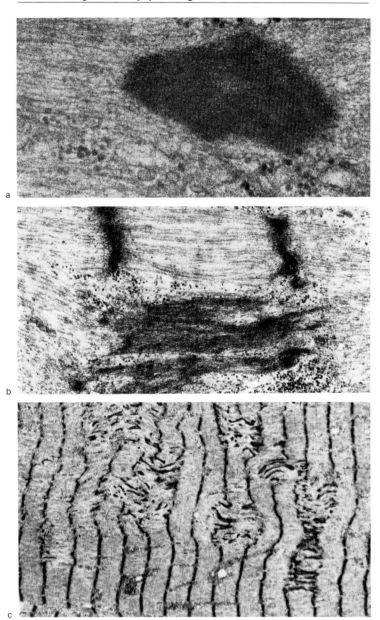

chondrien vorauszugehen. *Streaming* ist besonders bei Central-core-Myopathie und Target-Fasern sowie bei der Multi-core-Myopathie, aber auch in frühen Stadien der progressiven Muskeldystrophie, bei neurogenen und myositischen Muskelprozessen, bei hypo- und hyperkaliämischer periodischer Lähmung, beim Prader-Willi-Syndrom und anderen Myopathien zu finden. Leichtes *streaming* beobachtet man gelegentlich auch in gesunder Muskulatur.

Central cores und Target-Fasern. Diese spezielle Anomalie, die sich mehr oder weniger exakt auf das Zentrum der Muskelfasern beschränkt und auch lichtoptisch zu erkennen ist, wurde erstmals von SHY u. MAGEE (1956) beschrieben. Vereinzelt werden *central cores* und Target-Fasern bei der Polymyositis und anderen Myopathien gefunden; sie sind dann weder lichtmikroskopisch noch histochemisch sicher von Target-Fasern neurogener Prozesse zu unterscheiden (Tafel II c). Beide Veränderungen sind häufiger in Typ-I- als in Typ-II-Fasern. Bei strukturell unauffälligen Myofibrillen der Faserperipherie finden sich im Faserinnern desintegrierte Sarkomere mit ausgeprägtem *smearing* oder *streaming* der Z-Bänder und eine Häufung von kontrastreichem, Z-Streifen-ähnlichem Material (Abb. 48 a u. b). Mitochondrien fehlen in den zentralen Faserpartien; entsprechend sind auch histochemisch keine oxydativen Enzyme nachweisbar (Abb. 48 a). NEVILLE u. BROOKE (1973) unterscheiden zwischen strukturierten und unstrukturierten *cores*; während der strukturierte Typ noch eine myofibrilläre Querstreifung erkennen läßt und ATPase-positiv ist, ist der unstrukturierte Typ in der ATPase-Reaktion schwächer positiv als die umgebende Faserperipherie und durch eine vollkommene Zerstörung der myofibrillären Struktur gekennzeichnet.

Abnorme Filamentaggregate. Gelegentlich zeigen sich multiple, vorwiegend subsarkolemmale, aber auch vereinzelt im Faserzentrum gelagerte, vorwiegend parallel angeordnete Filamentaggregate. Die einheitlich strukturierten, etwa 75 Å dicken Filamente zeigen keine Querstreifung. Nach Struktur und Kaliber handelt es sich wahrscheinlich um eine unkontrollierte, überschießende Bildung von Actinfilamenten im Rahmen von frustranen Regenerationsversuchen. Entsprechende Filamentaggregate werden im normalen Muskel und bei verschiedenen neuromuskulären Erkrankungen gefunden. Die Muskelfasereinschlüsse bei der Spheroid Body Myopathie bestehen ebenfalls aus Filamenten (GOEBEL u. Mitarb. 1978).

Fingerprint-Einschlüsse sind Lamellenstrukturen mit einer Periodizität von etwa 18 nm, die nach ihrem elektronenmikroskopischen Bild benannt sind (Abb. 49 a u. b) und nur in Typ-I-Fasern vorkommen (ENGEL u. Mitarb. 1972). Es wird vermutet, daß sie sich aus degenerierenden Mitochondrien bilden.

Abb. 47 a u. b   Streaming bei Multicore-Krankheit; c) Nemaline-Struktur

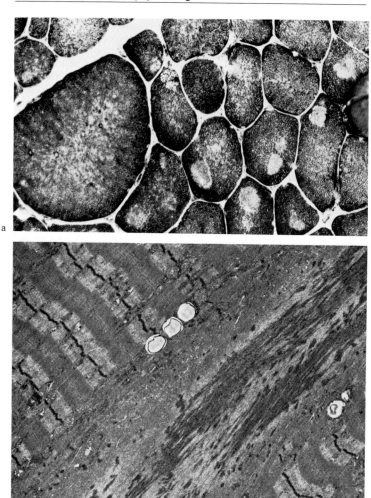

Abb. 48 a u. b Central-core-Krankheit. a) Lichtmikroskopischer Muskelfaserquerschnitt (NADH-Dehydrogenase). In zahlreichen Fasern sind zentrale oder exzentrische Enzymdefekte sichtbar; b) Elektronenmikroskopischer Ausschnitt einer längsgeschnittenen Muskelfaser mit einem *central core*; in dieser Region sind die Myofibrillen verschwunden, an ihrer Stelle finden sich *streaming* und eine myofibrilläre Degeneration

Rod- oder Nemaline-Strukturen. Es handelt sich um Z-Band-ähnliche, im Kontakt mit Actinfilamenten stehende, 1–7µm große, kontrastreiche Strukturen, die lichtoptisch stäbchenförmig (*rod*) oder wurmförmig (*nemaline*) erscheinen (Abb. 34 b u. c). *Rods* lagern subsarkolemmal oder sind diffus über die Muskelfasern verteilt. Sie zeigen elektronenmikroskopisch im Längsschnitt ein periodisches Grundmuster von etwa 145–200 Å (Abb. 47 a). Im Querschnitt lassen *rods* ein quadratisches Netzwerk mit einer Seitenlänge von etwa 85 Å erkennen. Sie lagern in der Z-Band-Region und scheinen auch vom Z-Band-Material auszugehen. Verschiedene Extraktionsversuche (ENGEL u. GOMEZ 1967) haben bisher keine endgültige Klärung der Zusammensetzung des Rod-Materials ergeben; es handelt sich wahrscheinlich um Actin und/oder Tropomyosin B oder um ein ähnlich lösliches Protein. Nach den vorläufigen Kenntnissen ist es wahrscheinlich das Produkt einer abnormen Proteinsynthese. *Nemaline*-Strukturen beobachtet man gelegentlich auch in einzelnen Muskelfasern und -regeneraten bei Polymyositis, bei progressiver Muskeldystrophie und bei anderen neuromuskulären Prozessen; es handelt sich also nicht um eine absolut krankheitsspezifische Anomalie (JERUSALEM u. Mitarb. 1971).

Zytoplasmatische Körperchen. Lichtmikroskopisch und histochemisch handelt es sich um sphärische Gebilde im Zytoplasma von Muskelfasern (Tafel II d, Abb. 35 u. 50). Nach ultrastrukturellen Untersuchungen entstehen sie durch pathologische Z-Streifen-Reaktionen ausschließlich weißer (Typ-II-)Fasern. Sie haben ein filamentöses, stark kontrastreiches Zentrum und einen umgebenden hellen, von regellos orientierten, dünnen Filamenten durchsetzten Hof mit einer perifokalen Mitochondrienverarmung und teilweise zirkulär angeordneten T-Systemen (Abb. 51). Eine tetragonale Filamentgruppierung wie im Z-Band und in *rods* besteht nicht. Die zytoplasmatischen Körperchen sind diagnostisch unspezifisch. Sie wurden bei Myositiden, Dystrophien und granulomatösen Myositiden, bei periodischer Lähmung und myotonischer Dystrophie und bei anderen neuromuskulären Prozessen gefunden. Wir beobachteten eine Neuromyopathie mit respiratorischer Insuffizienz, die bioptisch-histologisch durch sehr zahlreiche zytoplasmatische Körperchen ausgezeichnet war (JERUSALEM u. Mitarb. 1978).

Mitochondrien

Unter pathologischen Bedingungen finden sich morphologische Veränderungen, die sowohl die Anzahl, Form und Größe der Mitochondrien als auch Anomalien ihrer Innenstruktur, einschließlich der pathologischen Einschlüsse, betreffen. Es zeigen sich mitunter mitochondriale Anhäufungen in subsarkolemmaler, paranukleärer oder auch intermyofibrillärer Position. Bei einer Myopathie mit pathologischer Mitochondrienhäufung, die etwa 20–40% der Muskelfasern ausfüllten, wählten SHY u. Mit-

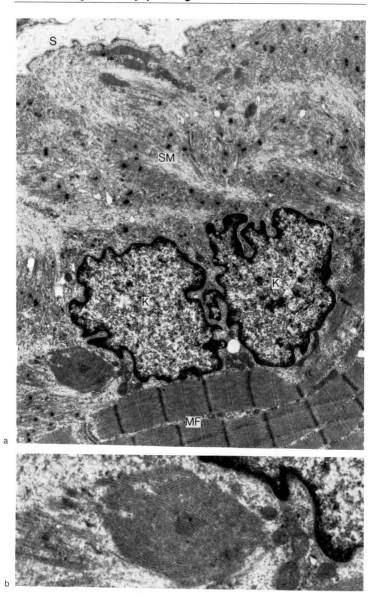

Abb. 49 a   Elektronenmikroskopischer Ausschnitt einer längsgeschnittenen Muskelfaser bei myotoner Dystrophie. Unter dem Sarkolemm befindet sich eine sarkoplasmati-

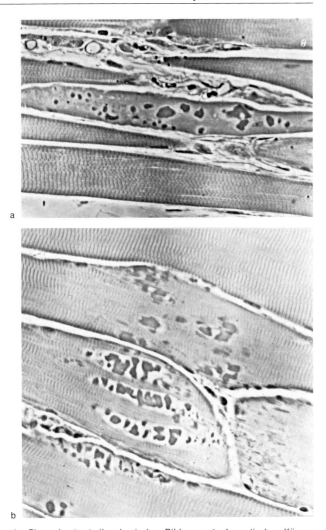

a

b

Abb. 50 a u. b Phasenkontrastmikroskopisches Bild von zytoplasmatischen Körperchen in längsgeschnittenen Muskelfasern

sche Masse (SM) mit gänzlich ungeordneter Lagerung von Myofilamenten. Fingerprint-Körperchen unten links; b) stärkere Vergrößerung des Fingerprint-Körperchens. K = Kerne, MF = Myofibrillen, S = Sarkolemm

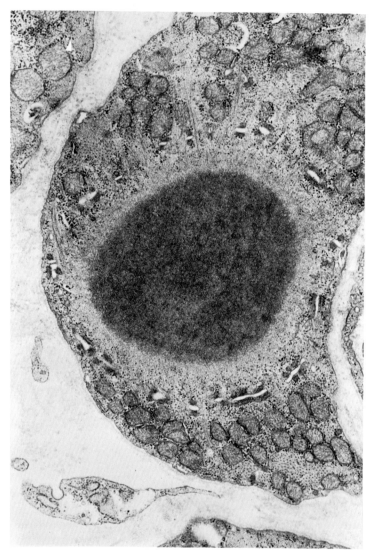

Abb. 51   Elektronenmikroskopisches Bild eines zytoplasmatischen Körperchens (Beschreibung im Text)

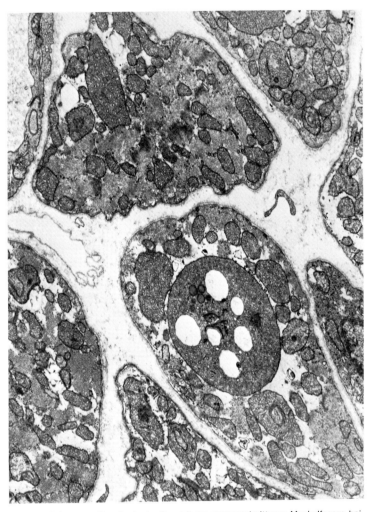

Abb. 52 Elektronenmikroskopische Darstellung quergeschnittener Muskelfasern bei Mitochondrien-Lipid-Glykogen-(MLG-)Krankheit des Muskels. Es bestehen eine erhebliche pathologische Kalibervariation der Mitochondrien und eine Häufung von Riesenmitochondrien

arb. (1966) die Bezeichnung *Pleoconial-Myopathie*. Neben diesen numerischen Anomalien finden sich gelegentlich starke mitochondriale Kalibervariationen und Riesenmitochondrien (Abb. 52). Bei einer exzessiven Zunahme der Mitochondrienkaliber bis auf $1,5 \times 5\,\mu$m sprechen SHY u. Mitarb. (1966) von *Megaconial-Myopathie*. Mitochondriale Formvariationen der Innenstruktur sind bedingt durch eine Proliferation der Cristae (Abb. 53), die dicht beieinandergelagert in Zickzack- oder konzentrisch-zirkulären Formationen gefunden werden. Ferner kommen tubuläre Mitochondrien vor, die durch einen teilweisen Ersatz der Cristae durch 450–600 Å kalibrige Tubuli charakterisiert sind. Mitunter fehlen die kleinen Matrixkörperchen (130–260 Å). Dagegen zeigen sich elektronendichte mitochondriale, sphärische Einschlüsse verschiedener Größe (500 Å–0,2 und 0,85 μm) sowie rundliche, kaum kontrastierte Einschlüsse von etwa 0,5 μm Größe. Die eindrücklichen parakristallinen Einschlüsse (Abb. 54) bestehen aus rechteckigen, etwa 300×400 Å breiten und unterschiedlich langen Körperchen. Sie setzen sich meistens aus 4 dichten, etwa 45–55 Å messenden lamellären Schichten mit einem Lamellenzwischenraum von etwa 50–60 Å zusammen. Gewöhnlich liegen 2–3, öfter auch mehrere derartige Körper beieinander. Sie können von einer etwa 70 Å messenden Membran eingeschlossen sein. Als Grundstruktur der lamellierten Schichten werden Membranen, Granula oder Fadenstrukturen diskutiert (PRICE u. Mitarb. 1967, CHOU 1969). Ähnliche parakristalline Einschlüsse werden auch in Mitochondrien anderer menschlicher und tierischer Organe, insbesondere in der kranken und gesunden Leber, gefunden (SPYCHER u. RÜTTNER 1968).

Degenerative Anomalien der Mitochondrien betreffen die Umwandlung in Myelinfiguren sowie eine Desintegration der Membranstrukturen und die Bildung von kleinen Vesikeln. Schwellungen der Mitochondrien sind zusammen mit Veränderungen des sarkoplasmatischen Retikulums ultrastrukturelle Substrate der „trüben Schwellung" (LEHNINGER 1964).

Glykogen

Abnorme Glykogenanhäufungen finden sich subsarkolemmal und intermyofibrillär sowie zwischen den Filamenten, wo sie wie im normalen Muskel die I-Band-Region bevorzugen. Diese freien Glykogenanhäufungen in der Muskelzelle sind ein häufig vorkommendes, unspezifisches Symptom. Eine besondere Form der Glykogenspeicherung ist die Akkumulation von Glykogengranula in Vakuolen (Abb. 38 a u. b, s. S. 58), die bisher nur bei einem Mangel an Amylo-1,4-glucosidase (Pompe-Krankheit) gefunden wurde (HERS 1963, 1964, ENGEL u. DALE 1968). Fokale Minderungen des Glykogengehalts kommen bei verschiedenen neuromuskulären Prozessen, z. T. in Kombination mit einem Fehlen bzw. einer Minderung der Mitochondrien und myofibrillärer Degeneration, vor. Zu berücksichtigen ist allerdings auch, daß Ernährungs- und Trainingszu-

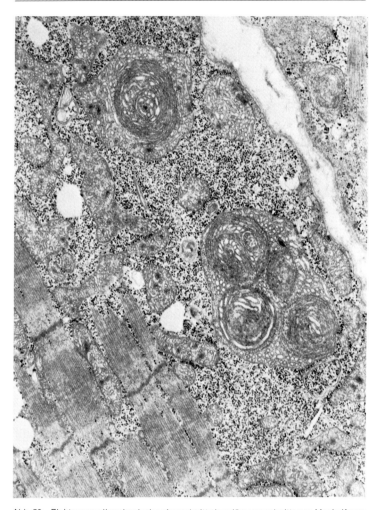

Abb. 53 Elektronenmikroskopischer Ausschnitt einer längsgeschnittenen Muskelfaser bei Mitochondrien-Lipid-Glykogen-(MLG-)Krankheit des Muskels. Dargestellt sind Riesenmitochondrien mit starker Proliferation der Cristae und eine Glykogenspeicherung (aus *F. Jerusalem, C. Angelini, A. Engel, R. V. Groover:* Mitochondria-lipid-glycogen [MLG] disease of muscle. A morphologically regressive congenital myopathy. Arch. Neurol. 29 [1973] 162–169)

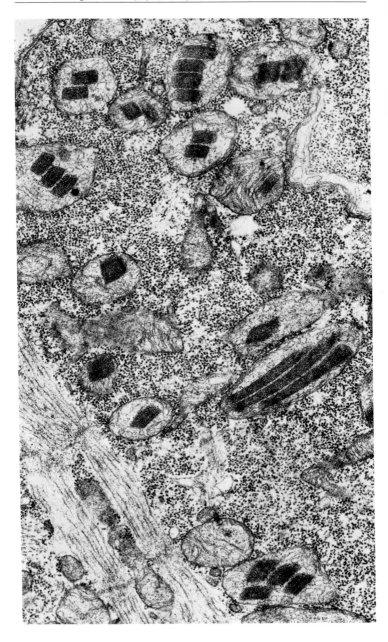

stand starken Einfluß auf den muskulären Glykogengehalt ausüben und für deutliche interindividuelle Unterschiede verantwortlich sind. Ferner enthalten Typ-II-Fasern wesentlich mehr Glykogen als Typ-I-Fasern. Nach rein morphologischen Kriterien ist der Glykogengehalt deshalb oft nicht befriedigend zu beurteilen. Eine exakte Bestimmung ist dagegen biochemisch möglich.

Autophagische Vakuolen und andere Degradationsprodukte

Die Membranen autophagischer Vakuolen (Abb. 38 a u. b) stammen vom transversalen Tubulussystem, das auch lytische Enzyme bereitstellt, und wahrscheinlich auch von Golgi-Apparaten (ENGEL 1970). Autophagische Vakuolen können besonders bei exotoxischen Myopathien, Muskelerkrankungen der Kollagenosen und der Myopathie bei saurem Maltase-Mangel, jedoch auch bei vielen anderen neuromuskulären Erkrankungen beobachtet werden. Myelinfiguren (Abb. 38) finden sich oft in Kombination mit autophagischen Vakuolen und leiten sich u. a. von mitochondrialen und sonstigen membranösen Zellorganellen ab. Auch ihnen kommt keine spezifische diagnostische Bedeutung zu; häufig sind sie bei den Erkrankungen, die auch zur Bildung autophagischer Vakuolen neigen, sowie bei Myositiden und Neuromyopathien mit mikrotubulären, virusverdächtigen Einschlüssen (JERUSALEM u. Mitarb. 1972). Lichtmikroskopisch sind Muskelfasern mit zahlreichen autophagischen Vakuolen und anderen Degradationsprodukten durch eine starke Aktivität der sauren Phosphatase ausgezeichnet.

Sarkoplasmatische Massen

Subsarkolemmale Häufungen von Zytoplasma mit reichlich Organellen, Glykogen und pathologischen Plasmaeinschlüssen werden nach der lichtmikroskopischen Beschreibung, die unter der Annahme erfolgt, daß es sich um myofibrillenfreie Zonen handelt, sarkoplasmatische Massen genannt. Erst elektronenmikroskopisch werden auch in diesen Zonen Myofibrillen und Filamente nachgewiesen, die durch eine gänzlich ungeordnete Lagerung ausgezeichnet sind (Abb. 49 a). Sarkoplasmatische Massen werden besonders bei der myotonischen Dystrophie gefunden. Es handelt sich jedoch nicht um einen pathognomonischen Befund der dystrophischen Myotonie.

Abb. 54   Elektronenmikroskopischer Ausschnitt einer längsgeschnittenen Muskelfaser bei Panarteriitis nodosa. Subsarkolemmal findet sich eine Häufung von Mitochondrien mit parakristallinen Einschlüssen und Glykogen

Muskelfaserkerne

Ein bedeutender, die Kerne betreffender myopathologischer Befund ist die Verlagerung aus der normalen subsarkolemmalen Position ins Zellinnere sowie die Kernvermehrung und Kernproliferation. Diese Befunde und ihre differentialdiagnostische Bedeutung sind aus der lichtoptischen Myopathologie hinreichend bekannt. Ultrastrukturell zeigen die proliferativen, voluminöseren Kerne ein helleres Karyoplasma mit dichteren Chromatinablagerungen in der Zellperipherie, einen deutlich kontrastierten Nukleolus und eine Lockerung und Distanzvergrößerung der 2 Kernmembranen, die große Poren und Evaginationen der äußeren Membran erkennen lassen. Pyknotische Kerne sind durch eine Schrumpfung und bizarre Verformung mit tiefen Einfaltungen und ein dichtes, überstark kontrastreiches Karyoplasma gekennzeichnet. Neben den diagnostisch bedeutenden, auch lichtoptisch sichtbaren, numerischen, positionellen und proliferativen Kernanomalien haben die ultrastrukturellen Befunde der Muskelkerne bisher keine wesentliche Bedeutung erlangt. Von großem Interesse sind allerdings ultrastrukturelle Sarkoplasma- und Kerneinschlüsse, die CHOU (1968) bei einer chronischen Polymyositis fand und als morphologisches Substrat einer möglichen Myxovirus-Infektion interpretierte. Es handelte sich um intranukleäre mikrotubuläre Filamente, membranbegrenzte Vakuolen mit Filamenten und intranukleäre, mit einer Doppelmembran versehene Zytoplasmaeinschlüsse. Die letztgenannten intranukleären zytoplasmatischen Invaginationen werden tierexperimentell auch bei Vitamin-E-Mangelernährung und bei dystrophischen Mäusen beobachtet. Ferner sind bei myotonischen Dystrophien vakuoläre Kerneinschlüsse mit myofibrillärem Material nachgewiesen. Den von CHOU (1968) mitgeteilten Beobachtungen entsprechende, im Kern und Sarkoplasma gelagerte Mikrotubuli und Filamente wurden inzwischen von zahlreichen Autoren bei Polymyositiden und von CARPENTER u. Mitarb. (1970) bei einer Myopathie und von JERUSALEM u. Mitarb. (1972) bei 2 chronischen neuromuskulären Prozessen beobachtet (Abb. 55 a u. b).

Muskelkapillaren

Die morphologischen Veränderungen der Muskelkapillaren betreffen die Basalmembran, das Endothel und die Perizyten. Bei Polymyositiden beobachteten SHAFIC u. Mitarb. (1967) und GONZALES u. Mitarb. (1968) sowie INGOLD u. JERUSALEM (1972) eine Verdickung der Basalmembran bis zu 1000–20000 Å. Verdickungen der Basalmembran konnten außerdem bei folgenden Krankheiten nachgewiesen werden: Lupus erythematodes, Sklerodermie, Muskelsarkoidose, Hyperkortizismus, Myopathie durch Hyperparathyreoidismus, Diabetes mellitus, amyotrophischer Lateralsklerose und Panarteriitis. Beim Lupus erythematodes und der Sklerodermie findet sich zusätzlich eine numerische Minderung der Kapilla-

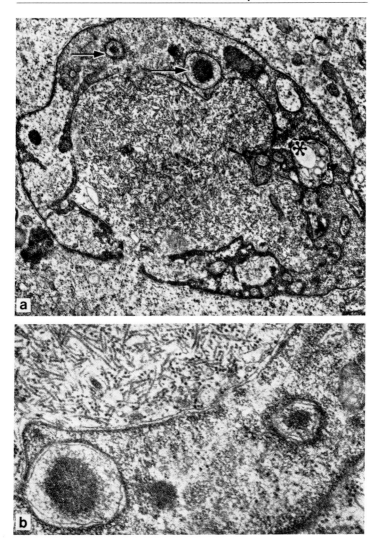

Abb. 55 a u. b Muskelfaserkerne mit einem großen Einschlußkörperchen, das mit Filamenten angefüllt ist, die Myxoviren ähneln. In den peripheren Kernarealen lagern von
2 Membranen eingeschlossene Körperchen (↗). Andere Gebilde enthalten multiple
membrangebundene Einschlüsse (*) (aus *F. Jerusalem, G. Baumgartner, R. Wyler:* Virus-ähnliche Einschlüsse bei chronischen neuro-muskulären Prozessen. Elektronenmikroskopische Biopsiebefunde von 2 Fällen. Arch. Psychiat. Nervenkrankh. 215 [1972]
148–166)

ren pro Flächeneinheit Muskelgewebe (NORTON u. Mitarb. 1968, MICHA-LOWSKI u. KUDEJKO 1966). Unter Corticosteroiden soll die Basalmembranhypertrophie beim Lupus erythematodes reversibel sein. Morphometrische Untersuchungen der muskulären Kapillaren bei dystrophischen und neurogenen Prozessen wie Myopathien und Myositiden bei Kollagenosen wurden von JERUSALEM u. Mitarb. (1974, 1975) durchgeführt; es lassen sich bei diesen Erkrankungen Veränderungen der Kapillardimensionen, der Endothelfläche, der Perizyten sowie der Endothelvesikel und anderer Organellen des Endothels nachweisen. Bemerkenswert ist das häufige Vorkommen von Vervielfältigungen der Basalmembran (Abb. 56), die nach Untersuchungen von VRACKO u. BENDITT (1972) als Hinweis auf eine abgelaufene Degeneration und Regeneration der Gefäße gedeutet werden.

„*Lumpy-bodies*", die elektronenmikroskopisch als dichte, klumpige Abscheidungen auf der Basalmembran der Nierenkapillaren beim Lupus erythematodes gefunden und fluoreszenz-mikroskopisch als Antigen-Antikörper-Komplementablagerungen identifiziert wurden (COCHRANE u. DIXON 1968), sind bisher von uns und anderen in den Muskelkapillaren beim Lupus erythematodes und bei anderen Erkrankungen aus dem Formenkreis der Kollagenosen nicht nachgewiesen worden.

Mikrotubuläre Einschlüsse der Kapillarendothelien beobachteten wir bei 2 von 6 untersuchten Dermatomyositiden und bei 2 von 5 Fällen mit Lupus erythematodes (JERUSALEM u. Mitarb. 1974). Obwohl diese Einschlüsse für die genannten Erkrankungen hochspezifisch sind, ist ihre pathogenetische Bedeutung unklar.

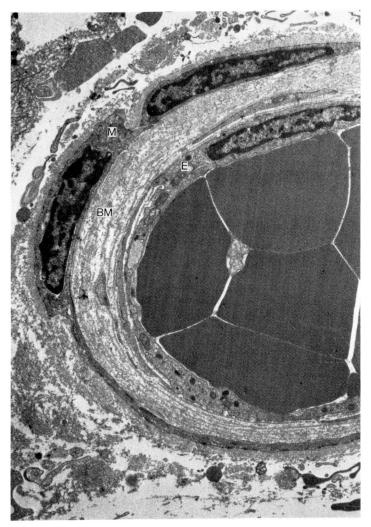

Abb. 56   Elektronenmikroskopischer Ausschnitt einer Arteriole bei Dermatomyositis.
Die Basalmembran (BM) liegt vielschichtig zwischen den Endothelzellen (E) und den
glatten Muskelfasern (M)

3 Elektrophysiologische Grundlagen zum Verständnis der Muskelfunktion und Elektrodiagnostik

Muskelfasermembran und Erregung

Unter physiologischen Bedingungen wird die Muskelkontraktion durch nervale Erregungen eingeleitet; die Motoneuronimpulse lösen Endplattenpotentiale aus, die ihrerseits eine Depolarisation der Muskelfasermembranen und der transversalen Tubuli bewirken und damit den Kontraktionsvorgang der Myofibrillen einleiten. Die Muskelfasermembran stellt, wie bei einem Kondensator, eine Isolierschicht zwischen 2 elektrischen Leitern dar. Dies sind der Na^+- und Cl-Ionen-reiche Extrazellulärraum, der eine positive Ladung trägt, und der an K^+-Ionen und anderen Anionen reiche Intrazellulärraum mit einem negativen Ruhepotential. Während im Ruhezustand ein aktiver Membranprozeß ständig den Einstrom von Na^+ in die Zelle verhindert, kommt es mit der Membranerregung zu Ionenverlagerungen aus dem Extrazellulärraum in den Intrazellulärraum und umgekehrt. Dadurch depolarisiert die Membran für 1–3 msec. Unter krankhaften Bedingungen kann die Erregbarkeit der Fasermembranen erlöschen oder hochgradig gesteigert sein.

Das Ruhe- oder Membranpotential menschlicher Skelettmuskelfasern (n = 109) beträgt −79,8 ± 5,8 mV (LUDIN 1973, 1974). Bei der Membrandepolarisation läßt sich mit einer intrazellulären Elektrode das Aktionspotential messen; es erfolgt eine Umpolarisierung der Fasermembran von −79,8 mV auf +20 bis +50 mV, das Zellinnere wird also positiv gegenüber dem Extrazellulärraum.

Wegen des Alles-oder-nichts-Charakters des Aktionspotentials der Skelettmuskelfasern, das sich mit einer Geschwindigkeit von 3,5–5 m/sec ausdehnt (BUCHTHAL 1958), ist eine abgestufte Kontrolle der Muskelfaserkontraktion durch eine graduierte Depolarisation nicht möglich. Die graduierte Kraftentfaltung wird durch die Anzahl und Entladungsfrequenz der Motoneurone erreicht. Letztere bewegt sich normalerweise zwischen 5 und 50/sec, sie kann jedoch bei kleinen Muskeln, z.B. bei den Augenmuskeln, sehr viel höher sein. Unter pathologischen Bedingungen, und zwar häufiger bei Myopathien als bei neurogenen Prozessen, beobachtet man eine kompensatorische Erhöhung der Entladungsfrequenz z.B. auf 300/sec.

Bei der Elektrodiagnostik führt die indirekte (Nerven-) oder direkte (Muskel-)Reizung mit galvanischem oder faradischem Strom zur Depolarisation der Muskelfasermembranen und zur Kontraktion. Man muß sich bewußt sein, daß am gesunden Muskel auch die direkte Reizung auf einer

Erregung der intramuskulären Nerven beruht, die zu einer synchronisierten, blitzartigen Muskelkontraktion führt. Erst bei Degeneration von Motoneuronen werden bei direkter Reizung die Muskelfasern selbst erregt. Es erfolgt dann eine verzögerte, langsame, wurmförmige Zuckung, die durch die unterschiedliche Stromdichte im Muskel, unterschiedliche Lagebeziehungen der Muskelfasern zur kleinflächigen negativen Reizelektrode (Kathode) und eine veränderte Akkommodation zustande kommt (Entartungsreaktion). Es ergibt sich dann auch eine Umkehr der Zuckungsformel, d. h. die Kathodenschließungszuckung ist jetzt kleiner als die Anodenschließungszuckung. Bei einer totalen Denervation erlöschen direkte und indirekte faradische Erregbarkeit.

Bei supramaximaler Reizung eines Extremitätennerven ergibt sich bis zum Auftreten des muskulären Summenpotentials und der Muskelkontraktion eine Latenz (Überleitungszeit). Sie setzt sich zusammen aus der Nutzzeit (etwa 0,1 msec), der Nervenleitgeschwindigkeit (etwa 40–50 m/sec), der Länge des gereizten Nervenabschnitts und der neuromuskulären Übertragungszeit in der Endplattenregion (etwa 1 msec). Mittels Oberflächenelektrode über dem entsprechenden Muskel läßt sich das Summenpotential ableiten und registrieren; bei partiellen Denervationen gibt die Verkleinerung der Amplitude des Aktionspotentials einen Hinweis auf das Ausmaß der Denervation.

Motorische Einheit

Für die Elektrodiagnostik haben die intrazellulären Ableitungen eine geringere Bedeutung als die extrazellulären Ableitungen mit Nadelelektroden. Dabei werden dann nicht mehr die Potentialschwankungen einzelner Zellen, sondern die motorischer Einheiten registriert. Die motorische Einheit ist definiert als ein *Motoneuron mit allen von ihm innervierten Muskelfasern.* In großen menschlichen Skelettmuskeln werden mehrere hundert bis zu 2000 Muskelfasern von einem Motoneuron versorgt. In den Augenmuskeln kommen auf ein Neuron nur 5–7 Muskelfasern. Durch die Ableitung mit Multielektroden läßt sich feststellen, daß die Muskelfasern einer motorischen Einheit über ein Territorium von 5–11 mm Durchmesser verstreut sind (BUCHTHAL u. Mitarb. 1957). Die Aktionspotentiale motorischer Einheiten sind gewöhnlich di- oder triphasisch und zwischen 3 und 15 msec breit (Abb. 57 a–d). Nur etwa 3% der Aktionspotentiale sind polyphasisch. Wenn ein Teil der von einem Motoneuron versorgten Muskelfasern degenerativ zugrunde geht, wie das z. B. bei Myopathien, möglicherweise aber auch bei einigen peripher neurogenen Prozessen der Fall ist, wird die motorische Einheit kleiner. Man registriert dann verkürzte Aktionspotentiale (Abb. 57 b). Zur Kompensation des partiell ausgefallenen Muskelparenchyms entladen dann die erhaltenen motorischen Einheiten oft mit einer stark erhöhten Frequenz; bei vergleichsweise geringen Kraftentwicklungen des untersuch-

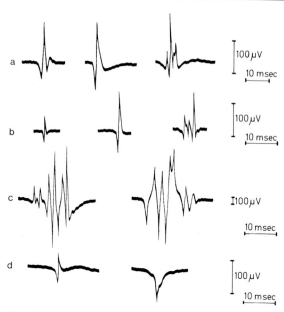

Abb. 57 a–d Aktionspotentiale motorischer Einheiten. a) Gesunde Skelettmuskulatur; b) Myopathie; c) chronischer Denervationsprozeß; d) dargestellt ist ein Fibrillationspotential und ein positives Denervierungspotential. Zu beachten sind unterschiedliche Dauer und Amplituden der Potentiale (nach *Ludin*)

ten Muskels wird schon ein dichtes Interferenzmuster erzielt (Abb. 58 a–c), was normalerweise erst bei maximalen Kraftentfaltungen auftritt.

Wenn nach dem Ausfall einzelner Motoneurone die benachbarten Neurone durch terminales *sprouting* die denervierten Muskelfasern reinnervieren, entstehen histochemisch pathologische Gruppenbildungen einzelner Fasertypen (Abb. 25 a und 59 a–e), und elektromyographisch registriert man als Folge der Vergrößerung der motorischen Einheit eine Polyphasie, verlängerte Dauer und erhöhte Amplitude des Aktionspotentials (Abb. 57 c). Bei einzelnen neurogenen Prozessen wird auch bei maximaler Kraftentfaltung kein dichtes Interferenzmuster erreicht, da die Anzahl der verfügbaren Motoneurone und ihre Entladungsfrequenzen reduziert sind (Abb. 58).

Die einzelnen Muskelfasern einer motorischen Einheit depolarisieren bei einer Erregung nicht exakt gleichzeitig. Diese Latenzunterschiede ergeben eine Variabilität der Einzelfaserpotentiale, die mit Hilfe der Einzelfaserelektromyographie registriert werden kann und *Jitter-Phänomen* ge-

Abb. 58 a–c Schematische Darstellung eines Elektromyogramms mit einer konzentrischen Nadelelektrode aus der menschlichen
Skelettmuskulatur. a) Keine Willküraktivität;
b) leichte Willküraktivität; c) dichtes Interferenzmuster bei maximaler Willküraktivität

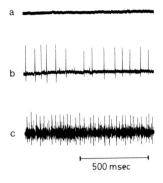

500 msec

nannt wird (Ekstedt 1964, Stalberg u. Ekstedt 1973). Die Registrierung des Jitters ermöglicht es, pathologische Prozesse der intramuskulären Nervenendstrecke sowie der prä- und postsynaptischen Endplattenregion zu erfassen.

Fibrillationspotentiale

Aus Beobachtungen von Zellkulturen ist bekannt, daß sich Muskelfasern
und Muskelschläuche auch ohne nervalen Kontakt spontan kontrahie-
ren, und daß die gesamte Muskelfasermembran unter diesen Umständen
und auch etwa 15–20 Tage nach einer Denervation von Muskelfasern in
vivo auf Acetylcholin empfindlich reagiert. Die bei diesen „spontanen"
Kontraktionen, die am Skelettmuskel mit bloßem Auge nicht, wohl aber
an der Zunge zu sehen sind, registrierten Aktionspotentiale, werden Fibrillationspotentiale genannt und sind 0,5–3 msec lang, haben eine Amplitude von 50–200 µV und eine Entladungsfrequenz von 2–10/sec
(Abb. 57 d). Fibrillationspotentiale sind kein absolut verläßlicher Hinweis auf einen Denervationsprozeß; sie kommen auch nach Faserspaltungen und Muskelfaserregenerationen bei Myopathien und myositischen Prozessen vor.

In der Endplattenregion können auch ohne willkürliche Innervationen
Spontanaktivitäten – die Endplattenpotentiale – registriert werden. Es
sind mono- oder diphasische Potentiale von etwa 250 µV Amplitude und
1–5 msec Dauer.

Faszikulationspotentiale

Form, Dauer und Amplitude der Faszikulationspotentiale sind von normalen motorischen Einheiten nicht sicher zu unterscheiden. Diese Faszikulationspotentiale können bei Erkrankungen der Vorderhornganglien-

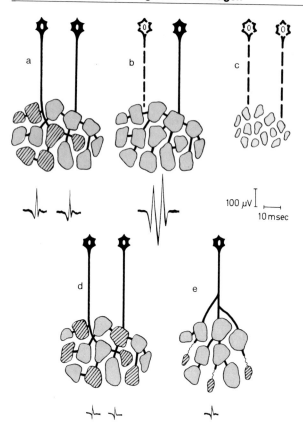

Abb. 59 a–e   Schematische Darstellung des Denervierungsprozesses. a) Normales Mosaikmuster von quergeschnittenen Typ-II- (schraffiert) und Typ-I-Muskelfasern mit den zugehörigen Motoneuronen; b) nach Degeneration eines Motoneurons werden die nunmehr denervierten Typ-II-Fasern durch ein terminales Aussprossen des benachbarten Motoneurons reinnerviert. Da das Motoneuron den Muskelfasertyp bestimmt, werden die denervierten, zuvor dem Typ II angehörenden Muskelfasern jetzt nach der Reinnervation durch das Typ-I-Neuron zu Typ-I-Muskelfasern. Anstelle des Mosaikmusters der verschiedenen Fasertypen ergibt sich eine pathologische Gruppierung von Muskelfasern, jedoch noch keine herdförmige Atrophie. Das Aktionspotential dieser Einheit ist verlängert, evtl. aufgesplittert und zeigt eine größere Amplitude. Wenn das Motoneuron, das zuvor die Reinnervation denervierter Muskelfasern übernommen hat, auch zugrunde geht, c) entsteht die für den neurogenen Prozeß charakteristische feldförmig gruppierte Atrophie der Muskelfasern. d) Schematische Darstellung eines myopathischen Gewebsprozesses. Von beiden Einheiten sind einzelne Muskelfasern degenerativ zugrundegegangen (schraffiert), d. h. es werden weniger Muskelfasern von einem Motoneuron innerviert. Die Einheiten sind dadurch kleiner, entsprechend sind die elektro-

zellen u. a. Läsionen der Motoneurone vorkommen. Nach rein elektromyographischen Kriterien sind sie im Einzelfall nicht sicher vom sog. benignen Faszikulieren, dessen Potentiale kürzer und kleiner sein können, zu unterscheiden (LUDIN 1973). Im Gegensatz zum Fibrillieren ist das Faszikulieren mit bloßem Auge durch die Haut sichtbar und durch die Injektion eines Cholinesterasehemmers zu provozieren.

Myotone Reaktion

Repetierende Depolarisationen der Muskelfasermembran sind der charakteristische pathophysiologische Befund der Myotonien. Sie werden nach Abschluß von Willkürbewegungen, Beklopfen des Muskels bzw. Bewegen der Nadelelektrode im Muskel beobachtet. Es handelt sich um kleine, den Fibrillationspotentialen ähnliche Potentiale, die charakteristischerweise in rascher Folge die Entladungsfrequenz, die bis zu 150/sec betragen kann, und auch ihre Amplitude ändern und dadurch bei akustischer Wiedergabe durch den Elektromyographen wie ein „Sturzkampfbombergeräusch" klingen. Teilweise haben die Potentiale auch die Form motorischer Einheiten. Bei pseudomyotonen Entladungen, die bei Myopathien und Neuropathien vorkommen, fehlen diese Änderungen der Frequenz und Amplitude. Bei neuromuskulärer Blockierung durch Curare und auch bei einem axonalen Block durch ein Lokalanästhetikum sistieren die myotonen Entladungen nicht, so daß der zugrundeliegende Pathomechanismus in der Muskelfasermembran selbst gesucht wird (HOFMANN u. Mitarb. 1966). Ganz im Gegensatz zu der Hyperirritabilität der Muskelfasermembran bei myotonen Syndromen finden sich bei den dyskaliämischen periodischen Lähmungen auf dem Höhepunkt der Attacken keine willkürlich induzierten Aktionspotentiale, und die Muskelfasern sind durch indirekte und direkte Reizungen nicht erregbar.

Myasthenische Reaktion

Bei supramaximaler Reizung eines Nerven mit Impulsfrequenzen von etwa 6/sec und Registrierung des Summenpotentials vom zugehörigen Muskel läßt sich die myasthenische Reaktion nachweisen. Während unter physiologischen Bedingungen das Summenpotential eine gleichbleibende Amplitude zeigt, kommt es bei der myasthenischen Reaktion zu einem deutlichen Amplitudenabfall. Dieser Abfall kann durch Injektion ei-

---

myographisch registrierten Willküraktionspotentiale kürzer, und sie haben kleinere Amplituden. e) Es ist möglich, daß partielle terminale Erkrankungen der α-Motoneurone über eine partielle Denervation die motorische Einheit verkleinern und dadurch verkürzte Aktionspotentiale mit verkleinerter Amplitude ergeben. Es muß also mit der Möglichkeit gerechnet werden, daß spezielle neurogene Prozesse myopathische EMG-Muster erzeugen

nes schnell wirkenden Cholinesterasehemmers (Tensilon) sofort korrigiert werden (Abb. 60 a–c).

Beim *Lambert-Eaton-Syndrom* finden sich dagegen bei Einzelreizen und bei repetitiven Reizen im Vergleich zur Norm verkleinerte Amplituden, die mit fortschreitender Reizserie bis zu 200% zunehmen (ELMQUVIST u. LAMBERT 1968).

Durch intrazelluläre In-vitro-Registrierungen in der Endplattenzone menschlicher Interkostalmuskulatur nach Nervenreizung sind beim Lambert-Eaton-Syndrom normale Miniaturendplattenpotentiale als Hinweis auf normale Acetylcholin-Quanten und eine normale Empfindlichkeit der Endplattenrezeptoren für Acetylcholin nachweisbar (ELMQUVIST u. LAMBERT 1968). Die Anzahl der auf einen Nervenreiz ausgeschütteten Acetylcholin-Quanten ist jedoch im Vergleich zur Norm stark reduziert, so daß die Endplattenpotentiale in den meisten Muskelfasern unterschwellig bleiben und keine Depolarisation der Muskelfasermembran auslösen können. Bei der *Myasthenia gravis* wird dagegen eine Verkleinerung bzw. eine Verminderung der Acetylcholin-Menge pro Quantum bei einer normalen Anzahl der freigesetzten Acetylcholin-Quanten angenommen. Hier ist die Anzahl der Endplattenpotentiale normal, ihre Größe jedoch deutlich reduziert (ELMQUVIST u. Mitarb. 1964).

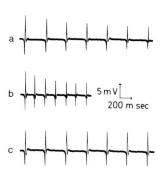

Abb. 60 a–c Schematische Darstellung einer myasthenischen Reaktion bei Myasthenia gravis. Supramaximale Reizung des Plexus brachialis in der Supraklavikulargrube mit 3 (a) und 6 (b) Reizen pro Sek. Beachte den Amplitudenabfall der Potentiale (myasthenische Reaktion). c) Nach Injektion von 1 ml Tensilon ist der myasthenische Amplitudenabfall nicht mehr nachweisbar

Physiologie der Muskelkontraktion und -relaxation

Die sehr komplexe Physiologie der Muskelkontraktion und -relaxation ist noch nicht in allen Details bekannt (EBASHI u. ENDO 1969). Es gibt folgende vereinfachte Vorstellung über den physiologischen Ablauf (Tab. 6): Wenn die Erregung des motorischen Nerven die Endplatte erreicht, löst sie durch die Ausschüttung von Acetylcholin-Quanten Endplattenpotentiale aus, die dann eine Permeabilitätsänderung der Muskelfasermembran mit Austausch intra- und extrazellulärer Ionen, speziell

Na^+ und K^+, ermöglicht und eine Depolarisation der Muskelfaser-membran, die als Aktionspotential registriert werden kann, erzeugt. Diese Depolarisation gelangt über Einstülpungen der Plasmamembran, die transversalen Tubuli, ins Innere der Muskelfaser (Abb. 16 u. 17) und erreicht hier die Triaden, eine Kontaktstelle zwischen den transversalen Tubuli und den terminalen Zisternen des sarkoplasmatischen Retiku-lums. Hier bewirkt das Aktionspotential über eine Depolarisation und Änderung der Membraneigenschaften des sarkoplasmatischen Retiku-lums die Ausschüttung von Ca^{2+}-Ionen, so daß die sarkoplasmatische Ca^{2+}-Ionen-Konzentration von 10^{-7}-Mol, die das System relaxiert hält, auf 10^{-5} Mol steigt. Diese Konzentrationsänderung reicht aus, um das kontraktile System zu aktivieren. Den Ca^{2+}-Ionen kommt dabei eine drei-fache Aufgabe zu:

1. Sie lösen die Inhibition des Actins durch den Troponin-Tropomyo-sin-Komplex, indem Ca^{2+} an Troponin gebunden wird.

2. Die Ca^{2+}-Ionen aktivieren die myofibrilläre ATPase, die den Myosin-ATP-Komplex löst.

Diese beiden Prozesse ermöglichen die Bildung des Actomyosin-Komple-xes, wobei die Actinfilamente zwischen die längenkonstanten Myosinfi-lamente hineingezogen werden und so eine Verkürzung der Sarkomere, also eine Kontraktion, bewirken.

3. Durch die Ca^{2+}-Ionen wird die Phosphorylase aktiviert, damit zugleich mit dem energieverbrauchenden Kontraktionsprozeß die Glykogenolyse als Energiedonator einsetzt. Die Muskelrelaxation erfolgt durch eine von einer speziellen Vesikel-ATPase, Mg^{2+}- und ATP-abhängigen Wieder-aufnahme von Ca^{2+}-Ionen in das sarkoplasmatische Retikulum. Bei spe-ziellen Krankheitsbildern ist der Rücktransport des Ca^{2+} in die Zisternen des sarkoplasmatischen Retikulums verlangsamt; entsprechend findet man klinisch und elektromyographisch eine verzögerte Muskelrelaxa-tion.

Physiologie der Muskelspindeln

Die motorische Innervation der Muskelfasern innerhalb der Muskelspin-deln (intrafusale Muskelfasern) erfolgt durch phasische und tonische γ-Motoneurone und die sensible Innervation durch Ia- und II-Fasern (Abb. 61). Bei der Kontraktion der extrafusalen Fasern läßt die Spannung in den intrafusalen Fasern nach, und zugleich vermindert sich bzw. sistiert die afferente Impulsfrequenz in den Ia-Nervenfasern. Aus einer Aktivie-rung der Ia-Afferenz durch Dehnung des Muskels (z. B. bei der Eigenre-flexauslösung durch den Hammerschlag auf die zugehörige Sehne) oder aus der Aktivierung der γ-Efferenz und Kontraktion der intrafusalen Fa-sern resultiert eine Salve von Aktionspotentialen in den Ia-Nervenfasern, die an den zugehörigen α-Motoneuronen im Rückenmark EPSP (exzi-

Tabelle 6   Schema der Muskelkontraktion und -relaxation

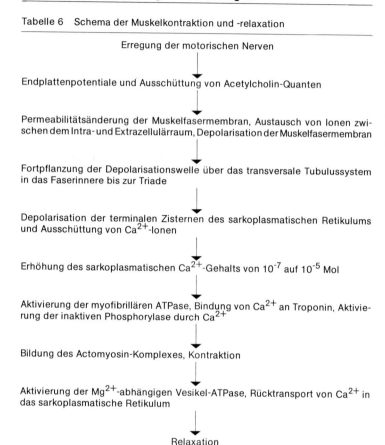

Erregung der motorischen Nerven

↓

Endplattenpotentiale und Ausschüttung von Acetylcholin-Quanten

↓

Permeabilitätsänderung der Muskelfasermembran, Austausch von Ionen zwischen dem Intra- und Extrazellulärraum, Depolarisation der Muskelfasermembran

↓

Fortpflanzung der Depolarisationswelle über das transversale Tubulussystem in das Faserinnere bis zur Triade

↓

Depolarisation der terminalen Zisternen des sarkoplasmatischen Retikulums und Ausschüttung von Ca^{2+}-Ionen

↓

Erhöhung des sarkoplasmatischen Ca^{2+}-Gehalts von 10^{-7} auf 10^{-5} Mol

↓

Aktivierung der myofibrillären ATPase, Bindung von Ca^{2+} an Troponin, Aktivierung der inaktiven Phosphorylase durch Ca^{2+}

↓

Bildung des Actomyosin-Komplexes, Kontraktion

↓

Aktivierung der Mg^{2+}-abhängigen Vesikel-ATPase, Rücktransport von Ca^{2+} in das sarkoplasmatische Retikulum

↓

Relaxation

tatorische postsynaptische Potentiale) auslösen und, wenn die Reizschwelle überschritten wird, eine Aktivierung von α-Motoneuronen extrafusaler Muskelfasern initiieren. Dieser und anderen exzitatorischen Einwirkungen auf die motorischen Vorderhornzellen stehen über spezielle spinale Interneurone und die Renshaw-Zellen inhibitorische Einflüsse gegenüber. Man nimmt an, daß der Wegfall dieser Inhibition durch Einwirkung von Tetanustoxin oder Strychnin für die gesteigerte Aktivität der α-Motoneurone verantwortlich ist. Als Ursache für die gesteigerte Aktivität der α-Motoneurone bei der Neuromyotonie wird dagegen eine Anomalie der intramuskulären terminalen α-Motoneuronabschnitte an-

Abb. 61 Schematische Darstellung einer Muskelspindel mit 2 intrafusalen Muskelfasern und ihrer motorischen (γ) und sensiblen (Ia) Innervation, einzelner extrafusaler Muskelfasern mit ihrer motorischen Innervation (α) sowie eines Rückenmarkquerschnitts mit der monosynaptischen Übertragung der Spindelafferenz (Ia) auf das α-Motoneuron

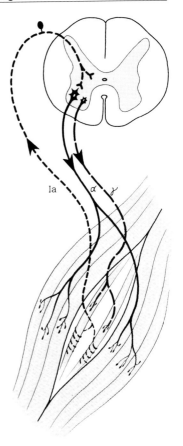

genommen. Für das *Stiff-man-Syndrom*, bei dem ebenfalls eine gesteigerte α-Motoneuron-Aktivität nachgewiesen ist, ist primär eine gesteigerte Aktivität der γ-Efferenz verantwortlich.

H-Reflex und F-Welle

Neben der klinisch gebräuchlichen Auslösung der Eigenreflexe können monosynaptische Eigenreflexe, sog. H-Reflexe (HOFFMANN 1922), auch durch elektrische Reizung der Ia-Afferenzen z.B. im N. tibialis in der Kniekehle ausgelöst und vom Wadenmuskel abgeleitet werden. Bei geringer Reizstärke wird nach etwa 30–35 msec der H-Reflex ausgelöst; bei erhöhter Reizstärke erscheint nach etwa 5–10 msec durch die Reizung der efferenten α-Motoneurone die sog. M-Zacke auf dem Oszilloskop, die dem Aktionspotential motorischer Einheiten entspricht.

Bei Reizung der α-Motoneurone gibt es neben der orthograden Impulsausbreitung auch eine retrograde, die unter bestimmten Umständen die Vorderhornzellen erregt und dann über eine orthograde Erregung zu einer Kontraktion extrafusaler Muskelfasern führt (F-Welle). Auf diese Weise können auch die Leitgeschwindigkeiten in proximalen Abschnitten des peripheren Nerven sowie im Plexus und den Vorderhornwurzeln beurteilt werden.

„Silent period"

Als *silent period* wird die Innervationsstille bezeichnet, die nach indirekter Reizung eines Muskels ausgelöst wird. Sie beruht auf einem Sistieren der Ia-Afferenz aus den orthodrom erregten Muskeln, auf einer Steigerung der Ib-Afferenz aus den Golgi-Sehnenrezeptoren, auf einer Hemmung der Motoneurone durch antidrome Impulse und auf einer Refraktärphase der erregten Motoneurone selbst (MERTON 1950). Die Bestimmung der *silent period* hat eine gewisse Bedeutung bei der Abklärung von Erkrankungen mit einer Hyperaktivität der α-Motoneurone.

4 Biochemische Grundlagen

Die Stoffwechselprozesse der Muskelzellen sind prinzipiell gleich wie die in Zellen anderer Organe und Gewebe. Es werden hier daher lediglich einige biochemische Grundlagen, die für das Verständnis der Muskelfunktion und der klinischen Myopathologie bedeutsam sind, dargestellt.

Energiestoffwechsel

Phosphatverbindungen

Wie in anderen Körperzellen dienen auch im Muskel besonders Phosphatverbindungen als unmittelbare Energiespender, die, angepaßt an den jeweiligen Verbrauch und Bedarf, durch die beim Kohlenhydrat-, Fettsäure- und Aminosäureabbau frei werdende Energie immer wieder ersetzt werden. Bekanntlich ist die Adenosintriphosphorsäure (ATP) die wichtigste dieser energiereichen Phosphatverbindungen (Abb. 62 a).

Nach hydrolytischer Abspaltung der terminalen Phosphatgruppe durch die ATPase entsteht das ebenfalls noch energiereiche Adenosindiphosphat (ADP) und aus diesem das Adenosinmonophosphat (AMP). Die Myokinase kann diese 3 Phosphate ineinander überführen ($2ADP \rightleftarrows ATP + AMP$).

Kreatin   Kreatinphosphat

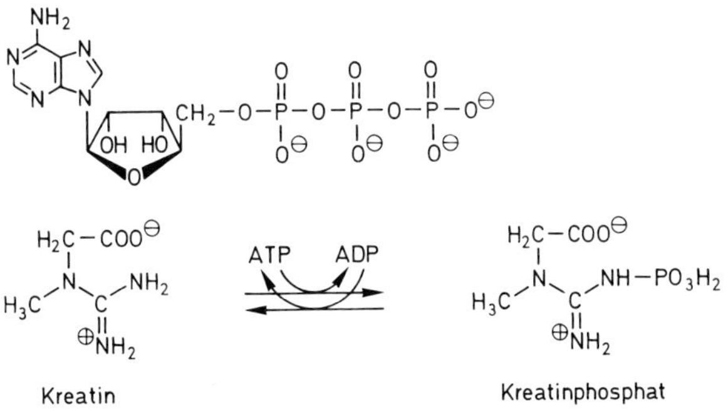

Abb. 62 a   Strukturformel des Adenosintriphosphat (ATP). Die Bindungen zwischen den beiden letzten Phosphatgruppen sind energiereich; b) Strukturformel von Kreatinphosphat und Kreatin. Kreatinphosphat entsteht durch eine von der Kreatinphosphokinase katalysierten Übertragung eines Phosphatrests der ATP auf Kreatin (aus *P. Karlson:* Kurzes Lehrbuch der Biochemie, 9. Aufl. Thieme, Stuttgart 1974)

Bei der akuten Muskelbelastung dient ferner das Kreatinphosphat als Energiedonator, mit seinem Phosphatrest wird ADP zu ATP rephosphoryliert. Die Restitution des Kreatinphosphates erfolgt langsam, und zwar durch eine von der Kreatinphosphokinase katalysierte Übertragung eines Phosphatrestes der ATP auf Kreatin (Abb. 62 b). Die Deckung des aktuellen Energiebedarfs geschieht u. a. also durch die Dephosphorylierung von Kreatinphosphat und Phosphorylierung von ADP, und die Resynthese von Kreatinphosphat durch die Dephosphorylierung von ATP. Es ist anzunehmen, daß die für die Rephosphorylierung von Kreatin verfügbare ATP nicht identisch ist mit der „Kontraktions-ATP" (JACOBS u. Mitarb. 1964).

Kohlenhydratstoffwechsel

Glucose und Glykogen sind zusammen mit den Fettsäuren die wesentlichen Substrate für den rasch mobilisierbaren Energienachschub. Während einer aktuellen Muskelarbeit wird ein beträchtlicher Anteil der Glucose anaerob bis zur Milchsäure abgebaut. Der oxydative Substratabbau führt dagegen bis zu den Endprodukten CO_2 und H_2O und bringt einen wesentlich größeren energetischen Gewinn ein, ist aber allein nicht in der Lage, den aktuellen Energiebedarf zu decken.

Im Glykogenmolekül sind die Glucoseeinheiten glykosidisch zwischen C_1 und C_4 zu Ketten verknüpft (Abb. 63); an den Verzweigungsstellen beste-

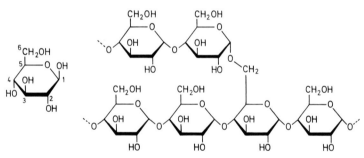

Abb. 63 Darstellung der gebräuchlichen Numerierung der Kohlenstoffatome im Glucosemolekül und der 1,6-glykosidischen Bindung an den Verzweigungsstellen des Glykogens (aus *P. Karlson: Kurzes Lehrbuch der Biochemie*, 9. Aufl. Thieme, Stuttgart 1974)

hen durch das Amylo-1,4-1,6-transglykosidase-„Branching"-Enzym katalysierte C_6-C_1-Bindungen. Dieses Enzym fehlt bei der *Amylopektinose*, der Glykogenose Typ IV (Abb. 64).

Beim Glykogenabbau sind mehrere Enzymmangelkrankheiten bekannt (Abb. 65). Die Außenketten des Glykogens werden mit Hilfe der Phos-

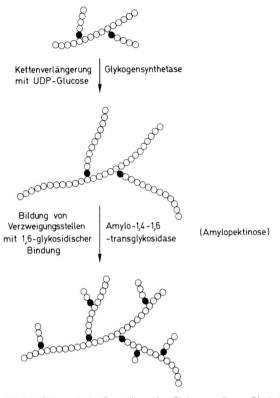

Abb. 64 Schematische Darstellung des Glykogenaufbaus. Die beteiligten Fermente sind rechts, die von ihnen katalysierten Syntheseleistungen links angegeben. Bei der Amylopektinose fehlt die Amylo-1,4-1,6-transglykosidase. ○ = 1,4-glykosidisch, ● = 1,6-glykosidisch gebundene Glucoseeinheiten (aus *H. Mehnert, H. Förster:* Stoffwechselkrankheiten, 2. Aufl. Thieme, Stuttgart 1975)

phorylase zunächst bis auf 4 Glucoseeinheiten vor der nächsten Verzweigungsstelle abgebaut. Es handelt sich um eine phosphorolytische Abspaltung von Glucose-1-Phosphat. Die auf 4 Glucoseeinheiten verkürzten Seitenketten werden dann durch die Oligo-1,4-1,4-glucantransferase bis auf eine restliche verkürzt, diese letztere wird durch die Amylo-1,6-glucosidase (*debranching enzyme*) hydrolytisch abgespalten. Dabei entsteht freie Glucose.

Auch die auf ein saures pH-Optimum (pH 5) eingestellte und lysosomal lokalisierte saure Maltase (Amylo-1,4-glucosidase) katalysiert die hydrolytische Glucoseabspaltung von Glykogen und eine Spaltung von Maltose.

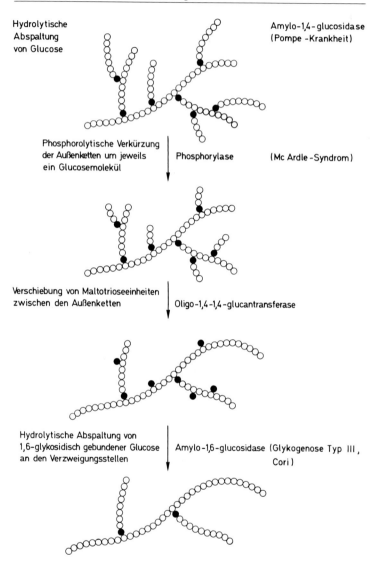

Hydrolytische
Abspaltung
von Glucose

Amylo-1,4-glucosidase
(Pompe-Krankheit)

Phosphorolytische Verkürzung
der Außenketten um jeweils
ein Glucosemolekül

Phosphorylase

(Mc Ardle-Syndrom)

Verschiebung von Maltotrioseeinheiten
zwischen den Außenketten

Oligo-1,4-1,4-glucantransferase

Hydrolytische Abspaltung von
1,6-glykosidisch gebundener Glucose
an den Verzweigungsstellen

Amylo-1,6-glucosidase (Glykogenose Typ III,
Cori)

Abb. 65   Schematische Darstellung des Glykogenabbaus. Die beteiligten Fermente sind rechts, die von ihnen katalysierten Abbauleistungen links angegeben. In Klammern stehen die Krankheitsbezeichnungen bei den betreffenden Enzymmangelkrankheiten. $\bigcirc$ = 1,4-glykosidisch, $\bullet$ = 1,6-glykosidisch gebundene Glucoseeinheiten (aus *H. Mehnert, H. Förster:* Stoffwechselkrankheiten, 2. Aufl. Thieme, Stuttgart 1975)

Anaerobe Glykolyse (Tab. 7). Das beim Glykogenabbau (EMBDEN-MEY-
ERHOF) anfallende Glucose-1-phosphat wird mittels Phosphoglucomu-
tase in Glucose-6-phosphat umgewandelt. Darauf wird diese mittels der
Phosphohexoseisomerase zu Fructose-6-phosphat isomerisiert. Durch
Phosphofructokinase erfolgt eine Phosphorylierung zu Fructose-1,6-di-
phosphat, das durch Aldolase zu den Triosephosphaten Glycerinalde-
hydphosphat und Dihydroxyacetonphosphat gespalten wird. Über weitere Reaktionsstufen und unter Mitwirkung des Nicotinamidnucleotid

Tabelle 7   Anaerobe Glykolyse. Bei möglichen Vorkommen bekannter Enzymmängel sind bei den Enzymen die Krankheitsbezeichnungen bzw. die Namen
der Autoren in Klammern angeführt

Reaktionsprodukte	Enzyme
Glucose-1-phosphat	
↑↓	PHOSPHOGLUCOMUTASE (TARUI; TYP VII)
Glucose-6-phosphat (a)	
↑↓	PHOSPHOHEXOSE-ISOMERASE (SATOYOSHI-KOWA?)
Fructose-6-phosphat (b)	
↑↓	PHOSPHOFRUCTOKINASE (TYP VIII)
Fructose-1,6-diphosphat (c)	
↑↓	ALDOLASE
Glycerinaldehytphosphat (d) ⟵ Dihydroxyacetonphosphat (e) Phosphotrioseisomerase	
↑↓	
1,3-Diphosphoglycerinsäure (f)	
↑↓	PHOSPHOGLYCERATKINASE
3-Phosphoglycerinsäure (g)	
↑↓	PHOSPHOGLYCEROMUTASE
2-Phosphoglycerinsäure (h)	
↑↓	ENOLASE
Phosphoenolpyruvat (i)	
↑↓	PYRUVATKINASE
Pyruvat (j)	
↑↓	LACTATDEHYDROGENASE
Milchsäure (k)	

(NAD$^+$) entsteht dann Pyruvat, das mittels der Lactatdehydrogenase (LDH) zu Lactat reduziert wird (Abb. 66). Dieser im zytoplasmatischen Raum stattfindende anaerobe Abbau liefert nur 2 ATP/Mol Glucose. Der *Ischämietest* (s. S. 33) informiert über das Funktionieren der anaeroben Glykolyse. Ein fehlender Milchsäureanstieg signalisiert ein Fermentmangelsyndrom und erfordert eine spezielle histochemische und biochemische Untersuchung des Muskelgewebes. Der Mangel einiger der genannten Enzyme kann auch in Fibroblasten, Leukozyten oder Erythrozyten nachgewiesen werden.

Aerober Glucoseabbau. Am oxydativen Glucoseabbau sind 3 größere Reaktionsgruppen beteiligt, nämlich die Glykolyse, der Zitronensäurezyklus und die Atmungskette. Ausgehend vom Pyruvat kann neben der durch die Lactatdehydrogenase (LDH) katalysierten Bildung von Milchsäure durch oxydative Decarboxylierung Acetyl-CoA, „aktivierte Essigsäure", gebildet werden, die dann im Zitronensäurezyklus durch Oxydation und anschließende Dehydrierungsreaktionen, wobei jeweils Wasserstoff auf die Koenzyme Nicotinamidnucleotid (NAD) und Flavinadenindinucleotid (FAD) übertragen wird, zu CO_2 schrittweise oxydativ abgebaut wird. In der Atmungskette reagiert dieser koenzymgebundene Wasserstoff in aufeinanderfolgenden Zwischenstufen mit Sauerstoff. Die mit dieser Wasserbildung gewonnene Energie wird größtenteils in Form von ATP gespeichert. Diese oxydative Phosphorylierung (Atmungskettenphosphorylierung) ist normalerweise an den aktuellen Energiebedarf der Zelle angepaßt und mit den Oxydationsprozessen gekoppelt. Diese Anpassung der Oxydationsprozesse der Atmungskette und der oxydativen Phosphorylierung kann entkoppeln und Ursache eines klinisch in Erscheinung tretenden mitochondrialen Hypermetabolismus sein (LUFT u. Mitarb. 1962). Eine Blockierung der Atmungskette durch einen Mangel an Cytochrom b ist bei einer mitochondrialen Myopathie mit muskulärer Schwäche und vorzeitiger Ermüdbarkeit nachgewiesen worden (MORGAN-HUGHES u. Mitarb. 1977).

Fettstoffwechsel

Lipide sind mit dem Glykogen bzw. der Glucose die wichtigsten Energiereserven des Muskels. Bei mäßiger und starker Muskelarbeit werden etwa 26-30% des Energieumsatzes durch den Fettsäureabbau gedeckt (FRITZ u. Mitarb. 1958, KEUL u. Mitarb. 1966). Bei langdauernder Belastung steigt dieser Prozentsatz. Lipide sind außerdem essentielle Bestandteile muskulärer Membransysteme. Störungen des Lipidmetabolismus können Myopathien verursachen und haben möglicherweise auch über die Verursachung von Membrandefekten eine pathogene Bedeutung.

Nach der intestinalen Resorption, Resynthese der Fette im Darmepithel und Transport über den Ductus thoracicus gelangen die Fette ins Blut (V. subclavia). Intravasal erfolgt erneut, mittels der Lipoproteinlipase, eine

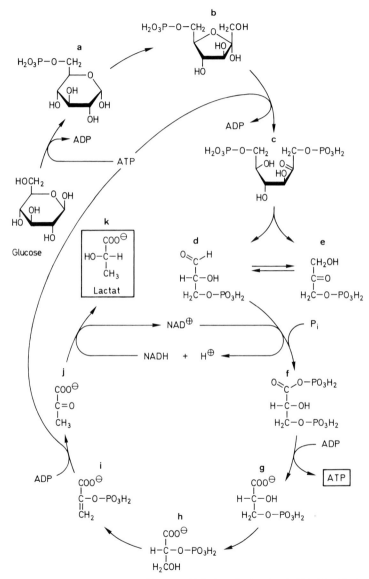

Abb. 66 Schema der anaeroben Glykolyse. Die kleinen Buchstaben (a–k) bei den Strukturformeln sind in der Tab. 7 der entsprechenden biochemischen Bezeichnung angefügt (nach *Karlson*)

Aufspaltung der Triglyceride (Neutralfette) in Glycerin und freie Fettsäuren, die dann u. a. von den Muskelzellen aufgenommen werden können. Die Muskelzelle selbst speichert allerdings nur geringfügige Lipidmengen. Der Gesamtfettgehalt der Affenmuskulatur beträgt 1–2% Feuchtgewicht (KEUL u. Mitarb. 1972). Die Muskelzelle ist nicht auf eine eigene Fettspeicherung angewiesen, da die unter aktueller Belastung eintretende Adrenalinausschüttung nicht nur eine Mobilisierung der Glykogenreserven, sondern auch des Depotfetts verursacht, so daß gleichzeitig mit der Glucose auch vermehrt Fettsäuren als Energiequelle zur Deckung der aktuellen Muskelbelastung verfügbar sind.

Im intrazellulären, aber noch extramitochondrialen Raum werden mittels 3 verschiedener Thiokinasen und unter Aufwendung von ATP die Fettsäuren zunächst in ihr Coenzym-A-Derivat (CoA) überführt (Abb. 67a). Diese CoA-Verbindung der Fettsäuren steht im Gleichgewicht mit Carnitinester (Abb. 67b). Das an der inneren Mitochondrienmembran gebildete Acyl-Carnitin ist eine Transportform, in der die Fettsäuren die Membranschranke der Mitochondrien passieren können (RACKER 1970). Im mitochondrialen Raum wird der Fettsäurerest auf HS-CoA zurückübertragen. Dann folgt unter Einwirkung verschiedener Enzyme und in einer Serie von wiederholten Reaktionen die β-Oxydation, bei der die Fettsäuren in Acetyl-CoA (aktivierte Essigsäure) gespalten werden. Der weitere Abbau des Acetyl-CoA erfolgt im ebenfalls intramitochondrial ablaufenden Zitratzyklus.

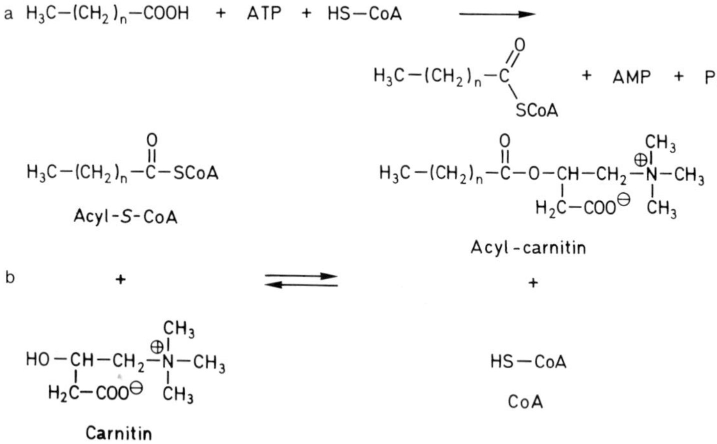

Abb. 67a   Dargestellt ist die Überführung der chemisch relativ inerten Fettsäuren in die energiereiche CoA-Verbindung unter Aufwendung von 1 ATP; b) Überführung der CoA-Verbindung der Fettsäure in das Acyl-Carnitin; als solches können die Fettsäuren die Mitochondrienmembran passieren (aus P. Karlson: Kurzes Lehrbuch der Biochemie, 9. Aufl. Thieme, Stuttgart 1974)

Die Koppelung der Fettsäuren an das Carnitin im extramitochondrialen Raum wird von der Carnitin-Palmityl-Transferase I und die erneute Bindung der Fettsäuren an Coenzym A im intramitochondrialen Raum von der Carnitin-Palmityl-Transferase II katalysiert. Ein Mangel an Carnitin oder Carnitin-Palmityl-Transferase kann Muskelerkrankungen verursachen.

Proteine der Myofibrillen

Die Muskelfibrillen setzen sich aus Myofilamenten zusammen, diese bestehen aus löslichen, z. T. fibrillären Proteinen. Die wesentlichen sind: Myosin, Actin, Tropomyosin und Troponin.

Myosin

Etwa 55–60% des myofibrillären Proteins besteht aus Myosin (HANSON u. HUXLEY 1957). Das aus zwei Polypeptidketten aufgebaute Myosinmolekül hat ein Molekulargewicht von $4{,}58 \times 10^5$ und eine Länge von etwa 1500 Å. Das etwa 1,6 µm lange Myosinfilament enthält einige Hundert Myosinmoleküle. Bei der Zerlegung des Myosinmoleküls durch proteolytische Enzyme entsteht schweres H-Meromyosin und leichtes L-Meromyosin (Abb. 1, s. S. 2). Das letztere bildet den langen Schwanzteil, das H-Meromyosin den enzymatisch aktiven, funktionell also bedeutungsvollen Kopfteil (GERGELY u. Mitarb. 1955). Die im Kopfteil lokalisierte ATPase wird durch Calcium aktiviert und durch Magnesium gehemmt (SZENT-GYÖRGYI 1945). Im etwa 120 Å dicken Myosinfilament sind die Myosinmoleküle so gruppiert, daß die Köpfe der enzymatisch aktiven H-Meromyosinanteile als seitliche Fortsätze (*cross bridges*) aus dem Filament herausragen (Abb. 1). Diese Köpfe werden bei der Kontraktion an die Actinfilamente angekoppelt.

Dem Myosinfilament sind weitere kleine Mengen anderer Proteine beigefügt, über die heute noch sehr wenig bekannt ist.

Actin und Tropomyosin

Die Actinmoleküle zerfallen in speziellen Lösungen in globuläres G-Actin mit einem Molekulargewicht von $4{,}7 \times 10^4$; nach Zusatz von Salzen polymerisiert dieses G-Actin zu fibrillären Doppelspiralen, F-Actin; etwa in dieser Form liegt es in den etwa 1 µm langen I-Filamenten des Muskels vor. Durch spezielle Lösungsverfahren kann nachgewiesen werden, daß in situ eine enge Verbindung zwischen Actin und Tropomyosin, das ebenfalls eine langgestreckte Form hat, besteht, die charakteristischen Eigenschaften des Actins jedoch nach Entfernung des Tropomyosins erhalten bleiben (MARTONOSI 1962).

Troponin

Troponin ist ein kugelig geformtes Protein, das dem Actin über Tropomyosin B angelagert ist (Abb. 1) und als Calciumrezeptor eine spezielle Bedeutung für die Muskelkontraktion und -relaxation hat. Troponin hemmt die Bildung des Actomyosin-Komplexes und ermöglicht diese erst, wenn Calcium an Troponin angelagert wird (EBASHI u. ENDO 1968, OHTSUKI u. Mitarb. 1967). Wird der Tropomyosin-Troponin-Komplex extrahiert, wird die Myosin-ATPase nicht mehr durch CA^{2+}-Ionen aktiviert, so daß keine Kontraktion ausgelöst werden kann.

Myoglobin

Im Sarkoplasma befindet sich ein besonderer Sauerstoffträger, das Myoglobin, das mit hoher Affinität Sauerstoff reversibel bindet. Myoglobin ist ein eisenhaltiger Porphyrin-Protein-Komplex mit einem Molekulargewicht von 17 500. Es enthält im Vergleich zum Hämoglobin nur ein Eisenatom und verleiht dem Muskel und bei Myoglobinurie auch dem Urin die charakteristische Farbe. Typ-I-Muskelfasern sind reicher an Myoglobin als Typ-II-Fasern. Die Skelettmuskulatur des Erwachsenen enthält etwa 700 mg Myoglobin/100 g Feuchtgewicht (BIÖRCK 1949).

Im Gegensatz zum Hämoglobin färbt Myoglobin den Urin bereits, bevor es makroskopisch im Blutplasma sichtbar ist. Chromatographisch ist Myoglobin in mehrere Fraktionen zu trennen (PERKOFF u. Mitarb. 1962). Es wird angenommen, daß Myoglobin als Sauerstoffträger lokale Sauerstoffspannungsabfälle der Muskulatur rasch ausgleicht und für den intrazellulären Sauerstofftransport notwendig ist (WITTENBERG 1965).

5 Technik der Muskelbiopsie

Die Anwendung histochemischer Reaktionen und Färbungen an Gefrierschnitten, die Phasenkontrast- und Elektronenmikroskopie sowie die Biochemie haben die Diagnostik neuromuskulärer Prozesse ganz erheblich verbessert. Heute sollte deshalb die Muskelbiopsie einem Patienten nicht mehr zugemutet werden, wenn das Gewebe lediglich in Formol fixiert und in Paraffin eingebettet werden kann. Da eine Muskelbiopsie ohne Risiko ambulant erfolgen kann, ist in derartigen Fällen die Überweisung des Patienten an ein Muskellabor, das über moderne Techniken verfügt, zu empfehlen. Erscheint das nicht möglich, läßt sich die Biopsietechnik, das Einfrieren und Fixieren von einem Arzt oder einer Laborantin sehr rasch erlernen, das Gewebe kann dann nach geeigneter und nur wenig Zeit in Anspruch nehmender Vorbehandlung an ein Muskellabor zur weiteren Bearbeitung und Beurteilung geschickt werden. Obwohl die notwendigen Vorbereitungen äußerst einfach durchzuführen sind, machten wir selbst mit diesem Vorgehen des Biopsieversandes oft schlechte Erfahrungen.

Auswahl des Muskels zur Biopsie

Für die Biopsie geeignet ist ein Muskel mit mittelschwerer Parese. Hochgradig paretische und atrophische Muskelgruppen ergeben dagegen oft uncharakteristische Befunde. Gegen diese sehr einfache Regel wird sehr häufig verstoßen, da ohne Sorgfalt ein Muskel für die Biopsie ausgewählt wird, der gar nicht oder zu stark paretisch ist; die Chance einer morphologischen Diagnose wird damit oft leichtfertig vertan.

Sind keine Paresen vorhanden, so kann gegebenenfalls aus einer stark myalgischen oder myogelotischen Partie biopsiert werden. Nur selten, etwa bei einem Verdacht auf eine Panarteriitis nodosa oder bei Biopsien von möglichen Konduktorinnen der progressiven Muskeldystrophie Typ Duchenne, entnehmen wir eine Probe aus klinisch gesund erscheinenden Muskeln.

In der Mehrzahl der Fälle erweisen sich bei proximaler Prozeßlokalisation der M. quadriceps femoris bzw. der M. bizeps brachii oder der M. deltoideus und bei distaler Manifestation der M. tibialis anterior, der M. gastrocnemius bzw. der M. extensor carpi radialis als geeignet. Für elektronenmikroskopische Endplattenstudien sind kleine Muskeln, die von Sehne zu Sehne biopsiert werden können, auszuwählen, z. B. der M. peroneus brevis oder die Mm. intercostales.

Da die Elektromyographie mit Nadelelektroden ganz erhebliche lokale myositische Reaktionen im Muskel auslösen kann, soll aus einer Partie biopsiert werden, welche in den vorangegangenen Wochen sicher nicht myographiert wurde. Für die Routine hat es sich bewährt, daß man sich bei der Elektromyographie auf die rechtsseitigen Muskelgruppen beschränkt und die gegebenenfalls notwendige Biopsie linksseitig durchführt.

Technik der Biopsie

Erfahrungsgemäß werden die besten Resultate erzielt, wenn ein chirurgisch ausgebildeter Arzt sich mit der Technik der Muskelbiopsie vertraut macht und diese dann stets von ihm persönlich durchgeführt wird. Bei Erwachsenen erfolgt die Biopsie unter antiseptischen Kautelen in Lokalanästhesie. Dabei darf das Anästhetikum nur in die Haut und das Unterhautfettgewebe, nicht aber in den Muskel selbst injiziert werden. Bei Kleinkindern wird meistens eine Vollnarkose gewählt. Der Anästhesist ist in diesen Fällen speziell über das Vorhandensein einer neuromuskulären Erkrankung zu informieren, damit er ein Anästhetikum wählen kann, das nicht mit der Gefahr der Auslösung einer malignen Hyperthermie belastet ist und er ganz besonders sorgsam auf die eventuelle Entwicklung einer derartigen Narkosekomplikation achten kann.

Der über dem Muskel angelegte Hautschnitt ist etwa 6 cm lang und parallel zum Muskelfaserverlauf gerichtet. Nach Inzision der Faszie wird ein Muskelfaserbündel mit einem Durchmesser von etwa 0,3 cm und einer Länge von 3 cm stumpf an den Längsseiten gelöst und mit 2 Fäden im Abstand von 1,5 cm so umstochen, daß die Fäden das Bündel umschließen (Abb. 68). Dieses wird dann an einem aufgelegten sterilisierten Holzstab

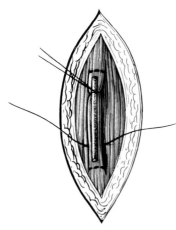

Abb. 68 Chirurgisches Vorgehen bei der Muskelbiopsie. Zunächst wird ein Bündel von etwa 0,3–0,5 cm Durchmesser längsverlaufender Muskelfasern an den Längsseiten rundherum stumpf gelöst, dann werden 2 Fäden im Abstand von etwa 1,5 cm unter dem gelösten Bündel durchgezogen und mit diesen an einem aufgelegten Holzstäbchen von etwa 2,5 cm Länge straff durch 2 Ligaturen fixiert. Erst dann erfolgt die scharfe Durchtrennung des Muskelbündels

von etwa 2,5 cm Länge und 2 mm Durchmesser durch 2 Ligaturen fixiert (Abb. 69 a) und unter möglichster Schonung des Muskelgewebes exzidiert und sofort zur Fixierung für die Phasenkontrastmikroskopie und Elektronenmikroskopie in gekühltes, 5 %iges gepuffertes Glutaraldehyd gelegt. Zuvor wird das Gewebe noch gestreckt, indem man die 2 Ligaturen in Richtung auf das zugehörige Stabende leicht verschiebt. Dadurch ergeben sich die für die phasenkontrast- und elektronenmikroskopische Beurteilung vorteilhaften großen Sarkomerlängen.

Abb. 69 a–d Maßstabgerechte Darstellung der Form und Größe der biopsierten Muskelstückchen. a u. b) Für die Elektronenmikroskopie und Lichtmikroskopie wird das Muskelgewebe, um eine Kontraktion zu vermeiden, in situ mit 2 Ligaturen an ein Holzstäbchen fixiert; c) das folgende Muskelstückchen wird nach der Entnahme quer halbiert und für die Histochemie in Isopentan gefroren; d) das Muskelstück wird nur dann entnommen, wenn eine biochemische Untersuchung erfolgen soll

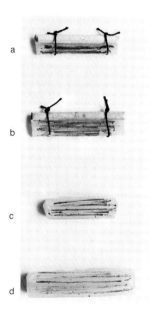

Für die Paraffineinbettung wird ein etwa 0,5 × 0,5 × 2 cm großes Stück wie oben beschrieben in situ an ein Holzstäbchen fixiert und exzidiert (Abb. 69 b) und sogleich in Bouin-Lösung, 4 %igem neutralem Formalin, Heidenhain Susa oder Glutaraldehyd (5 %ig) fixiert.

Darauf erfolgt die Entnahme eines Muskelfaserbündels für die Histochemie, das nicht an ein Holzstäbchen fixiert werden muß und etwa 0,5 cm Durchmesser und 2 cm Länge haben soll (Abb. 69 c). Ist eine biochemische Untersuchung notwendig, wird nochmals ein Muskelstück mit einem Durchmesser von etwa 0,5 cm und einer Länge von etwa 3 cm entnommen (Abb. 69 d) und sofort in flüssigem Stickstoff eingefroren oder dem Biochemiker unbehandelt übergeben. Es erfolgt dann der Wundverschluß.

Da der Muskel selbst nicht anästhesiert werden kann, kommt es beim Exzidieren zu einem unangenehmen dumpfen Schmerz. Es ist ratsam, den Patienten schon vorher auf diese Unannehmlichkeit aufmerksam zu machen. Postoperativ können die Schmerzen für einige Tage anhalten. Empfindlichen Patienten geben wir deshalb ein Analgetikum oder Sedativum mit, das bei Bedarf eingenommen werden kann. Bleibende Behinderungen infolge einer Muskelbiopsie oder eine Infektionskomplikation beobachteten wir bisher nicht. Kosmetisch unbefriedigende Narben entwickeln sich in der Regel nur dann, wenn beim Wundverschluß nicht die nötige Sorgfalt aufgebracht wurde.

Für spezielle wissenschaftliche Studien der intramuskulären Nerven und Nervenendigungen wird die intravitale Methylenblaufärbung (COERS u. WOOLF 1959) und für die elektronenmikroskopische Darstellung der Endplatten die Methode von ENGEL (1970) angewendet. Für die Routinediagnostik eignet sich die Nadelbiopsie nicht, die jedoch bei speziellen morphologischen und biochemischen Verlaufsbeobachtungen Anwendung findet. Bei bestimmten Fragestellungen kann man eine Nerven- und Muskelbiopsie, evtl. von einem einzigen Hautschnitt aus, durchführen.

Fixieren und Gefrieren

Die für die Diagnostik wesentlichen histologischen Färbungen und histochemischen Reaktionen erfolgen an tiefgefrorenem Muskelgewebe. Das dafür entnommene, etwa 2 cm lange Muskelstück wird zunächst mit der Rasierklinge in der Hälfte quer geteilt, dabei muß die Orientierung über den Muskelfaserverlauf unbedingt erhalten bleiben, da die Einbettung in 5%iges Tragacanth[1] auf einem Korkplättchen (etwa 2 mm dicke Scheiben eines Korkzapfens von 1 cm Durchmesser) so erfolgen muß, daß exakte Muskelfaserquerschnitte erzielt werden, d. h. die Längsrichtung der Muskelfasern muß senkrecht zum verwendeten Korkplättchen gerichtet sein. Nach dieser Orientierung des Biopsiestückes in Tragacanth, auf dessen sorgfältige Durchführung sehr zu achten ist, erfolgt die Gefrierung. Dafür eignen sich etwa 50 cm³ Isopentan in einem 100 cm³ großen Becherglas, das zur Kühlung in ein mit flüssigem Stickstoff gefülltes Dewargefäß gestellt wird (Abb. 70). Die Gefrierung wird erst begonnen, wenn sich am Boden des Becherglases eine etwa 1 cm dicke Schicht von gefrorenem Isopentan gebildet hat. Man faßt dann mit einer langstieligen Pinzette das Korkplättchen, auf dem das Muskelgewebe im Tragacanth eingebettet ist, und taucht es mit leicht schwingenden Bewegungen für 1½ Min. in das Isopentan. Das Muskelstückchen selbst soll dabei möglichst nah an die erwähnte Eisschicht herangebracht werden. In der Regel

---

[1] 5 g Gum-Tragacanth auf 100 ml destilliertes Wasser. Lösung erfolgt unter Erwärmung. Aufbewahren mit einer Spur Thymol bei 4 °C.

Abb. 70   Die Gefrierung des Muskelgewebes für die Histochemie erfolgt in einem Becherglas mit Isopentan, das sich
zur Kühlung in einem Behälter mit flüssigem Stickstoff befindet. Das Gewebe
muß nah an das gefrorene Isopentan am
Boden des Becherglases herangebracht
werden

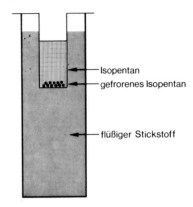

Isopentan
gefrorenes Isopentan

flüßiger Stickstoff

frieren wir 2 Muskelproben von jeder Biopsie für die Histochemie ein.
Das gefrorene Gewebe darf nicht mit warmen Gegenständen in Berüh-
rung kommen und wird, falls die weitere Bearbeitung nicht direkt erfolgt,
in flüssigem Stickstoff aufbewahrt bzw. auf Trockeneis transportiert.

Für die Elektronenmikroskopie wird das entnommene Gewebe 3 Std. in
5%igem Glutaraldehyd (Lösung B) bei einer Temperatur von etwa 4 °C
fixiert und anschließend im Cacodylatpuffer (Lösung A) verschickt.

Herstellung von 1 Liter Cacodylatpuffer 0,2 Mol (Lösung A):
   Molekulargewicht: Na-Cacodylat 214 g/l
   Auswägen: 42,8 g Na-Cacodylat, auf 1000 ml Aqua bidest auffüllen.
   Hinzufügen: 50 mg $CaCl_2$, 100 mg $MgCl_2$.
   pH messen, nötigenfalls mit 1 n HCl auf pH 7,4 einstellen.
Herstellung von Glutaraldehyd 5%ig (Lösung B):
   100 ml Glutaraldehyd (25%ig, wäßrig, p. a.; Fluka)
   + 250 ml Cacodylatpuffer, 0,2 mol (Lösung A)
   + 150 ml Aqua dest.

Beide Lösungen werden bei 4 °C aufbewahrt und bleiben mehrere Monate verwendbar.

Erst in dem die endgültige Bearbeitung übernehmenden Labor wird das
Muskelgewebe für die Elektronenmikroskopie weiter zerkleinert, im Puf-
fer gespült (Lösung A 1:1 mit Aqua dest. mischen) und dann für 1 Std. in
1%iger Osmiumsäure nachfixiert. Die Entwässerung erfolgt in einer auf-
steigenden Aceton- oder Alkoholreihe, die Einbettung in Kunstharz.

Versand. Wird die Muskelbiopsie zur weiteren Bearbeitung an ein sich
nicht am Ort befindliches Labor verschickt, so erfolgt der Versand des für
die Elektronenmikroskopie 3 Std. in 5%igem Glutaraldehyd fixierten
Muskelstückes in Cacodylatpuffer (Lösung A). Das tiefgefrorene Gewebe
für die Histochemie und gegebenenfalls auch für die Biochemie wird am
besten auf Trockeneis, wofür spezielle Behälter käuflich sind, transpor-

tiert. Ein Teil der biochemischen Untersuchungen läßt sich nur am unbehandelten Gewebe durchführen. Das für die Paraffineinbettung vorgesehene Gewebe verbleibt in der verwendeten Fixierungsflüssigkeit.

Personeller und apparativ-technischer Aufwand

Die Biopsie erfordert für den Arzt selbst etwa 30 Min. und für die abschließende Befunderhebung nochmals etwa 30 Min. Zeitaufwand. Die technisch-präparativen und histochemischen Arbeiten einschließlich der Anfertigung von Semidickschnitten für die Phasenkontrastmikroskopie nehmen etwa 8 Std. in Anspruch. Die routinemäßig durchgeführten histochemischen Reaktionen und Färbungen an Gefrierschnitten sowie die Farbcharakteristika verschiedener Gewebebestandteile und der Muskelfasern sind in Kapitel 1 besprochen. Für das Dünnschneiden und die Elektronenmikroskopie selbst sind nochmals etwa 8 Std. pro Biopsie anzusetzen. Man muß jedoch darauf hinweisen, daß für die Routinediagnostik die Elektronenmikroskopie meistens nicht notwendig ist. Der personelle und natürlich auch der finanzielle Aufwand gestalten sich wesentlich ökonomischer, wenn 2–3 Biopsien in einem Arbeitsgang bearbeitet werden können.

Für die Einrichtung eines modernen Muskellabors (ohne Biochemie) sind etwa 400 000 DM zu veranschlagen (JERUSALEM u. BISCHHAUSEN 1975).

6 Allgemeine klinische Symptomatik

Trotz der unentbehrlichen Hilfe, die von biochemischen, elektromyographischen und bioptisch-histologischen Methoden für die Diagnostik neuromuskulärer Erkrankungen geleistet wird, kommen der sorgfältigen Erhebung der Vorgeschichte und exakten klinischen Untersuchung eine zentrale Bedeutung bei der Abklärung zu. Es stehen zwar nur eine sehr begrenzte Anzahl möglicher klinischer Muskelsymptome und Befunde einer sehr großen Zahl verschiedener neuromuskulärer Erkrankungen gegenüber. Pathogenetisch sehr heterogene Krankheitsprozesse können sich zudem klinisch-phänomenologisch sehr ähnlich sein. Trotzdem gelingt dem Erfahrenen meist aus den anamnestischen und klinischen Daten eine eng umgrenzte Differentialdiagnose, aus der sich ein gezielter Einsatz einzelner oder mehrerer Zusatzuntersuchungen ableiten läßt.

Familienvorgeschichte und Genetik

Bei der Abklärung einer neuromuskulären Erkrankung ist zunächst die Orientierung über die Familienvorgeschichte, die Geschwister des Patienten und gegebenenfalls über die Nachkommen von großer Wichtigkeit. Erfahrungsgemäß lassen sich Fehlbeurteilungen oft auf eine zu geringe Beachtung genetischer Aspekte zurückführen. Immer wenn nach klinischen Gesichtspunkten ein Erbleiden möglich erscheint, jedoch nach anamnestischen Angaben weitere neuromuskuläre Erkrankungen angeblich nicht in der Familie vorkommen, ist es notwendig, die Familienmitglieder selbst zu kontrollieren. Dabei ist zu berücksichtigen, daß die Betreffenden sich u. U. noch in klinisch inapparenten Stadien befinden oder nur sehr diskrete Anomalien aufweisen können. Nicht selten sind dann trotz angeblich stummer Familienvorgeschichte bei weiteren Familienmitgliedern z.B. Gnomenwaden, eine leichte Facies myopathica, ein mangelhafter Lidschluß, eine leichte Ptose, ein atrophischer M. sternocleidomastoideus, eine atrophische Unterschenkelmuskulatur, ein Hohlfuß usw. festzustellen. Bei klinisch normalem Status von Familienangehörigen können die Serumenzymbestimmungen, Enzymbestimmungen in Blutzellen, Fibroblasten oder im Muskelgewebe selbst, die morphologische Untersuchung des Muskels und die Elektromyographie sowie ophthalmologische Untersuchungen von großer Bedeutung sein, da sie klinisch noch inapparente Krankheitszeichen aufdecken. Bei einer Konsanguinität der Eltern muß immer ein autosomal-rezessives Erbleiden erwogen werden.

Zu unterscheiden sind rezessive Vererbungen, die sich in der Regel beim homozygoten Genträger klinisch manifestieren und dominante Erbgänge mit heterozygoter Anlage. In Familien ist der entsprechende Genotyp bei autosomal-rezessiver Vererbung bei etwa 25% und bei dominanter Vererbung bei etwa 50% der Kinder zu erwarten. Ist das die Krankheit induzierende Gen auf dem X-Chromosom lokalisiert, spricht man von einer *X-chromosomalen Erkrankung* und unterscheidet dadurch von den Gen-Lokalisationen auf anderen Chromosomen, die *autosomal-rezessiv* bzw. *autosomal-dominant* sind. Bei X-chromosomalen rezessiven Erkrankungen ist etwa die Hälfte der männlichen Nachkommen von Konduktorinnen betroffen. Das pathologische Gen wird außerdem an etwa die Hälfte der Töchter weitergegeben, so daß diese wieder Konduktorinnen sind.

Bei dominanten Erbleiden findet man oft in einer Familie sehr unterschiedliche klinische Ausprägungen der Erkrankung. Dieser Zustand wird mit dem Terminus „Expressivität" bezeichnet. Unterschiedliche Expressivität wird auf Einflüsse durch das „normale Allel" zurückgeführt. Rezessive Erbleiden sind phänomenologisch innerhalb einer Familie meistens sehr gleichartig, bei ihnen besteht nur eine geringe Schwankung der Expressivität. Verursacht eine Erbanlage regelmäßig eine bestimmte phänische Eigenschaft, so spricht man von einer Penetranz von 100%. Einige dominante Erbanlagen manifestieren sich weniger regelmäßig, bei diesen besteht in den betroffenen Familien eine unvollständige Penetranz.

Im Rahmen neuromuskulärer Krankheiten findet die pränatale Diagnostik bisher wenig Anwendungsmöglichkeiten. Bei Graviden, die Konduktorinnen der X-chromosomalen Muskeldystrophie Typ Duchenne sind, ist die pränatale Geschlechtsbestimmung der Leibesfrucht möglich, jedoch nicht die Frage zu beantworten, ob das erwartete Kind die krankhafte Erbanlage besitzt.

Der Arzt sollte, wenn er nicht selbst gute Erfahrungen und Kenntnisse der Erbberatung besitzt, nach sorgfältiger diagnostischer Abklärung des Indexpatienten und der Familienmitglieder einen Genetiker konsultieren.

Muskelschwäche

Häufiger als eine generalisierte Muskelschwäche besteht eine proximale oder distale Manifestation mit oder ohne Beteiligung der Gesichts-, Hals- und Schluckmuskulatur. Die proximale Verteilung der Muskelschwäche, d.h. die Schwäche der Becken- und Schultergürtelmuskulatur und der Oberschenkel- und Oberarmmuskulatur, kommt häufiger bei myopathischen und myositischen Prozessen und seltener bei neurogenen Muskelatrophien vor. Die distalen Manifestationen, d.h. eine Schwäche mit Bevorzugung der Unterschenkel- und Unterarm- sowie der Fuß- und

Handmuskeln ist besonders bei neurogenen Prozessen anzutreffen, jedoch gibt es auch einzelne Myopathien und Myositiden mit vornehmlich distaler und neurogene Erkrankungen mit proximaler Lokalisation. Die meisten dieser neuromuskulären Erkrankungen mit proximalem oder distalem Schwerpunkt manifestieren sich beidseitig; nur gelegentlich findet man sehr ausgeprägte Seitendifferenzen. Die amyotrophen Lateralsklerosen und spinalen Muskelatrophien präsentieren sich im Initialstadium nicht selten mit solchen Asymmetrien. Selten finden sich benigne, asymmetrische und fokale Amyotrophien. Eine isolierte Extremitätenschwäche ist meistens neurogen verursacht; differentialdiagnostisch sind Sehnenrisse, thromboembolische und traumatische Muskelischämien zu erwägen.

Die subjektiven Beschwerden bei einer Schwäche der Oberschenkel- und Beckenmuskulatur betreffen in erster Linie die Strecker der Hüft- und Kniegelenke. Die Betroffenen klagen über eine rasche Ermüdung beim Gehen, über Schwierigkeiten beim Aufrichten aus der Hocke, vom Sitzen oder beim Treppensteigen. Die Schwäche des M. quadriceps femoris verursacht bei einigen Patienten ein plötzliches Einsinken und Hinstürzen. Die Schultergürtelschwäche wird oft beim Kämmen oder beim Aufhängen der Wäsche bemerkt. Bei distalen Muskelschwächen realisieren die Patienten schon früh den Verlust der Feinmotorik, z. B. beim Schreibmaschinenschreiben, oder eine Fußheberschwäche, durch die sie mit der Fußspitze anstoßen und stolpern. Sind die Kopfbeuger und -strecker betroffen, so kann dies beim Aufrichten aus liegender Position bzw. bei aufrechter Haltung bemerkt werden. Schon bei nur sehr geringer Schwäche realisieren die Kranken meistens eine Beteiligung der Augen-, Sprach- und Schluckmuskulatur. Die Schwäche der Atemmuskulatur macht zwar subjektiv Beschwerden, sie wird jedoch in der Regel von den Betroffenen nicht richtig erkannt.

Bei der objektiven Prüfung der Muskelkraft ist es wichtig festzustellen, ob bei einer proximalen Muskelschwäche die Muskulatur weitgehend gleichförmig, wie z. B. bei myositischen und endokrin verursachten Prozessen, betroffen ist, oder ob, wie das bei progressiven Muskeldystrophien und einzelnen spinalen Muskelatrophien vorkommt, einzelne Muskelgruppen selektiv befallen sind.

Die klinischen Prüfungen der Kraft der verschiedenen Muskeln bzw. Muskelgruppen sind in den Abb. 71–122 demonstriert (Tab. 8 c). Eine mögliche Graduierung und Dokumentation der Muskelkraft bzw. der verschiedenen Pareseschweregrade ist in Tab. 8 a dargestellt; oft gibt eine detaillierte Angabe über die Behinderung im täglichen Leben ein besseres Bild über das Krankheitsstadium (Tab. 8 b). Außerdem eignen sich solche Daten der Bewegungsfähigkeit besser für vergleichende Studien und Beurteilungen von Therapieerfolgen. Wenn derartige Schemata nicht zur Anwendung kommen, sollten jedenfalls wenige Grundfunktionen der

Motorik im Status beurteilt werden: Gang, Fußspitzen- und Hackengang, Aufrichten aus der Hocke, Stuhlsteigen, Erheben der Arme, Faustschluß, Aufrichten des Oberkörpers aus liegender Position.

Tabelle 8a   Dokumentation des Schweregrades der Paresen und Atrophien einzelner Muskeln

0 = keine Kontraktion
1 = Spur Kontraktion ohne Bewegungseffekt des betreffenden Gliedes
2 = Bewegung bei Ausschluß der Schwerkraft
3 = Bewegung gegen die Schwerkraft
4 = schwache Kraft gegen Schwerkraft und Widerstand
5 = normale Kraft

Tabelle 8b   Bewertungspunkte für die Dokumentation der Behinderung von Muskelkranken (nach *Vignos* u. *Archibald*)

Behinderungs-punkte	Motorische Leistungsfähigkeit
0	Normale motorische Aktivität
1	Normaler Gang. Behinderung beim Rennen
2	Leichte Anomalie der Körperhaltung oder des Ganges. Treppensteigen ohne Geländerhilfe
3	Treppensteigen nur mit Geländerhilfe. Schwäche im Schultergürtel, z. B. beim Kämmen
4	Gehen ohne Hilfe. Treppensteigen nicht möglich. Erheben von Gegenständen über die Schulterhöhe nicht möglich
5	Gehen ohne Hilfe. Aufrichten vom Sitzen nicht möglich
6	Gehen nur mit Schienen oder Gehhilfen. Erheben der Arme bis zur Horizontalen nicht möglich
7	Gehunfähig. Sitzt aufrecht, Essen und Trinken selbständig
8	Sitzt aufrecht. Beim Essen und Trinken nicht selbständig
9	Sitzen ohne Stütze und Hilfe nicht möglich. Beim Essen und Trinken nicht selbständig
10	Bettlägerig, voll pflegebedürftig

Tabelle 8c   Übersicht über die Abb. 71–122 zur klinischen Prüfung der Muskelkraft

Kopf und Hals

Gesichtsmuskeln	Abb.	71
M. orbicularis oculi	Abb.	72
M. sternocleidomastoideus	Abb.	73
M. trapezius	Abb.	74
Kopfbeuger	Abb.	75
Kopfstrecker	Abb.	76

Schultergürtel

M. rhomboideus	Abb.	77
M. serratus ant.	Abb.	78
M. supraspinatus	Abb.	79
M. infraspinatus	Abb.	80
M. latissimus dorsi	Abb.	81
M. pectoralis maj.	Abb.	82

Obere Extremität

M. deltoideus	Abb.	83
M. biceps brachii	Abb.	84
M. triceps brachii	Abb.	85
M. brachioradialis	Abb.	86
M. pronator teres u.		
M. supinator	Abb.	87
M. extensor carpi radialis longus	Abb.	88
M. extensor digitorum	Abb.	89
M. extensor pollicis brevis	Abb.	90
M. extensor pollicis longus	Abb.	91
M. abductor pollicis longus	Abb.	92
M. abductor pollicis brevis	Abb.	93
M. opponens pollicis	Abb.	94
M. flexor pollicis longus	Abb.	95
Mm. lumbricales I und II sowie III und IV	Abb.	96
M. flexor digitorum superf.	Abb.	97
M. flexor digitorum prof.	Abb.	98
M. flexor carpi ulnaris	Abb.	99
M. abductor pollicis brevis	Abb.	100
Mm. interossei dorsales	Abb.	101
Mm. interossei palmares	Abb.	102
M. abductor digiti V	Abb.	103
M. opponens digiti V	Abb.	104

Rückenextensoren und Rumpfflexoren

Rückenextensoren	Abb.	105
Rumpfbeuger	Abb.	106

Abb. 71 bis 122 stellen die klinische Prüfung der Muskelkraft dar. Im Abb.-Text sind zunächst der Muskel, der zugehörige Nerv, die entsprechenden Segmente und die Muskelfunktion angegeben. Die Bewegungsrichtung, die der Patient ausführt, ist durch schwarze Pfeile gekennzeichnet. Die hellen Pfeile signalisieren die Bewegungsrichtung des Arztes.

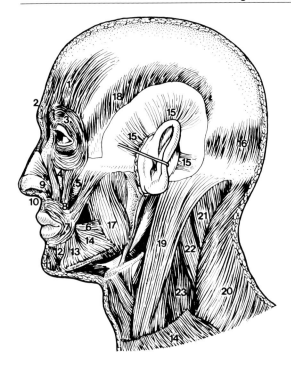

Abb.71   Übersicht der Gesichts- und Kopfmuskeln

N. facialis
1 Frontalis
2 Corrugator supercilii
3 Orbicularis oculi
4 Levator labii sup.
5 Zygomaticus maj. u. min.
6 Risorius
7 Orbicularis oris
8 Levator anguli oris

 9 Nasalis
10 Depressor septi
11 Mentalis
12 Depressor labii inf.
13 Depressor anguli oris
14 Platysma

15 Auricularis ant., sup., post.
16 Occipitalis

N. trigeminus
17 Masseter
18 Temporalis

N. accessorius
19 Sternocleidomastoideus
20 Trapezius

Verschiedene zervikale Nerven
21 Splenius capitis
22 Levator scapulae
23 Scalenus medius

Dargestellt sind ferner einige supra- und infrahyoidale Muskeln

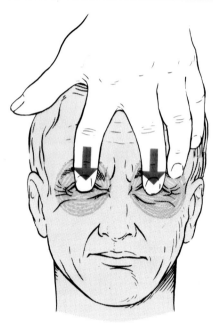

Abb. 72 M. orbicularis oculi, N. facialis, maximaler Augenschluß. Der Patient wird aufgefordert, beiderseits einen maximalen Augenschluß durchzuführen, dabei verschwinden die Augenwimpern ganz oder weitgehend. Der Untersucher legt den Zeigefinger und Mittelfinger auf die geschlossenen Augen und versucht diese durch Zug nach oben zu öffnen

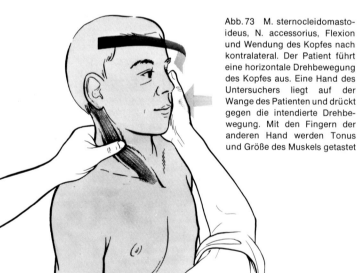

Abb. 73 M. sternocleidomastoideus, N. accessorius, Flexion und Wendung des Kopfes nach kontralateral. Der Patient führt eine horizontale Drehbewegung des Kopfes aus. Eine Hand des Untersuchers liegt auf der Wange des Patienten und drückt gegen die intendierte Drehbewegung. Mit den Fingern der anderen Hand werden Tonus und Größe des Muskels getastet

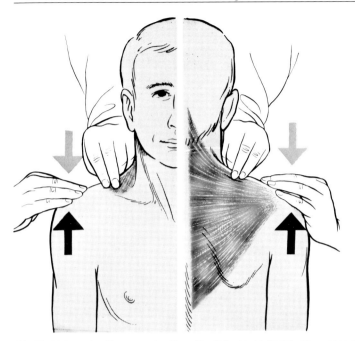

Abb. 74 M. trapezius, N. accessorius, $C_{2\text{-}3\text{-}4}$. Der Patient hebt die Schultern gegen den Widerstand des Untersuchers nach oben. Die oberen Muskelpartien sind dabei tastbar und gut zu sehen. Die Abduktion und Elevation des Armes über die Horizontale ist bei einer Lähmung des Trapezius behindert, der obere Skapulawinkel entfernt sich weiter von der Mittellinie des Rückens als der untere

Nicht selten ist der Kliniker mit der Frage konfrontiert, ob eine psychogen-funktionelle oder organische Muskelschwäche besteht. Zunächst hilft bei der Differenzierung die sorgfältige Betrachtung des Patienten und seiner Motilität in verschiedenen Testsituationen sowie beim Aus- und Ankleiden. Bei der Prüfung der betreffenden Muskelgruppen zeichnet sich die funktionell-psychogene Parese oft dadurch aus, daß zunächst eine relativ gute Kontraktion geleistet wird, die dann ruckartig nachläßt und bei mehrmals wiederholten Prüfungen sehr variable Kraftleistungen bietet. Die organische Schwäche ist dagegen meistens recht konstant und bei der Prüfung durch ein gleichmäßiges Nachgeben charakterisiert. Allerdings führen lokale Schmerzen mitunter auch zu einem willkürlich induzierten, ruckartigen Nachlassen der Muskelkraft. In der Regel ist mit Hilfe dieser Kriterien, zusammen mit den Ergebnissen des neurologischen, psychiatrischen und internistischen Status sowie mit Hilfe verschiedener Zusatzuntersuchungen eine Differenzierung von psychogenen und organischen Paresen möglich.

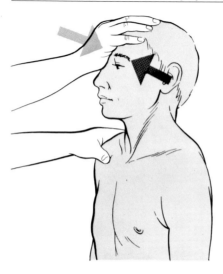

Abb. 75 Kopf- und Halsflexoren: Mm. longi capitis et colli, rectus capitis ant., zusätzlich Unterstützung der Beugung durch die Mm. sternocleidomastoideus, scalenus ant., supra- und infrahyoidei und Platysma. Der Patient versucht den Kopf gegen den Widerstand des Untersuchers zu beugen

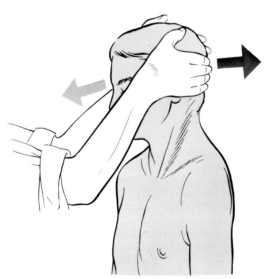

Abb. 76   Kopf- und Nackenextensoren: Mm. splenius capitis et cervicis, semispinalis capitis et cervicis und erector spinae (Mm. iliocostalis cervicis und longissimus cervicis). Der Patient versucht, den Kopf gegen den Widerstand des Untersuchers nach hinten zu extendieren. Die Extensoren und die Flexoren lassen sich am besten in Bauch- bzw. Rückenlage prüfen

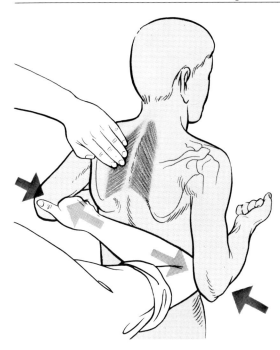

Abb. 77   M. rhomboideus, N. dorsalis scapulae, C_{4-5}; adduziert und eleviert die Skapula. Der Patient klemmt den Unterarm des Untersuchers möglichst fest zwischen seine nach hinten abgewinkelten Ellenbogen ein. Mit der freien Hand tastet der Untersucher den Muskel zwischen den Schulterblättern. Die Kraft der Mm. rhomboidei läßt sich auch prüfen, indem der Patient seine Hand in die Hüfte legt und den Arm gegen den Widerstand des Untersuchers nach hinten bewegt

Muskelatrophie

Es besteht nicht immer eine positive Korrelation zwischen Muskelatrophie und Muskelschwäche. So gibt es z. B. stark ausgeprägte distale Muskelatrophien bei neurogenen Prozessen mit vergleichsweise geringer Muskelschwäche und andererseits endokrine Myopathien, Myasthenien oder Myositiden, bei denen die klinische Untersuchung keine Atrophie aufdecken kann. Auch bei dystrophischen Prozessen kann der Parenchymausfall so stark durch eine lipomatöse und/oder mesenchymale Proliferation kompensiert sein, daß klinisch keine Atrophie resultiert. Schließlich können beträchtliche Muskelatrophien unter stark entwickeltem subkutanen Fettgewebe verborgen bleiben. Zur Dokumentation der Atrophie eignen sich Umfangmessung und Photographie.

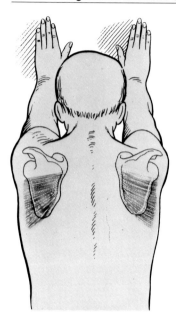

Abb. 78   M. serratus ant., N. thoracicus longus, C_{5-6-7}; abduziert das Schulterblatt und fixiert seinen medialen Rand an den Thorax. Der Patient stemmt mit gestreckten Armen beide Hände in Schulterhöhe gegen eine Wand. Bei einer Serratuslähmung hebt sich der mediale Skapularand vom Thorax deutlich ab (Scapula alata). Das Schulterblatt bewegt sich dabei nach oben und lateral, der untere Schulterblattwinkel entfernt sich weiter von der Mitte des Rückens als der obere

Eine generalisierte Muskelatrophie mit fehlender oder nur geringer generalisierter Schwäche findet sich bei seniler Kachexie und Tumorkachexie, Unterernährung und einigen anderen konsumierenden Erkrankungen. Bemerkenswert ist, daß besonders bei progressiver Muskeldystrophie ein und derselbe Muskel nicht immer einheitlich atrophiert ist, sondern ausgesprochen fokale Atrophien, die u. U. mit einer benachbarten Hypertrophie kombiniert sind, vorkommen können. Fokale Atrophien sind zudem durch lokale Injektionen von fluorierten Cortisonderivaten und anderen Drogen sowie durch Infarzierungen möglich. Die kongenitalen Anlageanomalien sind leicht von Atrophien zu unterscheiden. Diese angeborenen Muskeldefekte sind in der Regel einseitig und meistens sporadisch. Gelegentlich sind sie mit ossären und Weichteildefekten kombiniert. Die häufigsten der insgesamt recht seltenen Anlageanomalien finden sich bei folgenden Muskeln: Mm. pectoralis, serratus, infraspinatus, sternocleidomastoideus, trapezius, palmaris, facialis, abducens und Diaphragma sowie Mm. quadriceps femoris, tibialis anterior, peroneus brevis, psoas und Bauchwandmuskeln (BECKER 1964).

Das morphologische Substrat der Muskelatrophie ist sehr unterschiedlich. Bei neurogenen Prozessen findet sich die feldförmig gruppierte, volumetrische Atrophie von Muskelfasern. Andere neurogene Prozesse mit klinisch ausgeprägter Atrophie zeichnen sich durch einen Verlust motori-

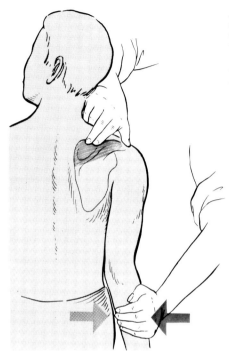

Abb. 79 M. supraspinatus, N. suprascapularis, C_{4-5-6}. Der Patient versucht den Arm gegen Widerstand zu abduzieren, dabei kann der Muskel palpiert werden, wenn der Trapezius entspannt ist, deshalb soll der Patient Kopf und Hals extendieren, zur prüfenden Seite neigen und den Kopf zur Gegenseite drehen

scher Einheiten und der zugehörigen Muskelfasern aus, die restlichen erhaltenen Muskelfasern sind dann oft hypertrophiert. Bei der progressiven Muskeldystrophie, den Polymyositiden und anderen Myopathien kommt die Atrophie durch disseminierte Muskelfaserdegenerationen zustande. Verschiedene Prozesse neigen zu selektiven Faseratrophien (Tab. 5, s. S. 43).

Muskelhypertrophie und -pseudohypertrophie

Eine äußerlich der Muskelentwicklung des Kraftsportlers entsprechende generalisierte Muskelhypertrophie besteht bei der Myotonia congenita; auch die hypothyreote Myopathie zeigt eine stark entwickelte Muskulatur, jedoch ist hier, im Gegensatz zur Myotonia congenita, die Kraft reduziert. Lokalisierte Muskelhypertrophien finden sich besonders im Bereich der Waden (Gnomenwaden) im M. quadriceps femoris, M. deltoideus, M. pectoralis, M. brachioradialis und M. extensor digitorum brevis. Diese Hypertrophien beobachtet man besonders bei der progressiven Muskeldystrophie und bei der spinalen Muskelatrophie vom Typ Kugel-

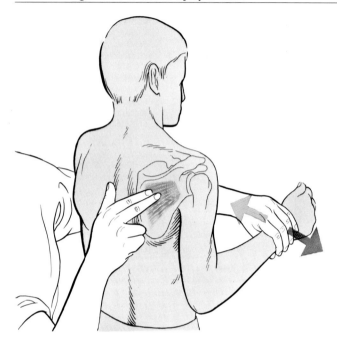

Abb. 80   M. infraspinatus, N. suprascapularis, $C_{(4)-5-6}$.
Außenrotation des Oberarms. Bei adduziertem Oberarm und rechtwinklig gebeugtem
Ellenbogengelenk wird der Unterarm gegen Widerstand nach außen bewegt (Außenrotation des Oberarms), gleichzeitig kann der Muskel getastet werden. Die Mm. subscapularis und teres maj. (N. subscapularis, C_{5-6-7}) werden in der gleichen Armstellung geprüft,
die Bewegung des Unterarms erfolgt nach innen (Innenrotation des Oberarms)

berg-Welander sowie bei Konduktorinnen der progressiven Muskeldystrophie Typ Duchenne. Klinisch ist die echte Hypertrophie durch eine feste Konsistenz von der vorwiegend schlaffen, lipomatös bedingten Pseudohypertrophie zu unterscheiden. Äußerst hochgradige generalisierte Hypertrophien kann die Zystizerkose verursachen.

Myalgien

Schmerzfasern der Muskulatur sind die langsam leitenden, unbemarkten C-Fasern sowie die rasch leitenden und bemarkten Aδ-Fasern; sie werden durch sehr heterogene Prozesse stimuliert. Klinisch bewährt sich die Unterscheidung von Muskelschmerzen in Ruhe und solchen, die passager nach Belastung auftreten. Muskelschmerzen können durch zerebrale,

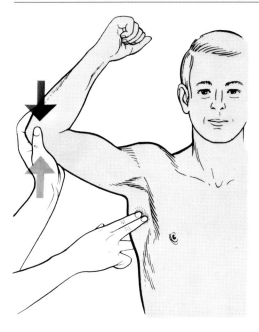

Abb. 81 M. latissimus dorsi, N. thoracodorsalis, C_{6-7-8}.
Der Patient versucht, den bis zur Horizontalen abduzierten Oberarm gegen Widerstand zu adduzieren, der Muskel kann gleichzeitig in der Achselhöhle getastet werden. Eine andere Testmöglichkeit besteht in Bauchlage mit gestrecktem, innenrotierten und zum Rücken extendierten Arm. Der M. latissimus dorsi hat in dieser Stellung ebenfalls eine adduzierende Wirkung

spinale, peripher-neurogene, intramuskuläre und psychische Faktoren ausgelöst werden. Ferner können schmerzhafte Prozesse benachbarter Gewebe in die Muskulatur irradiieren (Tab. 9). In der Regel erlauben Begleitsymptome des betreffenden Krankheitsbildes eine pathogenetische Zuordnung des Schmerzsyndroms. Bei Myalgien im Rahmen von Muskelprozessen sind in erster Linie Erkrankungen aus dem Formenkreis der Kollagenosen, besonders die Polymyositis und Dermatomyositis, zu erwägen. Sehr intensiv sind die Schmerzen bei der Polymyalgia rheumatica und bei der Coxsackie-B-Infektion (Bornholm). Myopathien durch endokrine, renale und ischämische Störungen sowie bei Elektrolytverschiebungen können von Muskelschmerzen begleitet oder eingeleitet werden. Auch Patienten mit einer progressiven Muskeldystrophie oder spinalen Muskelatrophie klagen gelegentlich über spontane schmerzhafte Mus-

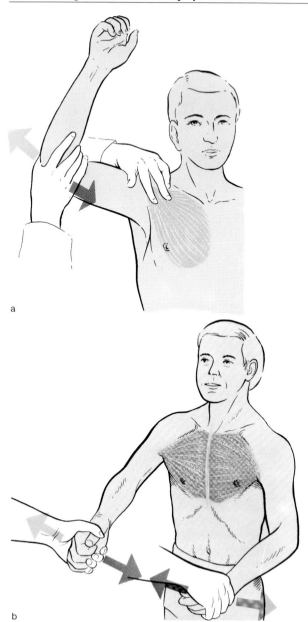

a

b

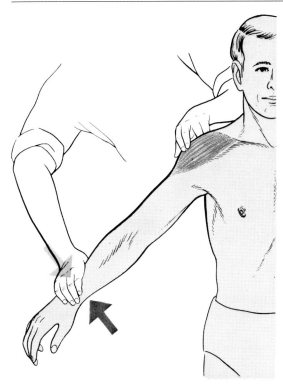

Abb. 83   M. deltoideus, N. axillaris, C_{5-6}.
Der Patient hebt den seitwärts um 15–30 Grad abduzierten Arm gegen Widerstand

kelkrämpfe oder empfinden nach motorischen Belastungen einen dem Muskelkater ähnlichen Schmerz, der einige Tage anhalten kann. Unmittelbar nach oder noch während Muskelarbeit auftretende und in Ruhe rasch reversible Muskelschmerzen sind ein charakteristisches Symptom des Phosphorylase- und Phosphofructokinase-Mangels des Blockes der Phosphohexoisomerase sowie anderer seltenerer Erkrankungen (Tab. 9). Die Myopathie mit tubulären Aggregaten hat als einziges klinisches Symptom belastungsabhängige bzw. durch Belastung verstärkte Myalgi-

---

Abb. 82 a u. b   M. pectoralis major, Nn. pectorales med. et lat., $C_{5-6-7-8}$.
a) Der Patient hebt den Oberarm über die Horizontale und adduziert gegen Widerstand. Die klavikulären und sternalen Anteile des Muskels können getastet werden; b) beide Arme werden nur leicht angehoben (unterhalb der Horizontalen) und gegen Widerstand adduziert. Der untere, sternokostale Teil des Muskels wird sichtbar

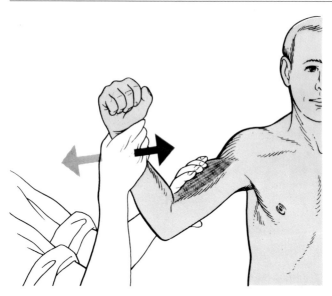

Abb. 84   M. biceps brachii, N. musculocutaneus, C_{5-6-7}.
Der Patient beugt den supinierten Unterarm gegen Widerstand. An der Beugung des Unterarmes ist u. a. auch der M. brachialis (N. musculocutaneus, C_{5-6}) beteiligt

Tabelle 9   Differentialdiagnose der Muskelschmerzen

Polymyositis	Zerebrale Prozesse
Dermatomyositis	Spinale Prozesse
Polyarteriitis nodosa	Kompression oder Ischämie der
Polymyalgia rheumatica	Konus-Kauda-Region
Myopathie bei Lupus erythematodes	Polyneuropathien
Myopathie bei Sklerodermie	Guillain-Barré-Syndrom
„Weichteil"-Rheumatismus	Neuralgische Schulteramyotrophie
Epidemische Myalgie (Bornholm)	Infektionskrankheiten
	Trichinose
McArdle-Syndrom	Endokrinopathien
Phosphofructokinase-Mangel	Myoglobinurie
Phosphohexoseisomerase-Mangel	Vincristin-Therapie, Pentazocin-Abusus
Myopathie mit tubulären Aggregaten	Orale Kontrazeptiva
Carnitin-Palmityl-Transferase-Mangel	Alkoholische Myopathie
Claudicatio intermittens	Psychogene Myalgien
Muskelinfarkt	Natriumverlust
Tibialis-anterior-Syndrom	Urämie
	Tetanie

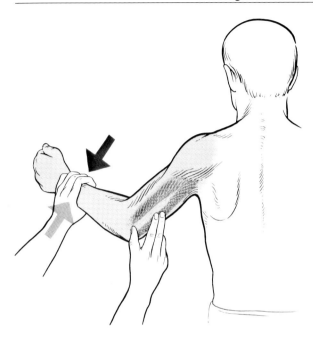

Abb. 85   M. triceps brachii, N. radialis, $C_{(6)-7-8}$-(Th_1).
Der Patient streckt den leicht gebeugten Unterarm gegen Widerstand

en. Auch psychische Erkrankungen, besonders Neurosen und Depressionen, kommen als Grundlage von Klagen über Myalgien in Betracht.

Bei belastungsabhängigen und rasch reversiblen Myalgien sind die oben erwähnten enzymatischen Störungen der anaeroben Glykolyse differentialdiagnostisch zu erwägen; der **Ischämietest** ermöglicht dem Kliniker eine einfache Prüfung der anaeroben Glykogenolyse und Glykolyse durch Bestimmung des Blutlactatspiegels unter Muskelbelastung. Der Test kann folgendermaßen erfolgen: Der Patient ist nüchtern und liegt etwa 30 Min. Die erste venöse Blutentnahme dient der Bestimmung des Lactatausgangswertes. Dann wird die Blutzirkulation eines Armes durch das Aufblasen einer Blutdruckmanschette am Oberarm bis auf über dem systolischen Druck liegende Werte blockiert. Unter diesen ischämischen Bedingungen leistet der Patient in 1 Min. etwa 60 sehr kräftige Faustschlußbewegungen, indem er eine gerollte Blutdruckmanschette von 40 auf etwa 150 mm Hg zusammendrückt (SCHIMRIGK u. Mitarb. 1967). Nach der ischämischen Arbeitsleistung (etwa 1 Min.) wird die Blutstauung am Oberarm sofort gelöst, und es erfolgen venöse Blutentnahmen nach 1, 5, 10 und 20 Min. Normalerweise steigt der Blutlactatspiegel

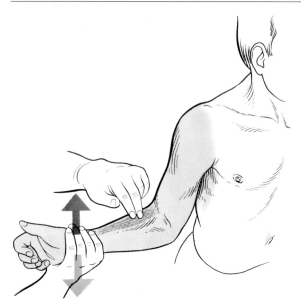

Abb. 86   M. brachioradialis, N. radialis, C_{5-6}.
Bei einer Mittelstellung zwischen Pro- und Supination beugt der Patient den Unterarm gegen Widerstand. Der Untersucher muß sich durch Inspektion und Palpation über die Funktion des Muskels orientieren, da die Beugung selbst auch durch andere Muskeln erfolgt

nach einer derartigen ischämischen Belastung auf Werte, die 3- bis 4mal höher liegen als der Ausgangswert; der Anstieg beträgt nach MUNSAT u. Mitarb. (1970) normalerweise 290% ± 45,4.

Fehlende Lactatanstiege gibt es nicht nur bei enzymatischen Störungen der anaeroben Glykolyse, sondern auch gelegentlich bei akuten alkoholischen Myopathien, bei einzelnen mitochondrialen Myopathien, bei chronischen thyreotoxischen Myopathien, bei progressiven Muskeldystrophien und Polymyositiden sowie bei Myasthenie. Exzessive Lactatanstiege sind von hypokalämischen Lähmungen, Myoglobinurien und einer kongenitalen Myopathie bekannt (MUNSAT u. Mitarb. 1970).

Myotonie, Tetanie und Tetanus

Klinisch ist die **myotone Reaktion** durch die Unfähigkeit des Skelettmuskels, sich unmittelbar und rasch nach einer willkürlichen Kontraktion zu relaxieren, charakterisiert. Meistens dauert diese Störung für wenige Sekunden bis zu einer Minute an. Viele Kranke sind dadurch bei den tägli-

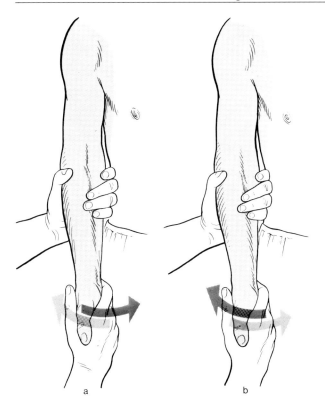

a   b

Abb. 87a u. b   M. pronator teres, N. medianus, C_{6-7}, M. supinator, N. radialis, C_{5-6}. Bei gestrecktem und adduziertem Arm proniert (a) bzw. supiniert (b) der Patient gegen Widerstand des Untersuchers, dieser fixiert mit der freien Hand den Oberarm. Der Pronator quadratus (N. medianus, C_{7-8}–Th_1) wird bei komplett gebeugtem Unterarm geprüft

chen Verrichtungen nicht wesentlich gestört, andere zeigen eine steife, plumpe, verlangsamte Motorik und bedürfen wegen der Behinderung der Feinmotorik einer Therapie. Unter rascher Wiederholung einer Bewegung läßt die Myotonie in der Regel nach („Warm-up-Phänomen"), in der Kälte nimmt sie zu. Klinisch läßt sich die myotone Reaktion durch Beklopfen des Muskels mit dem Reflexhammer auslösen. So kommt es z. B. nach einem Schlag auf den Thenar zu einer kurzen Adduktion und Opposition des Daumens oder nach Beklopfen der Zunge, die dazu über einen Spatel gelegt wird, zu einem kurz anhaltenden Muskelwulst. Heftiges Niesen kann eine kurzzeitige Ptose induzieren, und beim Säugling kann Waschen mit kaltem Wasser eine myotone Reaktion der Gesichts-

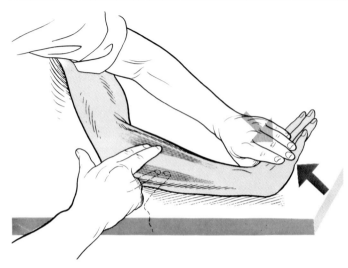

Abb. 88   M. extensor carpi radialis longus, N. radialis $C_{(5)-6-7-(8)}$.
Mit ausgestreckten Fingern extendiert der Patient das Handgelenk gegen Widerstand.
Der Muskel unterstützt auch die Beugung im Ellenbogengelenk und abduziert im Handgelenk nach radial. Der M. extensor carpi radialis brevis (N. radialis, $C_{(5)-6-7-(8)}$) extendiert
und abduziert, der M. extensor carpi ulnaris (N. radialis, C_{6-7-8}) extendiert und abduziert
nach ulnar

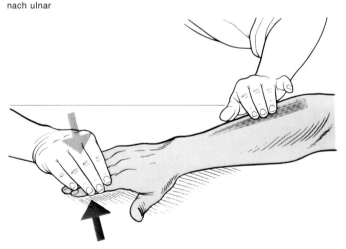

Abb. 89   M. extensor digitorum, N. radialis, C_{6-7-8}.
Der Untersucher versucht, die Metakarpophalangealgelenke II–V gegen den Widerstand
des Patienten zu beugen. Der Muskel hat auch eine leichte adduzierende Wirkung auf
Zeige-, Ring- und Kleinfinger und unterstützt die Handgelenksextension

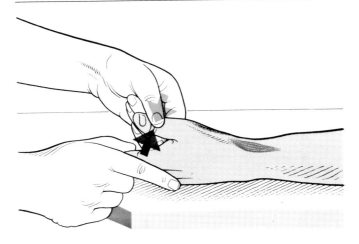

Abb. 90   M. extensor pollicis brevis, N. radialis, C_{6-7-8}.
Der Patient versucht, das Metakarpophalangealgelenk des Daumens (Grundglied) gegen den Widerstand des Untersuchers zu extendieren

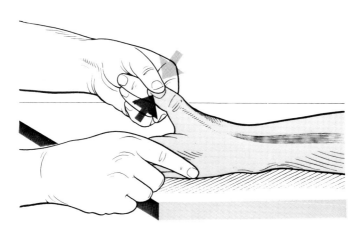

Abb. 91   M. extensor pollicis longus, N. radialis, C_{6-7-8}.
Der Untersucher versucht, das Daumenendglied gegen den Widerstand des Patienten zu beugen

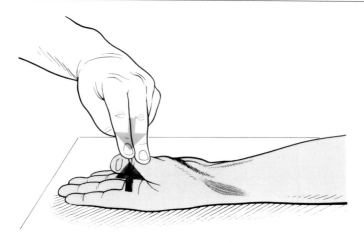

Abb. 92   M. abductor pollicis longus, N. radialis, C_{6-7-8}.
Der Patient versucht, den Daumen im rechten Winkel zur Handfläche zu abduzieren. Der Muskel hat zudem eine abduzierende und beugende Wirkung auf das Handgelenk

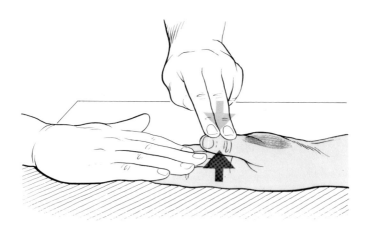

Abb. 93   M. abductor pollicis brevis, N. medianus, $C_{(6-7)-8}-Th_1$.
Der Patient abduziert den Daumen im rechten Winkel zur Handfläche gegen Widerstand

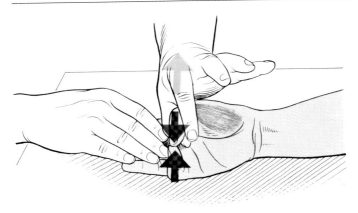

Abb. 94 M. opponens pollicis, N. medianus, $C_{(6-7)-8}$-Th_1.
Der Patient legt das Daumenendglied auf die Kleinfingerkuppe. Der Untersucher versucht, diesen Kontakt gegen den Widerstand des Patienten zu lösen. Die Aktion des M. opponens pollicis ist immer begleitet von einer Kontraktion des M. palmaris longus, seine Sehne wird am Handgelenk sichtbar

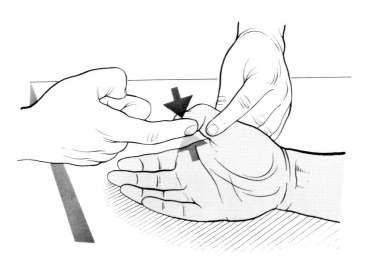

Abb. 95 M. flexor pollicis longus, N. medianus, $C_{(6-7)-8}$-Th_1.
Der Untersucher versucht, das gebeugte Daumenendglied des Patienten gegen seinen Widerstand zu strecken

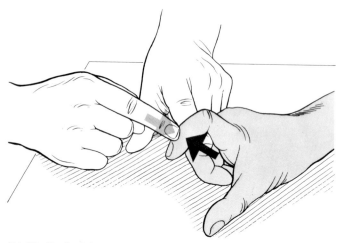

Abb. 96   Mm. lumbricales I und II, N. medianus, $C_{(6-7)-8}$-Th_1, Mm. lumbricales III und IV, N. ulnaris, $C_{(7)-8}$–Th_1.
Diese Muskeln beugen die Metakarpophalangealgelenke und strecken die Interphalangealgelenke der Finger II–V. Bei gestrecktem Metakarpophalangealgelenk versucht der Patient, das gebeugte erste Interphalangealgelenk gegen den Widerstand des Untersuchers zu strecken.
Der M. flexor digiti V (N. ulnaris $C_{(7)-8}$-Th_1) beugt ebenfalls im Grundgelenk (Metakarpophalangealgelenk)

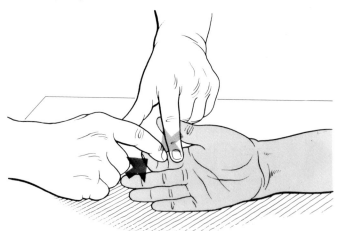

Abb. 97   M. flexor digitorum superf., N. medianus, C_{7-8}–Th_1; beugt die Finger II–V in den Mittelphalangen. Der Untersucher versucht, die gebeugten Mittelphalangen gegen den Widerstand des Patienten zu strecken

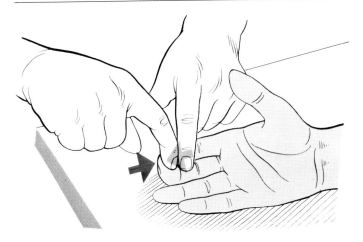

Abb. 98   M. flexor digitorum prof. I und II, N. medianus, C_{7-8}–Th_1; M. flexor digitorum prof. III und IV, N. ulnaris, C_{7-8}-Th_1.
Diese Muskeln beugen die Endglieder der Finger II–V. Der Untersucher versucht, die gebeugten Endglieder gegen den Widerstand des Patienten zu strecken

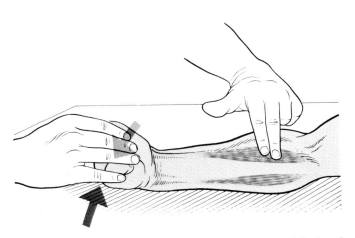

Abb. 99   M. flexor carpi ulnaris, N. ulnaris, C_{7-8}–Th_1, M. flexor carpi radialis, N. medianus, C_{6-7-8}, beugen das Handgelenk mit leichter Abduktion nach ulnar bzw. nach radial. Der Untersucher versucht, die gebeugte Hand gegen den Widerstand des Patienten zu strecken

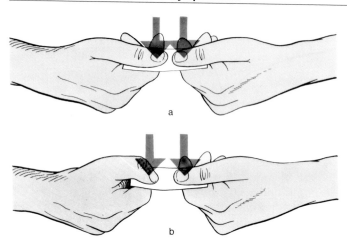

Abb. 100 a u. b   M. adductor pollicis brevis, N. ulnaris, C_8-Th_1, adduziert das Daumen-grundgelenk rechtwinkelig gegen die Handfläche. a) Die Kraft dieses Muskels läßt sich durch das Pressen eines Blattes Papier zwischen gestrecktem Daumen und Zeigefinger gut demonstrieren. b) Bei Parese des Muskels kommt es durch eine kompensatorische Innervation des M. flexor pollicis longus zu einer Beugung des Daumenendgliedes (Fromont-Zeichen, im Bild links)

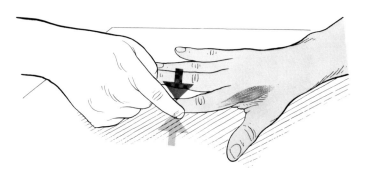

Abb. 101   Mm. interossei dorsales I–IV, N. ulnaris, C_8-Th_1, abduzieren die Finger II nach radial und die Finger III und IV nach ulnar und die Mittelfinger nach beiden Seiten. Der Patient spreizt die gestreckten Finger, und der Untersucher versucht, gegen Wider-stand die Finger zu adduzieren. Abgebildet ist die Kraftprüfung für den M. interosseus dorsalis I, der bei Innervation im ersten Interphalangealraum deutlich sichtbar wird. Die Kraft der Mm. interossei dorsales kann auch gut geprüft werden, wenn der Untersu-cher mit seinem Daumen und Zeigefinger die gespreizten Finger II und III des Patienten umfaßt und gegen dessen Widerstand zusammenpreßt

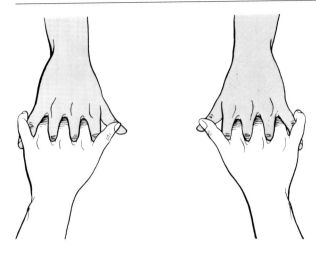

Abb. 102   Mm. interossei palmares, N. ulnaris, C_8-Th_1, adduzieren die Finger I, II, IV und V zum Mittelfinger.
Der Patient adduziert seine Finger II, IV und V kräftig gegen die in seinen Interdigitalräumen liegenden Finger des Untersuchers

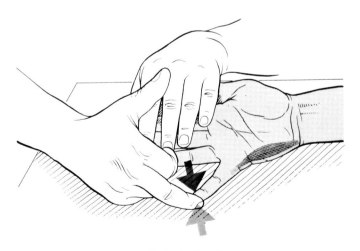

Abb. 103   M. abductor digiti V, N. ulnaris, $C_{(7)\text{-}8}$-Th_1.
Der Untersucher versucht, den abduzierten Kleinfinger gegen Widerstand des Patienten zu adduzieren

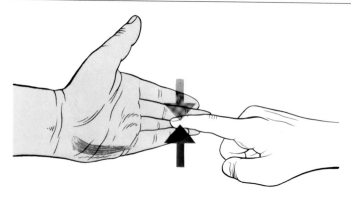

Abb. 104   M. opponens digiti V, N. ulnaris, $C_{(7)-8}$-Th_1.
Der Patient opponiert den Kleinfinger gegen den Widerstand des Untersuchers

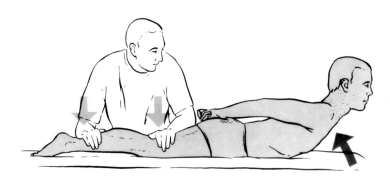

Abb. 105   Die Rückenextensoren (Mm. longissimus thoracis, spinalis thoracis, iliocostalis thoracis, semispinalis thoracis) werden in ihrer Funktion unterstützt durch die Mm. latissimus dorsi, trapezius und quadratus lumborum.
Der Patient richtet aus der Bauchlage seinen Oberkörper auf

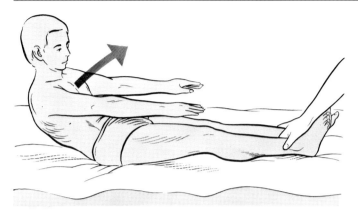

Abb. 106   Rumpfbeuger (Mm. rectus abdominis, obliquus ext. und int. abdominis).
Der Untersucher fixiert die Beine des Patienten auf der Unterlage. Mit gestreckten Händen (schlecht trainierter Patient) oder hinter dem Kopf gebeugten Händen (normal trainierter Patient) wird der Oberkörper aufgerichtet. Für das seitliche Aufrichten aus liegender Position arbeiten der ipsilaterale M. obliquus ext. abdominis und der kontralate-
rale M. obliquus int. abdominis zusammen

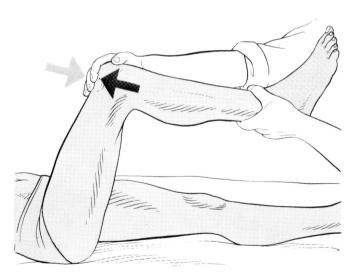

Abb. 107   Hüftbeuger, u. a. M. iliopsoas, N. femoralis, L_{2-3-4}, beugt den Oberschenkel im
Hüftgelenk.
Der Untersucher versucht, gegen den Widerstand des Patienten den gebeugten Ober-
schenkel zu strecken

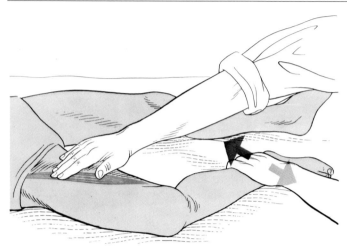

Abb. 108   M. sartorius, N. femoralis, $L_{2-3-(4)}$, abduziert den Oberschenkel und rotiert ihn lateral, ferner unterstützt er die Beugung im Kniegelenk.
In Rückenlage und bei abduziertem und außenrotiertem Oberschenkel versucht der Patient gegen den Widerstand des Untersuchers das Kniegelenk zu beugen

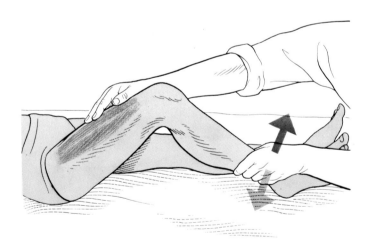

Abb. 109   M. quadriceps femoris, N. femoralis, L_{2-3-4}, Unterschenkelstrecker.
Der Patient versucht, gegen den Widerstand des Untersuchers das gebeugte Knie zu strecken

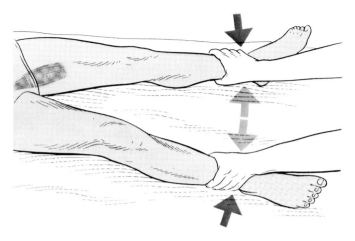

Abb. 110 Mm. adductores, N. obturatorius, L_{2-3-4}, adduzieren im Hüftgelenk.
Der Patient versucht, die gestreckten und gespreizten Beine gegen den Widerstand des Untersuchers zu adduzieren

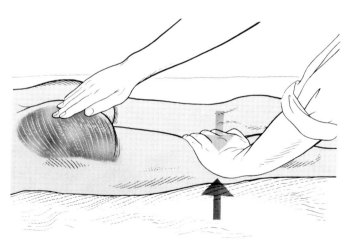

Abb. 111 M. glutaeus maximus, N. glutaeus inf., L_5-S_{1-2}, Hüftstrecker.
In Bauchlage versucht der Patient, das gestreckte Bein gegen den Widerstand des Untersuchers anzuheben. Die Muskelkontraktion kann palpiert werden

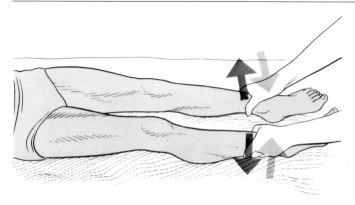

Abb. 112   Mm. glutaei medius und minimus, M. tensor fasciae latae, N. glutaeus sup., L_{4-5}-S_1, Hüftabduktion.
In Rückenlage versucht der Patient, die gestreckten Beine gegen den Widerstand des Untersuchers zu spreizen. In Bauchlage und bei gebeugten Kniegelenken kann die außenrotierende Funktion geprüft werden.

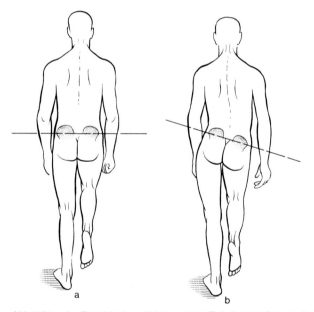

Abb. 113 a u. b   Trendelenburg-Zeichen. a) Im Einbeinstand fixieren die ipsilateralen kleinen Glutealmuskeln das Becken, b) bei einer Parese der Mm. glutaei medius und minimus sinkt das Becken kontralateral ab (positives Trendelenburg-Zeichen)

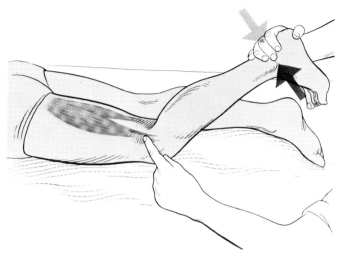

Abb. 114 Kniebeuger, M. biceps femoris, M. semitendinosus, M. semimembranosus, N. ischiadicus, L_5-S_{1-2}.
In Bauchlage versucht der Patient, den Unterschenkel gegen den Widerstand des Untersuchers zu beugen. Die Bizepssehne kann lateral und die des M. semitendinosus medial in der Kniekehle getastet werden

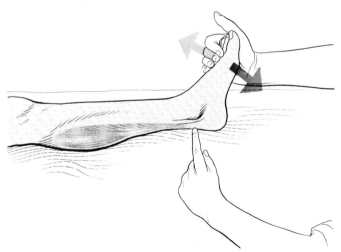

Abb. 115 M. gastrocnemius, N. tibialis, S_{1-2}, Plantarflexion des Fußes.
Der Patient flektiert den Fuß gegen den Widerstand des Untersuchers nach plantar. Der Muskel und seine Sehne können palpiert werden. Eine zuverlässige Prüfung ist der Zehenstand

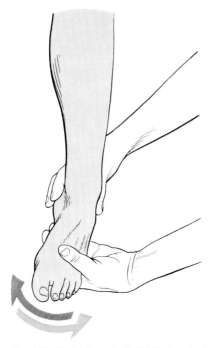

Abb. 116   M. tibialis post., N. tibialis, $L_{(4)-5}-S_1$, Inversion (Supination) des Fußes.
Der Patient versucht, den plantarflektierten Fuß gegen Widerstand zu invertieren (supinieren)

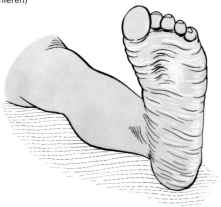

Abb. 117   Lange und kurze Zehenflexoren, N. tibialis, $L_{4-5}-S_1$.
Der Patient beugt gegen den Widerstand des Untersuchers die Zehen nach plantar, an der Fußsohle entsteht eine kleine Grube

Abb. 118 M. tibialis ant., N. peronaeus, L_{4-5}-S_1, Dorsalflexion des Fußes im Fußgelenk und Unterstützung der Inversion. Der Patient dorsiflektiert den Fuß gegen den Widerstand des Untersuchers. Der Muskelbauch und seine distale Sehnen können gesehen und palpiert werden

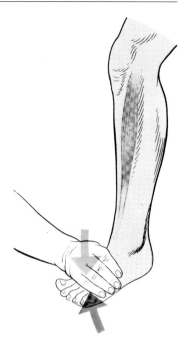

muskulatur und der Lider auslösen. Elektromyographisch zeigt die Myotonie nach Willküraktivität oder Bewegung der Nadelelektrode charakteristische hochfrequente Potentialsalven unterschiedlicher Amplitude. In der Regel macht es keine Schwierigkeiten, die Myotonie vom Stiff-man-Syndrom und der Neuromyotonie, bei denen eine Übererregbarkeit der γ- bzw. der α-Motoneurone besteht, abzugrenzen.

Bei der **Tetanie** besteht eine neuromuskuläre Übererregbarkeit, die sich paroxysmal besonders an den Extremitätenenden und perioral durch passagere Kontrakturen bemerkbar macht: Karpopedalspasmen und Spitzmund. Sie sind oft von leichten Parästhesien und in schweren Fällen auch von Muskelschmerzen, Stridor und Luftnot sowie Opisthotonus begleitet. Im Intervall läßt sich die neuromuskuläre Übererregbarkeit durch mechanische Reize (Chvostek-Zeichen), durch Ischämie (Trousseau-Zeichen) und durch indirekte galvanische Reizung (Erb-Zeichen) nachweisen. Ursächlich kommen eine Hypokalzämie, Alkalose und andere Elektrolytstörungen in Betracht; oft handelt es sich um eine Hyperventilationstetanie bei neurasthenischen, ängstlichen Patienten. Elektromyographisch lassen sich in den tetanischen Muskeln vermehrt triphasische Potentiale nachweisen.

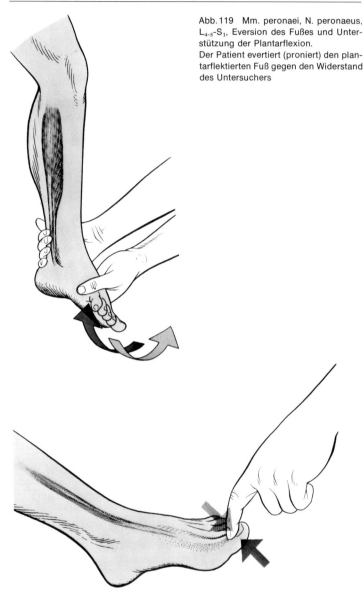

Abb. 119   Mm. peronaei, N. peronaeus, L_{4-5}-S_1, Eversion des Fußes und Unterstützung der Plantarflexion.
Der Patient evertiert (proniert) den plantarflektierten Fuß gegen den Widerstand des Untersuchers

Abb. 120   M. extensor hallucis longus und brevis, N. peronaeus, L_{4-5}-S_1.
Der Patient extendiert die Großzehe gegen den Widerstand des Untersuchers

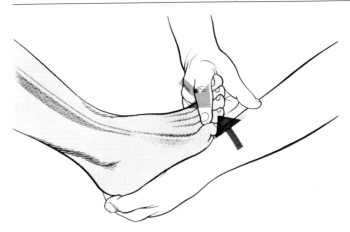

Abb. 121   M. extensor digitorum longus, N. peronaeus, L_{4-5}-S_1.
Der Patient extendiert die Zehen gegen den Widerstand des Untersuchers

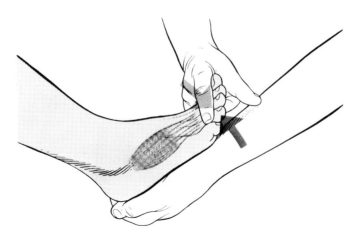

Abb. 122   M. extensor digitorum brevis, N. peronaeus, L_{4-5}-S_1.
Der Patient extendiert die Zehen gegen den Widerstand des Untersuchers. Der Muskelbauch kann auf dem lateralen Fußrücken gesehen und palpiert werden

Der **Tetanus** ist durch eine neuromuskuläre Übererregbarkeit und permanente Muskelkontraktionen mit fazialem Schwerpunkt charakterisiert: Trismus, Risus sardonicus, Retroflexion des Halses. Gelegentlich bleiben die tetanischen Kontraktionen auf wenige Muskelgruppen beschränkt. Die Lokalisation der initialen tetanischen Symptome kann vom Infektionsort abhängen. Elektromyographisch lassen sich bereits in klinisch latenten Stadien unwillkürliche tonische Daueraktivitäten der motorischen Einheiten nachweisen. Das Tetanustoxin blockiert die Renshaw-Hemmung auf die α-Motoneurone. Mitunter entwickelt sich eine proximale Myopathie.

Kontrakturen

Im Gegensatz zu myotonen Reaktionen sind muskuläre Kontrakturen nicht von einer Depolarisation der Muskelfasermembranen begleitet. Der kontrahierte und dadurch in seiner Bewegungsfähigkeit mehr oder weniger eingeschränkte Muskel zeigt also bei elektromyographischen Ableitungen keine Aktivität. Zu differenzieren ist die muskuläre Kontraktur von arthrogenen und periartikulären Prozessen sowie von zentralnervösen spastischen Erscheinungen, die sekundäre Kontrakturen verursachen können. Bei der klinischen Prüfung von Kontrakturen im Bereich der Schultergelenke müssen die Schulterblätter fixiert werden. Auch im Bereich des Beckengürtels können Kontrakturen übersehen werden, wenn die lumbale Lordose nicht zuvor durch maximale Beugung des kontralateralen Hüftgelenks gestreckt wird. Die muskuläre Kontraktur kommt gewöhnlich durch mesenchymale Proliferationen im degenerativ geschädigten Parenchym zustande. Z. B. sind zahlreiche progressive Muskeldystrophien schon im frühen und mittleren Krankheitsstadium mit Kontrakturen behaftet; einzelne Patienten zeigen derartige Kontrakturen so intensiv, daß HALLEN (1966) von einer *Dystrophia musculorum retrahens* sprach. Kontrakturen werden aber auch bei spinalen Muskelatrophien, anderen Myopathien, der Arthrogryposis congenita und Polymyositiden beobachtet. Von der letztgenannten Gruppe differenziert man nach morphologischen und radiologischen Kriterien die Myositis fibrosa ossificans; ferner gibt es bei akuten Myositiden starke Kontrakturen mit erhöhtem Einstichwiderstand bei der Nadelmyographie, die nicht durch eine Fibrose, sondern wahrscheinlich durch eine intrazelluläre biochemische Alteration des Relaxationsvorganges verursacht sind.

Passagere, durch motorische Belastung ausgelöste, schmerzhafte Kontrakturen oder Muskelkrämpfe sind typisch für den Phosphorylase-, Phosphofructokinase- und Carnitin-Palmityl-Transferase-Mangel und werden zudem bei einer verzögerten Calciumaufnahme in das sarkoplasmatische Retikulum als schmerzlose Kontraktur beobachtet (prolongierte Muskelrelaxation). Schmerzhafte passagere Kontrakturen kommen ferner bei Alkoholikern und im Senium vor. Sie können durch Kaffee- oder Teegenuß potenziert werden.

Myasthenische Reaktion

Eine vorzeitige muskuläre, nicht schmerzhafte Ermüdung unter Belastung ist das charakteristische subjektive Symptom der *Myasthenie*. Die Patienten sind meistens am Morgen oder nach längerer Ruhe kräftiger als bei fortgeschrittener Tageszeit bzw. nach kräftiger Muskelarbeit. Betroffen sind besonders die okulopharyngealen Muskeln (Tab. 23, s. S. 271). Nicht immer zeigen Myasthenie-Patienten eine belastungsinduzierte Muskelschwäche, sondern einige leiden unter einer gleichbleibenden Parese. Es ist deshalb notwendig, bei pathogenetisch ungeklärten Myopathien, und zwar besonders, wenn keine Muskelatrophien bestehen, eine myasthenische Reaktion auszuschließen. Differentialdiagnostische Schwierigkeiten gegenüber einer Myasthenie können bei Adynamien durch Endokrinopathien und bei neurasthenischen Syndromen bestehen. Die Durchführung des Tensilontests und der Elektromyographie, die für die Objektivierung der Myasthenie entscheidende Bedeutung haben, sind in den Kapiteln 12 und 3 dargestellt.

Das *Lambert-Eaton-Syndrom* manifestiert sich mit passageren Schwächen besonders im Beckengürtel und den Oberschenkeln und praktisch niemals im Bereich des Gesichts und der Augenmuskeln. Es reagiert nicht oder nur gering auf Tensilon und zeigt klinisch und besonders bei der Reizelektromyographie im Laufe der ersten Muskelkontraktionen einen Kraftzuwachs bzw. eine Steigerung der Potentialamplitude. ENGEL u. Mitarb. (1977) beschrieben ein neues myasthenisches Syndrom, dem ein Mangel an Acetylcholinesterase und Acetylcholin-Ausschüttung zugrunde liegt.

Faszikulationen

Als Faszikulationen bezeichnet man kurze spontane Kontraktionen der Muskelfasern einer motorischen Einheit. Sie treten meistens wiederholt und arrhythmisch auf und sind an vielen Stellen des Körpers mit bloßem Auge als kurze Bewegung der darüberliegenden Haut sichtbar. Klopfen und Kneifen können Faszikulationen provozieren. Mit dem Stethoskop lassen sich Faszikulationen auch akustisch wahrnehmen. Subjektiv können Faszikulationen als blitzartige Bewegungen des Muskels empfunden werden.

Faszikulationen kommen besonders bei degenerativen Prozessen der motorischen Vorderhornzellen oder auch bei Erkrankungen peripherer Anteile der Motoneurone vor. Sie können durch Injektion von Cholinesterasehemmern (z. B. 10 mg Tensilon langsam i. v.) provoziert werden. PATEL

u. Mitarb. (1969) provozierten Faszikulationen durch i.m. Injektion von 1 mg Neostigmin mit 0,8 mg Atropin bei 77% neurogener Prozesse, bei 7% gesunder Kontrollen, jedoch niemals bei Myopathien. Das Auftreten von Faszikulationen wurde in 30minütigen Intervallen über 2 Std. geprüft. Durch Beklopfen eines Muskels mit dem Perkussionshammer ließ sich bei allen neurogenen Prozessen, bei 31% der Myopathien und bei 19% der Kontrollen eine passagere lokale Muskelschwellung – *idiomuskulärer Wulst* – auslösen.

Benignes Faszikulieren, besonders der Waden- und kleinen Handmuskeln, kommt nicht selten bei Gesunden vor. Es ist klinisch und myographisch nicht sicher von pathologischen Faszikulationen abzugrenzen. Tritt Faszikulieren nur nach motorischer Belastung auf und fehlen andere Zeichen einer nervalen Störung, wird man den benignen Typ annehmen und den weiteren Verlauf kontrollieren.

Muskeltonus

Die muskuläre Hypotonie ist oft ein sehr früh einsetzendes und wichtiges Zeichen neuromuskulärer Erkrankungen des Säuglings- und Kindesalters (*floppy infant*). Zahlreiche Krankheitsprozesse sind bei einer Hypotonie dieses Lebensalters differential-diagnostisch zu erwägen (Tab. 10). Schon die Betrachtung des Säuglings in Rückenlage läßt neben einer gewissen Bewegungsarmut eine Stellungsanomalie (Froschstellung) der Extremitäten erkennen; die Beine sind nach außen rotiert und im Hüft- und Kniegelenk gebeugt, sie liegen, wie auch die Arme, in ihrer gesamten Länge der

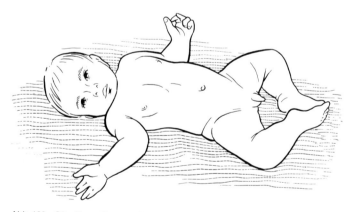

Abb. 123   Säugling mit generalisierter Hypotonie (*floppy baby*).
Die bewegungsarmen Extremitäten liegen in ihrer gesamten Länge auf der Unterlage. Beine außenrotiert und im Hüft- und Kniegelenk gebeugt. Oberarme abduziert und außenrotiert, Ellenbogen gebeugt

Unterlage auf. Die Oberarme sind abduziert, nach außen rotiert, und die Ellenbogen sind gebeugt, so daß die Unterarme neben dem Kopf liegen. Das Abdomen erscheint ausladend breit und flach (Abb. 123). Besonders zeigen sich Hypotonie und zusätzliche Muskelschwäche beim Aufheben des Kindes; die Extremitäten und der Kopf baumeln dann schlaff, den Ge-

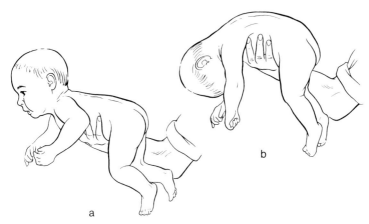

Abb. 124 a u. b   Prüfung von Hypotonie und Muskelschwäche beim Säugling. a) Haltung des gesunden Säuglings; b) hypotoner Säugling beim Aufheben. Kopf und Extremitäten hängen schlaff herab

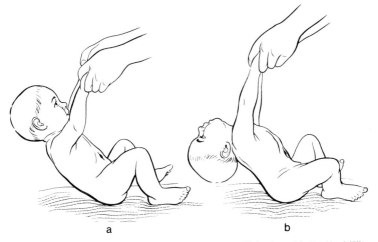

Abb. 125 a u. b   Floppy baby beim Aufrichten aus der Rückenlage (b). Der Kopf fällt schlaff in den Nacken. Zum Vergleich Haltung des gesunden Säuglings (a)

Tabelle 10   Klassifikation des Floppy-infant-Syndroms mit und ohne Muskelschwäche (nach *Dubowitz*)

Spinale Muskelatrophie
Progressive Muskeldystrophie
Myotone Dystrophie
Myasthenia gravis
Periodische Paralysen
Polymyositis
Neuropathien

Central-core-Krankheit
Nemaline-Krankheit
Myotubuläre Krankheit
Myopathien mit mitochondrialen Anomalien
MLG-Myopathie
Lipidspeicher-Myopathie
Sarkotubuläre Myopathie
Glykogenspeicher-Myopathie
Typ-I-Atrophie

Erkrankungen des Zentralnervensystems
Anomalien des Aminosäuren-Stoffwechsels
Anomalien des Mucopolysaccharid-Stoffwechsels
Lipidosen
Hyperkalzämie
Zöliakie
Hyperthyreoidismus
Rachitis
Renale Azidose
Infektionskrankheiten
Dehydration

Mongolismus
Marfan-Syndrom
Ehlers-Danlos-Syndrom
Osteogenisis imperfecta
Benigne essentielle Hypotonie

setzen der Schwerkraft folgend, herab (Abb. 124 u. 125). Der Widerstand gegen passive Bewegungen ist reduziert. Bei älteren Kindern und bei Erwachsenen sind es vor allem passive Bewegungen der Extremitäten und des Stammes (Pendeltest, lose Schultern), mit deren Hilfe die Hypotonie nachgewiesen werden kann. Ferner zeigen die Muskeln, wenn man den Muskelbauch passiv seitlich hin und her bewegt, einen verminderten Widerstand.

Die Pathogenese der muskulären Hypotonie ist sehr heterogen. Es kommen nicht nur primäre Muskelerkrankungen in Betracht, sondern differentialdiagnostisch sind auch peripher-neurogene und zentrale Prozesse sowie verschiedene Anlageanomalien und Stoffwechselstörungen zu erwägen.

Untersuchung des Säuglings und Kleinkinds

Für die Beurteilung frühkindlicher neuromuskulärer Erkrankungen sind die Angaben der Mutter bzw. der Pflegeperson des Kindes von großem Wert. Eine erfahrene Mutter bemerkt u. U. schon während der Schwangerschaft fehlende oder vergleichsweise schwache Kindsbewegungen und in der Säuglingsperiode ein schwaches Schreien und Saugen. Das bemerkenswert „brave Kind" bewegt sich auffallend wenig. Sehr hilfreich für die vergleichende klinische Beurteilung der motorischen Entwicklung und des Reflexverhaltens sind Angaben über die normalen Entwicklungsstadien gesunder Kinder (Tab. 11). Es ist jedoch zu berücksichtigen, daß erhebliche individuelle Variationen dieser Reifephasen bestehen und oft erst die Verlaufskontrolle eine klare Entscheidung über eine Anomalie und deren Progredienzrate ermöglicht.

Die besonders schwierige Untersuchungstechnik in diesem Lebensabschnitt macht es notwendig, daß die Abklärung und Beurteilung einer neuromuskulären Erkrankung durch den Pädiater bzw. Neuropädiater erfolgt. Zur raschen Orientierung über den motorischen Zustand des Säuglings und Kleinkindes können folgende Kriterien dienen. Zunächst ist bei Inspektion in Rücken- und Bauchlage die spontane Ruhehaltung und spontane Bewegung, die Intensität des Schreiens und der Atmung zu beachten. Das Halten des Säuglings in Bauch- und Rückenschwebelage (Abb. 124) gibt wertvolle Hinweise auf den Muskeltonus und die Kraft. Ferner werden der Widerstand gegen passive Bewegungen der Extremitäten und die Muskeldehnungsreflexe geprüft. Die Konsistenz des Muskelgewebes kann durch Palpation beurteilt werden; eine teigige Muskelkonsistenz findet sich bei Muskelerkrankungen.

Tabelle 11 Normwerte psychomotorischer Entwicklungsphasen des Säuglings (nach *Vassella*).

| | Alter in Monaten | | | | | |
	1	2	3	4–6	7–12	13–15
Kräftiges Schreien und lebhafte Extremitätenbewegungen[1]	+	+	+	+	+	+
Tonischer Greifreflex der Hand	+	+	±	−	−	−
Tonischer Greifreflex des Fußes	+	+	+	+	±	−
Verfolgen mit den Augen	−	±	+	+	+	+
Kopfheben in Bauchlage	−	−	±	+	+	+
Kopfkontrolle beim Aufziehen aus Rückenlage	−	(±)	(±)	+	+	+
Palmares Greifen	−	−	−	+	(±)	−
Pinzettengriff (Daumen und Zeigefinger	−	−	−	−	+	+
Sprungbereitschaft	−	−	−	(±)	+	+
Sitzen ohne Stütze	−	−	−	−	+	+
Stehen	−	(+)	(+)	(+)	+	+
Kriechen auf Händen und Knien	−	−	−	−	+	+
Gehen	−	−	−	−	−	+

[1] bereits unmittelbar nach der Geburt bzw. in den ersten Lebensstunden

7 Progressive Muskeldystrophie

Pathogenese. Erfreulicherweise ist heute eine starke Intensivierung der wissenschaftlichen Arbeit zur Ursachenklärung der progressiven Muskeldystrophien festzustellen. Aus der großen Zahl von Publikationen werden hier einige referiert, die derzeitige Bemühungen und derzeitige Hypothesen veranschaulichen (Jerusalem 1976).

Biochemische Untersuchungen der glykolytischen Enzyme des dystrophischen Muskels haben deutliche Änderungen gezeigt, jedoch kann noch nicht sicher beurteilt werden, ob diese Anomalien der Enzymaktivitäten lediglich Ausdruck einer Änderung des Typenspektrums der Muskelfasern sind, oder ob primäre genetisch-determinierte Enzymdefekte des energieliefernden Stoffwechsels bestehen (Heyck u. Laudahn 1969, Peter 1975). Die Untersuchungen der mitochondrialen Funktionen ergaben eine normale Koppelung der oxydativen Phosphorylierung und eine normale mitochondriale Fettsäurenoxydation (Peter u. Mitarb. 1970). Bei biochemischen Funktionsprüfungen des sarkoplasmatischen Retikulums zeigte sich eine Minderung der Aufnahme von Calcium durch die Vesikel (Peter u. Worsfold 1969). Dieser Befund korreliert mit der elektrophysiologisch nachgewiesenen Verlangsamung der Relaxation (Roe u. Mitarb. 1967). Von den myofibrillären Proteinen wurden Myosin, Tropomyosin und Troponin mit immunologischen und elektrophoretischen Methoden untersucht und im Vergleich zu gesunder Muskulatur normal gefunden (Penn u. Mitarb. 1972). Die Troponin-Aktivität, gemessen an der Calcium-Bindungskapazität von Actomyosin vor und nach Trypsineinwirkung, war dagegen besonders bei der Duchenne-Form, jedoch auch bei anderen Muskeldystrophien und Myopathien reduziert (Furukawa u. Peter 1972). Über quantitative Abweichungen im Gehalt an Elektrolyten und Spurenelementen berichteten Heyck u. Laudahn (1969). Der Nachweis von Aktivitätssteigerungen der Nucleotidphosphohydrolasen veranlaßten Bourne u. Golarz (1959), eine spezifische Stoffwechselstörung des Endomysiums als Ursache der progressiven Muskeldystrophie anzunehmen.

Neue biochemische und molekularbiologische Forschungsvorhaben setzen direkt am pathologischen Gen, der „Messenger-RNA" und der Bildung verschiedener zytoplasmatischer Proteine, an (Jones 1975).

Die *Hypothese*, daß die progressive Muskeldystrophie eine *primäre Erkrankung der muskulären Mikrozirkulation* ist, beruht auf tierexperimentellen Ergebnissen und den ausgesprochen kleinfokalen muskulären

Degenerationsherden in der Frühphase der menschlichen Erkrankung „Status lacunares der Muskulatur". Bei Tieren lassen sich durch Drosselung der Blutzufuhr und Injektion von Serotonin oder durch eine Mikroembolisierung der Muskulatur dystrophieähnliche Myopathien erzeugen (Selye 1965, Hathaway u. Mitarb. 1970, Mendeil u. Mitarb. 1971, 1972).

Elektronenmikroskopische und morphometrische Untersuchungen von Muskelbiopsien des Typs Duchenne wiesen jedoch keine Thrombosen oder Endothelzellnekrosen der Gefäße des Skelettmuskels nach. Die Kapillarisierung der Muskulatur war normal. Es zeigten sich Hinweise auf repetitive Degenerationen und Regenerationen von Muskelkapillaren, die wahrscheinlich sekundärer Natur sind (Jerusalem u. Mitarb. 1974). Die lichtmikroskopisch darstellbaren Gefäßanomalien sind unspezifische Spätveränderungen und z. T. Artefakte. Nachdem auch Durchblutungsmessungen des Muskels bei Duchenne-Kranken mittels der ^{133}Xe-Methode in Ruhe und nach Belastung keine Anomalien nachweisen konnten (Paulson u. Mitarb. 1974), hat die vaskuläre Hypothese an Aktualität stark verloren.

Eine weitere Theorie, die „neurogene Hypothese", basiert auf dem elektrophysiologischen Nachweis einer Minderung von funktionstüchtigen Motoneuronen in den peripheren Nerven bei Muskeldystrophie (Mc Comas u. Sica 1970) und tierexperimentellen Befunden (Gallup u. Dubowitz 1973). Die benutzte elektrophysiologische Methode blieb nicht unwidersprochen (Panayiotopoulos u. Mitarb. 1974), und zudem ergaben morphologische Untersuchungen der peripheren Nerven, der Endplatten und der Vorderhornzellen keine verläßlichen Hinweise auf eine nervale Schädigung (Jerusalem u. Mitarb. 1974, Tomlinson u. Mitarb. 1974). Allerdings ist eine nervale Störung und nerval induzierte Muskelfaserdegeneration, die mit den bisher angewandten Methoden morphologisch nicht nachweisbar ist, noch nicht sicher ausgeschlossen. Die Membrantheorie hat an Aktualität gewonnen, nachdem es Mokri u. Engel (1975) gelungen ist, in 4,2% der Muskelfasern bei Duchenne-Dystrophie Membrandefekte morphologisch nachzuweisen. Anomalien der Partikeldichte in den Membranen sind mit Hilfe der Gefrierätzmethode von Ketelsen (1975) dargestellt worden. Biochemisch ließen sich verschiedene Störungen der Membranen der Muskelfasern und der Erythrozyten zeigen (Fiehn u. Mitarb. 1974, Roses u. Mitarb. 1976). Der Nachweis einer intrazellulären Kalzium-Akkumulation in 4,8% der Muskelfasern stützt ebenfalls die Membrantheorie (Bodensteiner u. Engel, 1978).

Klassifikation. Bis heute ist keine voll befriedigende Klassifikation der progressiven Muskeldystrophien erreicht worden. Autorennamen erweisen sich bei einer etwa 150jährigen Geschichte der Beschreibung neuromuskulärer Krankheitsbilder mit international sehr unterschiedlicher Be-

Tabelle 12   Klassifikation der progressiven Muskeldystrophien

Typ	Geschlecht	Lebensalter im Beginn (in Jahren)	Lebenserwartung	vorwiegende Lokalisation
1. Rezessiv-X-chromosomale Muskeldystrophie				
a) Bösartiger Typ (Duchenne)	♂	0–3	etwa 20 Jahre	Beckengürtel aufsteigend zum Schultergürtel
b) Gutartiger Typ (Becker-Kiener)	♂	6–19	leicht verkürzt	Beckengürtel aufsteigend zum Schultergürtel
2. Autosomal-rezessive kongenitale Muskeldystrophie	♂ ♀	kongenital	verkürzt	generalisierte Schwäche und Hypotonie
3. Autosomal-rezessiver Gliedergürteltyp	♂ ♀	2–50	verkürzt	Beckengürtel aufsteigend zum Schultergürtel
4. Autosomal-dominante fazio-skapulo-humerale Muskeldystrophie	♂ ♀	10–20 (1–55)	meistens normal	Schultergürtel, Gesicht, Oberarme
5. Autosomal-dominante okuläre Muskeldystrophie				
a) Okuläre Form	♂ ♀	Kindheit bis Senium	meistens normal	Augenlider und äußere Augenmuskeln
b) Okulopharyngeale Form	♂ ♀	40–60	meistens normal	Augen- und Pharynx-muskulatur
6. Autosomal-dominante Myopathia tarda hereditaria	♂ ♀	40–60	normal	distale Extremitäten-abschnitte
7. Autosomal-dominante Myopathia distalis juvenilis hereditaria	♂ ♀	5–15	normal	distale Extremitäten-abschnitte

rücksichtigung in Betracht kommender Autoren und den früher wie z. T. heute noch bestehenden diagnostischen Unsicherheiten als ungeeignet. Einteilungen nach genetischen Gesichtspunkten sind überzeugender als solche, die klinisch-phänomenologische Kriterien benutzen. Jedoch bieten erstere dem Kliniker nicht selten unüberwindliche Schwierigkeiten, weil sie eine Sippenuntersuchung erfordern und Mutationen einkalkuliert werden müssen, die zunächst aber u. U. nicht zu sichern sind. Vorläufig erscheint nach internationaler Übereinkunft (WALTON 1968) die Zuhilfenahme klinischer und genetischer Klassifikationskriterien am nützlichsten (Tab. 12). Jeder Erfahrene weiß jedoch, daß immer wieder einmal Muskeldystrophien gefunden werden, die nach diesen Gesichtspunkten nicht zu gruppieren sind.

Rezessiv-X-chromosomale progressive Muskeldystrophie (Typ Duchenne)

Definition. Der Typ Duchenne der progressiven Muskeldystrophie wird *X-chromosomal rezessiv* vererbt und betrifft deshalb fast ausschließlich Knaben. Die Erkrankung beginnt gewöhnlich vor dem 3.–7. Lebensjahr. Sie zeigt eine rasche Progredienz der zunächst im Beckengürtel, später auch im Schultergürtel betonten Muskelschwäche. Zwischen dem 8. und 15. Lebensjahr sind die meisten Kranken gehunfähig. Der Tod erfolgt infolge pulmonaler oder kardialer Komplikationen, meistens zwischen dem 15. und 25. Lebensjahr.

Klinik. Die ersten Symptome der größtenteils bei Geburt und während der frühkindlichen Entwicklung klinisch unauffälligen Kinder zeigen sich meistens beim Erlernen von Stehen und Gehen vor dem 3. Lebensjahr. Das Fortschreiten der normalen motorischen Entwicklung kommt ins Stocken; die Bewegungen werden plump, ungeschickt und unsicher. Die Kinder fallen oft und zeigen ein Nachlassen der motorischen Aktivität. Andere Kinder lernen vor dem Beginn der Erkrankung noch normal Gehen und verschlechtern sich dann erst zunehmend. Die nach dem Aspekt oft besonders muskelkräftig erscheinenden Kinder (Abb. 126a–d) entwickeln durch das bei jedem Schritt seitlich absinkende Becken (positives Trendelenburg-Zeichen) einen Watschelgang. Sie zeigen eine lumbale Hyperlordose, einen stark protrusionierten Bauch sowie die Tendenz, auf den Fußspitzen breitbeinig und mit zurückgezogenen Schultern und retroflektiertem Kopf zu gehen. Die Fähigkeit zu rennen und Treppen zu steigen läßt zunehmend nach. Beim Aufrichten aus der Bodenlage kann nach Einnahme der Vierfüßlerstellung der gebeugte Oberkörper auf den gestreckten Beinen nicht ohne Unterstützung gestreckt werden. Das Kind zieht sich an haltbietenden Gegenständen hoch, oder es benützt die eigenen Oberschenkel als Stütze, um an diesen hochzuklettern (Gowers-Manöver; Abb. 126d).

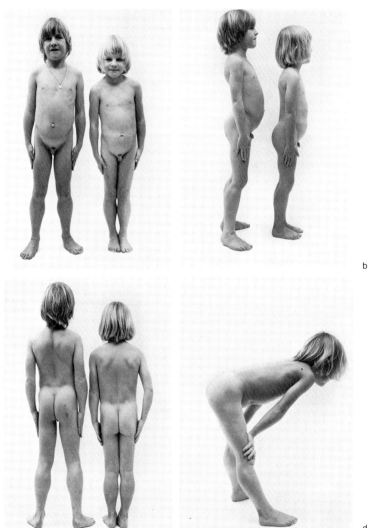

b

d

Abb. 126 a–d   Brüderpaar mit progressiver Muskeldystrophie (Typ Duchenne). a–c) Besonders der ältere Knabe zeigt eine typische Hyperlordosierung der Lendenwirbelsäule, einen vorstehenden Bauch und eine Hypertrophie der Waden; d) beim Aufrichten wird die Schwäche der Hüftextensoren durch Abstützen der Arme auf den Oberschenkel ausgeglichen

Im weiteren Verlauf werden auch die Muskelgruppen des Schultergürtels durch den dystrophischen Prozeß geschwächt, und es entwickeln sich abstehende Schulterblätter (Scapulae alatae). Später lassen sich auch Paresen des Stammes und distaler Extremitätenmuskeln feststellen. HEYCK u. LAUDAHN (1969) betonen nach einer Untersuchung von 125 Fällen, daß der Schultergürtel meistens schon sehr frühzeitig mitbetroffen ist und daß leichte Asymmetrien der Paresen vorkommen, die jedoch nicht so stark ausgeprägt sind wie bei der fazioskapulo-humeralen Form. In späten Krankheitsstadien sind eine leichte Facies myopathica und Sprachstörung nicht selten. Regelmäßig zeigen sich Kontrakturen z. B. in Form von Spitzfüßen sowie Kontrakturen des M. tibialis posterior, der Adduktorengruppe, der Hüftbeuger sowie der Knie- und der Ellenbogenbeuger. Skoliosen sind in späten Stadien häufig vorhanden.

Muskelhypertrophien und Pseudohypertrophien sind häufig festzustellen und betreffen besonders die Waden, das Gesäß, die Kaumuskeln, den M. deltoideus und M. quadriceps femoris, den Zungenmuskel u. a.; in späteren Krankheitsstadien können diese Symptome fehlen. Es zeigt sich dann oft entweder eine allgemeine diffuse Muskel- und Weichteilatrophie oder eine Adipositas. Die Testes sind oft klein oder zeigen einen unvollständigen Deszensus. Schon in frühen Krankheitsstadien fehlen die Patellarsehnenreflexe, während die Achillessehnenreflexe lange normal auslösbar bleiben. Die Armeigenreflexe sind oft nur schwach positiv.

Kardiale, pulmonale und ossäre Symptome. Eine Miterkrankung des Herzmuskels findet sich häufig bei der Duchenne-Form der progressiven Muskeldystrophie. EKG-Veränderungen werden in bis zu 85% der Fälle, u. a. in Form sehr hoher Amplituden der R-Wellen in den rechtspräkordialen Ableitungen und tiefer Q-Wellen in den linkspräkordialen Ableitungen, registriert (LETH u. Mitarb. 1973); ein etwa gleich hoher Prozentsatz zeigt eine Sinustachykardie. Es besteht keine positive Korrelation zwischen der Schwere des dystrophischen Skelettmuskelprozesses und der begleitenden Herzerkrankung, so daß in Einzelfällen das EKG mit zur Frühdiagnose beitragen kann. Etwa 10% der Konduktorinnen zeigen EKG-Anomalien (EMERY 1972).

Respiratorische Insuffizienzen mit der Entwicklung einer Hyperkapnie unter Belastung werden gelegentlich beobachtet. Ossäre, röntgenologisch darstellbare Anomalien in Form von Dekalzifikationen, Disorganisation der Bälkchenstruktur und Atrophie des Knochens kommen häufig vor und sind wahrscheinlich Folge verminderter Beanspruchung (WALTON u. WARWICK 1954).

Intelligenz. Bei etwa 30–40% der betroffenen Knaben liegt der Intelligenz-Quotient unter 75. COHEN u. Mitarb. (1968) fanden eine Intelligenzminderung bei 20,9% von 211 Patienten; zudem ergaben sich Hinweise, daß es sich um eine genetisch determinierte und nicht exogen induzierte Intelligenzstörung handelt. Neuropathologische Untersuchungen des Hirngewebes ließen jedoch keine pathologischen Befunde erkennen (DUBOWITZ u. CROME 1969).

Genetik und Verlauf. Die Duchenne-Form der progressiven Muskeldystrophie wird rezessiv-X-chromosomal vererbt. Die Mütter, die als Konduktorinnen bezeichnet werden, übertragen das Leiden. Etwa die Hälfte der männlichen Nachkommen dieser Konduktorinnen erkrankt, und etwa die Hälfte ihrer weiblichen Nachkommen sind wieder heterozygote Konduktorinnen und geben, falls sie Nachkommen haben, das pathologische Gen an etwa 50% ihrer Kinder weiter. Die Erkrankungswahrscheinlichkeit männlicher Geschwister von Kranken beträgt 41 ± 6,8% (BEKKER 1964).

Nach dem Einsetzen klinisch manifester Symptome im 3.–7. Lebensjahr ist mit einer chronischen Progredienz zu rechnen. Echte Remissionen oder längere stationäre Verläufe sind nicht zu erwarten. Allerdings gibt es im Vorschulalter gelegentlich kurze Phasen einer vermeintlichen Besserung der Muskelleistung, die mit einer Diskrepanz zwischen altersentsprechendem Muskelwachstum und dystrophischem Prozeß erklärt wird. Eine Gehunfähigkeit wird gewöhnlich zwischen dem 8. und 15. Lebensjahr erreicht. Der Tod tritt meistens zwischen dem 15. und 25. Lebensjahr ein, so daß die Kranken nicht heiraten können und meistens auch keiner beruflichen Tätigkeit nachgehen.

Serumenzyme. Starke Aktivitätssteigerungen muskulärer Serumenzyme finden sich beim Typ Duchenne der progressiven Muskeldystrophie. Ihre Bestimmung ist ein wesentlicher Bestandteil der Diagnose und differentialdiagnostischen Abgrenzung. Besonders hohe, in 85% der Fälle zu findende Werte ergeben sich für die Kreatinphosphokinase (HEYCK u. LAUDAHN 1969). Auch andere muskuläre Serumenzyme sind häufig erhöht und signifikant höher als bei den rezessiv-autosomalen Beckengürtelformen und dem fazio-skapulo-humeralen Typ der progressiven Muskeldystrophie (Abb. 127). Die Häufigkeit pathologischer Enzymwerte bei verschiedenen Erkrankungen zeigt Tab. 13.

Deutliche Erhöhungen der Enzymwerte finden sich schon in präklinischen Stadien der Erkrankung, weshalb ihre Bestimmung hilfreich ist für eine frühe Diagnosestellung. Eine einfache CPK-Screeningmethode für die Früherkennung und Identifizierung von Konduktorinnen, bei der nur ein Blutstropfen mit Luciferin und Luciferase zusammengebracht wird, wurde von BECKMANN u. Mitarb. (1974) erarbeitet.

Das Isoenzym MB der Kreatinphosphokinase ist bei der Duchenne-Form der progressiven Muskeldystrophie signifikant höher als bei anderen neuromuskulären Erkrankungen (SILVERMAN u. Mitarb. 1976).

Elektromyographie. Elektromyographische Ableitungen aus dystrophischen Muskeln lassen eine Verkürzung der mittleren Potentialdauer, eine Erniedrigung der Potentialamplituden und oft eine Steigerung der Entladungsfrequenz erkennen. In Übereinstimmung mit morphologisch nach-

Tabelle 13   Prozentuale Häufigkeit des Vorkommens pathologischer Serumenzymwerte bei 214 Patienten mit progressiver Muskeldystrophie und 58 Patienten mit neurogenen Muskelatrophien. Der Berechnung liegen ausschließlich die Ergebnisse der klinischen Erstuntersuchung zugrunde (nach *Heyck u. Laudahn* 1969)

Enzym	Progressive Muskeldystrophie			Spinale Muskelatrophie	
	Typ Duchenne	Gliedergürtel-Typ	Fazio-skapulo-humeraler Typ	Kugelberg-Welander	Aran-Duchenne
	$n = 124$	$n = 57$	$n = 33$	$n = 25$	$n = 33$
ALD	88 %	54 %	64 %	56 %	62 %
CPK	85 %	53 %	45 %	40 %	38 %
GOT	96 %	72 %	67 %	46 %	76 %
GPT	94 %	67 %	60 %	28 %	79 %
LDH	90 %	60 %	59 %	80 %	61 %

weisbaren Muskelregeneraten sind myographisch besonders in milden Krankheitsstadien Fibrillationspotentiale zu registrieren. Ferner können pseudomyotone Entladungen und, in Muskelarealen mit starker mesenchymaler und lipomatöser Proliferation, elektrisch stumme Zonen nachweisbar sein.

Muskelbiopsie. Das bioptisch entnommene Muskelgewebe zeigt ein myopathisches Gewebssyndrom. In der Frühphase, bei präklinischen Fällen und in geringem Ausmaß auch bei Konduktorinnen findet man isolierte oder kleinfokale Gruppen von Muskelfasernekrosen mit und ohne Phagozyteninvasionen, ferner herdförmig gelagerte Myoblasten und Muskelschläuche sowie eine mesenchymale Proliferation (Abb. 40, s. S. 60). Diese isoliert disseminierte oder kleinherdige Faserdegeneration läßt sich besonders gut in der Trichrom-Färbung oder histochemisch mittels der sauren Phosphatase-Reaktion darstellen. Einzelne große, runde, mit HE sehr intensiv gefärbte und homogen erscheinende Faserquerschnitte (hyperreaktive Fasern) sind oft zu finden (Abb. 40). Im weiteren Verlauf entwickelt sich eine pathologische Kalibervariation mit hypertrophischen Fasern. Seltener sind Spaltbildungen und zentrale Kerne. Außerdem kommt es zu einer zunehmenden mesenchymalen und lipomatösen Vakatwucherung. Die pathologische Kalibervariation mit Ausdehnung in den hypertrophischen Bereich findet sich besonders in initialen und mittleren Krankheitsstadien. Bei etwa 25 % der Biopsien lassen sich kleinherdige Rundzellinfiltrate nachweisen. Beide Fasertypen sind mittels oxydativer Enzymreaktionen und der myofibrillären ATPase nachzuweisen, jedoch gelingt oft eine befriedigende Fasertypbestimmung nicht. Eine Bevorzugung des dystrophischen Prozesses für einen Fasertyp besteht nicht, jedoch läßt sich oft ein Überwiegen der Typ-I-Fasern feststellen.

Die normal geordnete Zytoarchitektur fehlt in vielen Fasern; besonders bei der Trichrom-Färbung und bei der Darstellung oxydativer Enzyme sind fokale Organellenansammlungen, Enzymaktivitätssteigerungen bzw. -minderungen zu beobachten. Im Phasenkontrast- und Elektronenmikroskop sind in einem Teil der Muskelfasern Membrandefekte sichtbar.

Ein Überblick über die elektronenmikroskopischen Veränderungen der progressiven Muskeldystrophie Typ Duchenne wurde von HUDGSON u. MASTAGLIA (1974) vorgelegt. Bei der morphometrischen Analyse von 3 Fällen fanden wir eine Minderung des Mitochondriengehalts und eine Zunahme des sarkotubulären Systems (Tab. 14) (JERUSALEM u. Mitarb. 1974). Der Elektronenmikroskopie kommt eine besondere Bedeutung bei der Identifizierung von Konduktorinnen zu (AFIFI u. Mitarb. 1973).

Tabelle 14 Morphometrische Analyse der Muskelfasern bei progressiver Muskeldystrophie Typ Duchenne. n = Anzahl der analysierten Muskelfasern

	Mitochondrien pro Faserfläche (%)	Sarkotubuläre Oberfläche pro Faservolumen ($\mu m^2/\mu m^3$)
Kontrollen (n = 33)	$4{,}82 \pm 0{,}46$	$1{,}59 \pm 0{,}08$
Duchenne (n = 24)	$3{,}57 \pm 0{,}34$	$2{,}43 \pm 0{,}14$
p	$< 0{,}05$	$< 0{,}001$

Nachdem MC COMAS u. Mitarb. (1970) die „neurogene Hypothese" entwickelt hatten, richtete sich großes Interesse auf die Struktur der peripheren Nerven und Endplatten. Die morphometrische Analyse von 36 Endplatten (M. peroneus brevis) von 3 Fällen mit progressiver Muskeldystrophie Typ Duchenne ergab im Vergleich mit 32 Endplatten (Interkostalmuskulatur) von Erwachsenen und 13 Endplatten (M. peroneus brevis) eines Kindes keine Veränderungen im präsynaptischen Bereich (JERUSALEM u. Mitarb. 1974). Auch wurden keine degenerativen Veränderungen der präterminalen Nervenendigungen und intramuskulärer Nervenäste beobachtet. Im postsynaptischen Anteil der Endplatten fand sich dagegen konstant eine Atrophie des Faltenapparates. Etwa 10% der postsynaptischen Regionen waren denerviert. Dieser Befund ist nicht spezifisch für die Muskeldystrophie (ENGEL u. Mitarb. 1975).

Die intramuskulären Arteriolen und kleinen Arterien zeigen oft eine Verdickung der Gefäßwände und einen starken Kernreichtum. Die Veränderungen gehören jedoch nicht zum Frühstadium der Erkrankung, sie stellen späte, wahrscheinlich sekundäre Veränderungen dar. Außerdem konnten wir entsprechende Anomalien auch bei zahlreichen anderen chronischen, neuromuskulären Prozessen nachweisen. Pathogenetisch relevante Gefäßverschlüsse fanden wir selbst licht- und elektronenmikroskopisch nicht. Gelegentliche Lumenverlegungen kommen auch bei normalen Biopsien vor und sind hochverdächtig auf einen Artefakt bzw. auf Besonderheiten der Schnittebene. Einige auf Verschluß verdächtige Gefäße entpuppten sich nach eigenen Untersuchungen als normale präkapilläre Sphinkter. Nicht so selten findet man korpuskuläre Blutbestandteile beim Durchtritt durch die Gefäßwand. 66% der Kapillaren zeigen eine Lamellierung und Vervielfältigung der Basalmembran, ein Befund, der in unterschiedlicher Häufigkeit auch bei anderen neuromuskulären Erkrankungen vorkommt (JERUSALEM u. Mitarb. 1974). Außerdem sind bei der Duchenne-Dystrophie der durchschnittliche Kapillarquerschnitt und die Perizytengröße signifikant vergrößert. Die mittlere Muskelfaserfläche pro Kapillare beträgt $951 \pm 125\ \mu m^2$ und unterscheidet sich nicht signifikant von Kontrollwerten. Das Kapillarendothel zeigt außerdem eine signifikante Minderung der Pinozytosebläschen.

Identifizierung von Konduktorinnen. Von großer eugenischer Bedeutung ist die Erfassung und Beratung von Konduktorinnen. Aufgrund genetischer Kriterien sind

a) sichere,

b) wahrscheinliche und

c) mögliche Konduktorinnen zu unterscheiden.

a) *Sichere Konduktorinnen* sind Mütter wenigstens eines kranken Sohnes oder wenigstens einer Tochter, die Konduktorin ist, und die zudem wenigstens einen kranken Bruder oder kranken männlichen Verwandten in der mütterlichen Aszendenz haben; ferner Mütter mit wenigstens einem kranken Sohn und wenigstens einer Schwester mit einem ebenfalls kranken Sohn, und schließlich Mütter von zwei oder mehr kranken Söhnen von verschiedenen nichtverwandten Vätern.

b) *Wahrscheinliche Konduktorinnen* sind Mütter von zwei oder mehr betroffenen Söhnen, aber ohne weitere betroffene Verwandte.

c) *Mögliche Konduktorinnen* sind Mütter und Schwestern eines Einzelfalles von progressiver Muskeldystrophie Typ Duchenne und ferner andere weibliche Verwandte aus der mütterlichen Aszendenz des Betroffenen. Außerdem sind es die weiblichen Nachkommen und weiblichen Verwandten in der mütterlichen Linie einer sicheren Konduktorin und auch die Töchter einer wahrscheinlichen Konduktorin.

Bei der genetischen Abklärung und Beratung ist zunächst eine neurologische Untersuchung durchzuführen. Während ein größerer Teil der heterozygoten Konduktorinnen keine klinisch apparenten Symptome aufweist, sind andere, etwa 8–10%, die sog. manifesten Konduktorinnen (MOSER u. EMERY, 1974), schon klinisch auffallend. Einzelne von diesen zeigen lediglich eine Wadenhypertrophie und klagen über Muskelkrämpfe, bei anderen besteht eine langsam progrediente Myopathie des Becken- und/oder Schultergürtels. Bei manifesten Konduktorinnen sind Asymmetrien der Muskelschwäche und der Hypertrophie, höhere CPK-Werte und EKG-Veränderungen häufiger als bei autosomal-rezessiven Formen der Dystrophie.

Die Bestimmung der muskulären Serumenzyme, insbesondere der Kreatinphosphokinase, ist für die Identifizierung der heterozygoten Konduktorinnen sehr hilfreich. Bei etwa 70% der Konduktorinnen sind erhöhte CPK-Werte festzustellen (ROTTHAUVE u. KOWALEWSKI 1973). Da intraindividuelle Schwankungen und evtl. auch jahreszeitliche Schwankungen bestehen (DREYFUS u. Mitarb. 1969), sollen mehrere Bestimmungen im Laufe mehrerer Monate und in verschiedenen Lebensaltern erfolgen. Die Untersuchung soll schon im Kindesalter einsetzen, da eine Tendenz zur Normalisierung pathologischer CPK-Werte mit zunehmendem Alter besteht (MOSER u. VOGT 1974). Einflüsse des Menstruationszyklus bzw. einer kontrazeptiven hormonellen Medikation beeinflussen die CPK-Werte nicht (SIMPSON u. Mitarb. 1974).

Mittels der Elektromyographie können bei einem Teil der Konduktorinnen fokale myopathische Veränderungen und Fibrillationspotentiale registriert werden. Weniger als 10% der Konduktorinnen zeigen EKG-Veränderungen.

Myopathologische Veränderungen sind bei heterozygoten Konduktorinnen oft zu finden, besonders dann, wenn histochemische und elektronenmikroskopische sowie morphometrische Methoden angewendet werden.

Eine pränatale genetische Diagnostik der progressiven Muskeldystrophie Typ Duchenne ist noch nicht möglich. Jedoch kann in der 14.–16. Woche der Amenorrhö durch transabdominale Amniozentese eine verläßliche Geschlechtsbestimmung des Feten erfolgen.

Wenn wiederholte CPK-Untersuchungen, quantitative EMG-Analysen von wenigstens 3 Muskeln und die licht- sowie elektronenmikroskopische Untersuchung einer Muskelbiopsie normal ausfallen, ist ein Carrier-Status unwahrscheinlich, jedoch nicht ausgeschlossen.

Gutartige rezessiv-X-chromosomal erbliche Muskeldystrophie (Becker-Kiener)

Definition. Diese ebenfalls rezessiv-X-chromosomal erbliche Muskeldystrophie unterscheidet sich von der Duchenne-Form durch einen späteren Beginn und wesentlich gutartigeren Verlauf. Die von BECKER u. KIENER (1955) beschriebene Erkrankung ist viel seltener als der bösartige Duchenne-Typ.

Klinik. Die meisten Fälle beginnen zwischen dem 6. und 19. Lebensjahr, es sind jedoch auch frühere und spätere Manifestationen bekannt. HEYCK u. LAUDAHN (1969) beobachteten 3 Fälle, deren Erkrankung erst in der 5. Lebensdekade einsetzte. Der dystrophische Prozeß beginnt in der Bekken- und Oberschenkelmuskulatur und breitet sich sehr langsam auf die Oberarme und den Schultergürtel aus. In späten Stadien können ferner die Stammuskulatur, die Mm. sternocleidomastoidei und die distalen Extremitätenmuskeln betroffen sein. Der Becker-Kiener-Typ affiziert also die gleichen Muskeln wie der Duchenne-Typ, auch die Pseudohypertrophie der Waden ist vorhanden. Gehunfähig sind die Betroffenen gewöhnlich erst nach einem 25- bis 30jährigen Verlauf, einzelne Kranke waren mit 40–60 Jahren noch geh- und berufsfähig.

Eine überzeugende Abgrenzung der Muskeldystrophie Becker-Kiener von der X-chromosomal erblichen spinalen Muskelatrophie Kugelberg Welander ist auch unter Einsatz des EMG und der Biopsie nicht immer möglich.

Genetik. Im Gegensatz zu den Verhältnissen bei der Duchenne-Form haben zahlreiche Kranke vom Typ Becker-Kiener Kinder. Die Söhne sind gesund und frei von der pathologischen Erbanlage. Die phänotypisch ebenfalls gesunden Töchter sind dagegen alle heterozygote Anlageträger, von ihren Söhnen sind etwa 50% krank, von ihren Töchtern sind etwa 50% Konduktorinnen.

Elektromyographisch findet man bei den Kranken ein myopathisches Entladungsmuster.

Die **Serumenzyme** sind in klinischen und präklinischen Stadien erhöht, jedoch erreichen ihre Werte meistens nicht die Höhe wie bei der Duchenne-Form (ROTTHAUWE u. KOWALEWSKI 1965).

Kongenitale Muskeldystrophie

Klinik. Neben der im frühen Kindesalter einsetzenden progressiven Muskeldystrophie Typ Duchenne unterscheidet man eine autosomal-rezessiv vererbte Muskeldystrophie, die bereits bei der Geburt klinisch manifest ist (VASELLA u. Mitarb. 1970, ROTTHAUWE u. KOWALEWSKI 1970). Bei einigen Fällen waren schon während der Schwangerschaft sehr schwache Kindsbewegungen oder erst verspätet aufgetretene Kindsbewegungen aufgefallen. Etwa 50% der Neugeborenen zeigen Gelenkkontrakturen. Die herausragenden Symptome sind eine bereits bei der Geburt vorhandene muskuläre Hypotonie und Schwäche. 50% der Säuglinge haben eine Schwäche der Gesichtsmuskulatur. Pseudohypertrophien sind nicht bekannt. Meistens fehlen die Eigenreflexe, oder sie sind abgeschwächt.

Die Erkrankung ist rasch progredient, etwa 30% dieser Kinder sterben schon während des 1. Lebensjahres. Vereinzelt wurden auch stationäre Verläufe oder leichte Besserungen beobachtet; es ist jedoch zu berück-

sichtigen, daß die Mehrzahl der bekannten Fälle muskelbioptisch lediglich mit formolfixierten Paraffinschnitten abgeklärt wurde und einige
spezielle kongenitale benigne Myopathien und Stoffwechselanomalien
dadurch möglicherweise unerkannt geblieben sind und irrtümlich in das
Krankengut der kongenitalen Muskeldystrophie mitaufgenommen wurden.

Das **Elektromyogramm** ergibt meistens ein myopathisches Entladungsmuster.

In einem Teil der Fälle findet sich ein pathologisches Elektrokardio-
gramm.

Die **Serumenzyme** sind im Gegensatz zur Duchenne-Form der progressiven Muskeldystrophie normal oder nur leicht erhöht.

Die **Muskelbiopsie** zeigt ein myopathisches Gewebssyndrom.

Rezessiv-autosomal erblicher Beckengürtel-Gliedergürtel-Typ

Definition. Da die Mehrzahl dieser Erkrankungen im Beckengürtel beginnt, ist im deutschen Sprachgebiet der Terminus Beckengürteltyp geläu-
fig. Die Bezeichnung Gliedergürteltyp oder „limbgirdle muscular dystrophy" wird der Tatsache gerecht, daß ein kleiner Prozentsatz der Erkrankungen primär im Schultergürtel einsetzt und daß im späteren Verlauf
viele initial pelvin lokalisierte Prozesse zum Schultergürtel aszendieren.

Verlauf. Das Erkrankungsalter dieser im Vergleich zur Duchenne-Form
gutartigeren progressiven Muskeldystrophie schwankt zwischen dem 2.
und 50. Lebensjahr. Gewöhnlich ist die Prognose bei Manifestationen in
höheren Lebensaltern günstiger. Die Progredienz ist sehr unterschiedlich,
einzelne Kranke bleiben stets arbeitsfähig. Die mittlere Lebenserwartung
ist allerdings verkürzt.

Klinik. Die Muskelschwäche setzt wie bei den X-chromosomalen Formen
in der Beckengürtel- und Oberschenkelmuskulatur ein und aszendiert im
Laufe mehrerer Jahre zum Schultergürtel. Die subjektiven Beschwerden
und objektiven Befunde ähneln deshalb sehr denen der Duchenne-Form.
Bei etwa 10% der Kranken ist zunächst der Schultergürtel betroffen
(Abb. 128 a–d). Funktionell relevante Atemstörungen kommen gelegentlich durch die Beteiligung der Atemmuskulatur vor. Die Gesichtsmuskulatur ist nur in seltenen Fällen mitbetroffen. Etwa 20–30% der Kranken
zeigen Pseudohypertrophien. Einzelne zeigen erhebliche Muskelatrophien und sind abgemagert, bei anderen ist der dystrophische Prozeß
durch reichlich Fettgewebe überdeckt. In fortgeschrittenen, selten in frühen Stadien entwickeln sich Kontrakturen, die besonders die Wadenmus-
keln, die Ellenbogen-, Knie- und Hüftbeuger, den M. errector spinalis und
die dorsalen Halsmuskeln betreffen (HALLEN 1966). Oft entwickeln sich
Skoliosen (Abb. 128 d). Einzelne der muskulären **Serumenzyme** sind bei

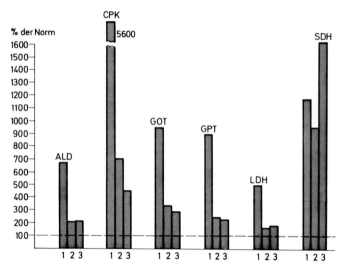

Abb. 127   Serumenzyme bei progressiver Muskeldystrophie. Prozentuale Aktivitätszunahme bei progressiver Muskeldystrophie (Mittelwert Gesunder = 100):
1. Typ Duchenne   (124 Fälle)
2. Gliedergürteltyp   (57 Fälle)
3. Fazio-skapulo-humeraler Typ   (33 Fälle)
(nach *Heyck* u. *Laudahn*)

etwa der Hälfte der Fälle pathologisch erhöht (Tab. 13). Die Steigerungen der Enzymaktivitäten sind jedoch in der Regel nicht so stark ausgeprägt wie bei der Duchenne-Form (Abb. 127). Auch bei den Müttern der Kranken und in geringerem Ausmaß bei ihren Vätern finden sich gelegentlich erhöhte Serumaktivitäten.

Das **Elektromyogramm** und die **Muskelbiopsie** ergeben myopathische Veränderungen.

Genetik. Bei diesem *rezessiv-autosomal* erblichen Leiden sind beide Eltern heterozygot, phänotypisch gesund und nicht selten blutsverwandt. Männliche und weibliche Nachkommen sind etwa gleich häufig erkrankt. Theoretisch sollten etwa 25 % der Geschwister krank, 50 % heterozygote Anlageträger und 25 % phänotypisch und genotypisch gesund sein. Sporadische Fälle sind häufig. Auch autosomal-dominant erbliche

Abb. 128a u. b   Rezessiv-autosomaler Gliedergürteltyp der progressiven Muskeldystrophie mit Schwerpunkt im Schultergürtel. Atrophie der Mm. pectorales. Dislokation der Schulterblätter beim Anheben der Arme (a–c) und Scapulae alatae (b u. c). Pelvin betonter Gliedergürteltyp mit Skoliose (d)

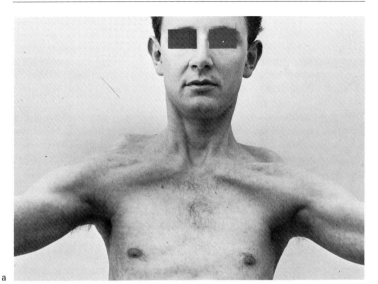

a

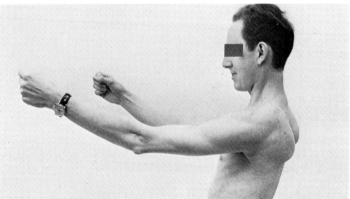

b

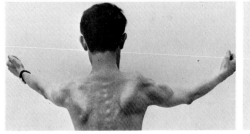

c

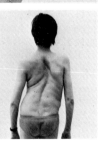

d

Gliedergürteltypen sollen vorkommen (WALTON u. GARDNER-MEDWIN 1974). Bei Kindern aus Familien mit der rezessiv-autosomalen Form ist das Erbrisiko bezüglich einer klinisch manifesten Erkrankung der weiteren Nachkommenschaft sehr gering, wenn die Heirat nicht innerhalb der Verwandtschaft oder in einem Isolat erfolgt. BECKER (1964) schätzt die Häufigkeit des rezessiv-autosomalen Typs in Südbaden auf 1 : 40000 bis 1 : 60000.

Differentialdiagnose. Bei der Abklärung einer Gliedergürtelmyopathie sind die spinale Muskelatrophie vom Typ Kugelberg-Welander, benigne kongenitale Myopathien, Glykogenspeicher-Myopathien, insbesondere der saure Maltase-Mangel, endokrine Myopathien, Lipidspeicher-Myopathien und myositische Prozesse in die differentialdiagnostischen Überlegungen mit einzubeziehen.

Quadrizeps-Myopathie

Bei der sog. Quadrizeps-Myopathie handelt es sich um meist spät einsetzende und langsam progrediente Muskeldystrophien, die vollkommen oder vorwiegend auf den M. quadriceps beidseits beschränkt bleiben (MUMENTHALER u. Mitarb. 1958). Wir selbst und auch BODDIE u. STEWART-WYNNE (1974) beobachteten je einen Fall einer benignen, chronisch-progredienten, isolierten Quadrizeps-Atrophie und -Parese, denen ein neurogener Prozeß, wahrscheinlich eine spinale Muskelatrophie, zugrunde lag.

Differentialdiagnostisch zu beachten sind ferner die diabetische Amyotrophie und die Polymyositis (WALTON u. ADAMS 1958).

Fazio-skapulo-humerale Muskeldystrophie

Der fazio-skapulo-humerale Typ der progressiven Muskeldystrophie beginnt meistens zwischen dem 10. und 20. Lebensjahr; gelegentlich sind frühere oder spätere und selten frühkindliche Manifestationen zu beobachten (Abb. 129).

Klinik. Subjektiv bleiben die initialen Symptome oft lange unerkannt, bis dann der Betroffene selbst oder seine Angehörigen eine Veränderung und Schwäche des Gesichts und des Schultergürtels feststellen. Die Kranken bemerken z. B. einen unvollständigen Augenschluß, mangelhaftes Pfeifvermögen und eine Schwäche beim Heben von Gegenständen über die

---

Abb. 129   9jähriger Knabe, bei dem sich im 1. Lebensjahr eine autosomal-dominant erbliche fazio-skapulo-humerale Muskeldystrophie klinisch manifestierte. Facies myopathica mit kraftlosem Augenschluß und offenem Mund. „Lose Schultern". Der Vater des Knaben war subjektiv gesund, zeigte aber leichte myopathologische und elektromyographische Veränderungen und leichte Serumenzymerhöhungen

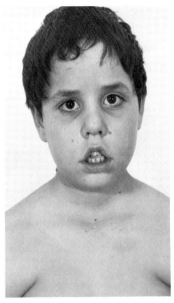
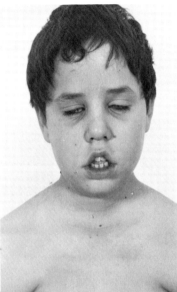
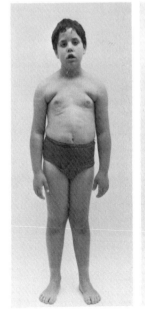
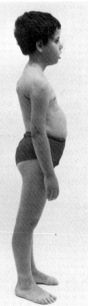
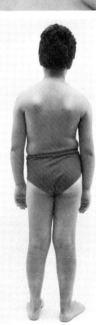

Schulterhöhe. Manche Familienmitglieder fühlen sich ganz gesund und werden erst anläßlich einer Sippenuntersuchung im Rahmen der genetischen Beratung als Träger des pathologischen Gens erfaßt.

Bei der klinischen Untersuchung findet sich eine Facies myopathica ohne Ptose (Abb. 130 a–e) und oft eine schwach artikulierte Sprache. Die Schultergürtelschwäche demonstriert sich durch eine Scapula alata und durch die Verschiebung der Schulterblätter nach oben; die Schulterkontur wird dadurch in charakteristischer Weise verändert (Abb. 130 c). Der dystrophische Prozeß manifestiert sich zwar immer beidseitig, jedoch sind besonders in der Initialphase ausgesprochene Asymmetrien nicht ungewöhnlich. Vorwiegend unilaterale Ausprägungen des dystrophischen Prozesses der Gesichtsmuskulatur können eine nervale Fazialislähmung imitieren. Bei Erwachsenen und deutlicher bei Kindern verursacht die Schultergürtelschwäche eine abnorme Beweglichkeitszunahme der Schultergelenke („lose Schultern"). Zur fazio-skapulo-humeralen Lokalisation kommen gelegentlich zusätzlich Ausbreitungen auf die Fußheber oder sogar auf die Unterarm- und Handmuskulatur vor. In fortgeschrittenen Stadien ist eine deszendierende Ausdehnung auf alle Rumpf- und Beckengürtelmuskeln mit Entwicklung von Haltungsanomalien der Wirbelsäule fast immer festzustellen (HEYCK u. LAUDAHN 1969). Die Atrophie des Muskelparenchyms ist meistens deutlich sichtbar, gelegentlich verbirgt sie sich unter einem stark entwickelten Fettgewebe (Abb. 129 u. 130). Pseudohypertrophien der Waden oder anderer Muskeln sind selten (BECKER 1953).

Bei einigen Fällen fehlt die Beteiligung der Gesichtsmuskulatur, wodurch differentialdiagnostische Schwierigkeiten gegenüber der autosomal-rezessiven Stammgürtelform entstehen können. BECKER (1964) beschreibt ausdrücklich die ausschließliche Lokalisation des dystrophischen Prozesses im Schultergürtel und bezeichnet diese und die fazio-skapulo-humerale Form als „*dominant erblichen Schultergürteltyp*".

Die **Serumenzyme** sind nur leicht erhöht oder normal.

Das **Elektromyogramm** und die **Muskelbiopsie** ergeben myopathische Veränderungen. Gelegentlich sind auch entzündliche Infiltrate vorhanden, so daß bei sporadischen Fällen die differentialdiagnostische Abgrenzung von fazio-skapulo-humeral lokalisierten Polymyositiden schwierig ist.

Verlauf und Genetik. Die Mehrzahl der Kranken hat aufgrund einer nur sehr langsamen oder zeitweise fehlenden Progredienz eine normale oder nur leicht reduzierte Lebenserwartung. Ganz vereinzelt kommen rasch progrediente Verläufe vor, die die Betreffenden schon mit etwa 20 Jahren gehunfähig machen.

Die fazio-skapulo-humerale Muskeldystrophie wird *autosomal-dominant* vererbt. Zudem kommen sporadische Fälle vor. BECKER (1964) fand in Süddeutschland eine Häufigkeit von 1 : 20 000, in der deutschsprachi-

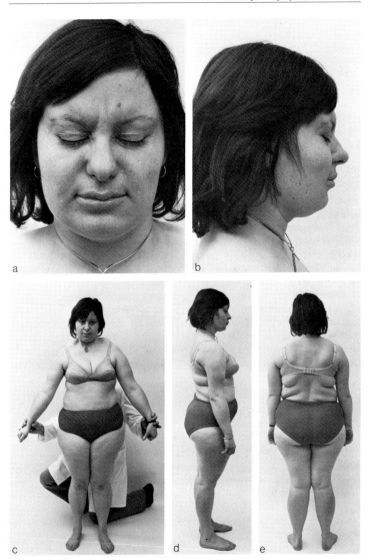

Abb. 130 a–e   Fazio-skapulo-humerale Muskeldystrophie. a u. b) Facies myopathica mit positivem *signe de cils* bei dem Versuch, die Augen fest zu schließen, und vorstehender Lippenpartie. Bei Innervation des M. deltoideus sind die dislozierten Schulterblätter an der oberen Schulterkontur in charakteristischer Weise sichtbar (c). Die Atrophie der Schultergürtelmuskulatur ist durch kräftig entwickeltes Fettgewebe überdeckt

gen Schweiz scheint das Leiden seltener zu sein. Die Mutationsrate wird auf $4{,}7 \times 10^{-6}$ bis 5×10^{-7} geschätzt (BECKER u. LENZ 1955, MORTON u. CHUNG 1959). Bei der genetischen Beratung ist es oft notwendig, zahlreiche Sippenmitglieder klinisch und elektromyographisch zu untersuchen, die Serumenzyme zu bestimmen und gegebenenfalls eine Muskelbiopsie durchzuführen, da viele frustrane Erkrankungen den Betroffenen selbst und ihren Familienangehörigen unbekannt sind. Die Erkrankungswahrscheinlichkeit der männlichen und weiblichen Geschwister und Kinder der Erkrankten liegt zwischen 40 und 50%.

Differentialdiagnose. Der fazio-skapulo-humerale bzw. skapulo-humerale Schwerpunkt einer Muskelschwäche ist nicht pathognomonisch für die entsprechende Form der progressiven Muskeldystrophie. Gleiche Manifestationsschwerpunkte können auch spinale Muskelatrophien (FENICHEL u. Mitarb. 1967, RICKER u. Mitarb. 1968), die rezessiv-autosomale Form der progressiven Muskeldystrophie und Polymyositiden zeigen (BECKER 1964, ROTHSTEIN u. Mitarb. 1971, MUNSAT u. Mitarb. 1972). Ferner können Myasthenien, Myopathien bei Endokrinopathien, myotubuläre Myopathien, mitochondriale Myopathien, Nemaline- und Central-core-Krankheiten mit der fazio-skapulo-humeralen Form der progressiven Muskeldystrophie verwechselt werden. Besonders bei asymmetrischer Ausprägung ist gelegentlich auch eine Neuropathie des Plexus brachialis, eine multisegmentale radikuläre Läsion oder eine Poliomyelitis in die differentialdiagnostischen Überlegungen mit einzubeziehen. Auch ein Möbius-Syndrom kann Anlaß zu Verwechslungen geben (HANSON u. ROWLAND 1971). Die okuläre Muskeldystrophie läßt sich durch das Vorherrschen einer Ptose und Bewegungsstörungen der Bulbi gut abgrenzen.

Okuläre und okulopharyngeale Muskeldystrophie

Okuläre Muskeldystrophie

Klinik. Diese langsam progrediente Form der progressiven Muskeldystrophie beginnt in der Regel mit einer meistens bilateralen, seltener primär unilateralen Ptose (Abb. 131). Zur Kompensation der Ptose wird der Kopf nach hinten geneigt und der M. frontalis innerviert: Hutchinson-Trias. Sehr selten besteht als Erstsymptom eine Schwäche der äußeren Augenmuskeln (KILOH u. NEVIN 1951). Im weiteren Verlauf sind die äußeren Augenmuskeln fast regelmäßig betroffen, jedoch manifestiert sich der Prozeß gewöhnlich symmetrisch, so daß meistens nicht über eine Diplopie geklagt wird. Die inneren Augenmuskeln funktionieren normal. Im Gegensatz zur internukleären Ophthalmoplegie ist keine Dissoziation zwischen Adduktions- und Konvergenzbewegung zu beobachten. Im weiteren Verlauf dehnt sich der dystrophische Prozeß oft auf die Gesichts-

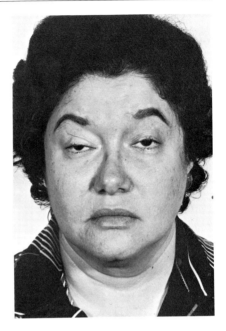

Abb. 131 Okuläre Muskeldystrophie mit rechts mehr als links vorhandener Ptose und kompensatorischer Innervation des M. frontalis

muskulatur aus. Die kompensatorische Kontraktion des M. frontalis fällt dann aus, und es entwickelt sich der typische matte Gesichtsausdruck (Facies myopathica). Bei zahlreichen Fällen zeigt sich darüber hinaus eine Ausbreitung der Schwäche auf Muskelgruppen des Halses, der Stammgürtel und der Extremitäten (Tab. 15). Klinische Studien okulärer Muskeldystrophien lassen eine sehr unterschiedliche Intensität und Lokalisation des Krankheitsprozesses selbst innerhalb einer Sippe erkennen (GERBER u. Mitarb. 1969). Einzelne Familienmitglieder bieten als Ausdruck einer abortiven Form der Erkrankung lediglich eine leichte Ptose (Ptosis hereditaria simplex).

Genetik und Verlauf. Die Vererbung erfolgt durch ein *autosomal-dominantes* Gen mit sehr unterschiedlicher Expressivität. Sporadische Formen sind bekannt. Das Erkrankungsalter streut von der Kindheit bis zum Senium, die Mehrzahl der Fälle erkrankt zwischen dem 20. und 30. Lebensjahr. Die Lebenserwartung ist nicht oder nur leicht verkürzt.

Die **Serumenzyme** sind normal oder nur leicht erhöht.

Elektromyographisch sind auch in den äußeren Augenmuskeln myopathische Veränderungen nachzuweisen (ESSLEN u. PAPST 1961).

Therapie. Die operative Behandlung der Ptose ergibt gute Erfolge.

Tabelle 15   Häufigkeit und Lokalisation der Gesichts- und Skelettmuskelschwäche bei 29 Fällen okulärer Muskeldystrophie (nach *Esslen* u. *Papst*, u. *Gerber* u. Mitarb.)

Lokalisation	Anzahl der Fälle	
	(n)	(%)
Ptose	29	100
Augenmuskeln	27	93
Gesicht	20	69
Schultergürtel	14	48
Hals	11	37
Stamm	8	27
Beckengürtel	8	27

Ophthalmoplegia plus (Kearns-Syndrom)

Verschiedentlich sind Kombinationen okulärer Muskelschwäche mit Pigmentdegenerationen der Retina, Kleinwuchs, zerebellärer Ataxie, Hypogonadismus, Herzblock, Neuropathie, Spastik, Demenz, Schwerhörigkeit, Sphinkterschwäche des Anus sowie Eiweißerhöhung im Liquor mitgeteilt worden: „Ophthalmoplegia plus", „Kearns-Syndrom" (KEARNS 1965, DRACHMAN 1968, BIRNBERGER u. Mitarb. 1973, DANTA u. Mitarb. 1975). Mitochondriale Anomalien wurden sowohl in der Skelettmuskulatur, wo sie lichtmikroskopisch unter dem Bild der *ragged red fibers* erscheinen (Abb. 33 c, s. S. 51), als auch im Zerebellum nachgewiesen (SCHNECK u. Mitarb. 1973). 7 sporadische Fälle einer progressiven Ophthalmoplegie mit starken mitochondrialen Anomalien und Fettspeicherung des Muskels sowie einigen der o. g. zusätzlichen Symptome beobachteten OLSON u. Mitarb. (1972).

Okulopharyngeale Muskeldystrophie

Mehrfach wurde die Kombination einer okulären und pharyngealen Muskelschwäche beobachtet und als okulopharyngeale Muskeldystrophie separiert (BARBEAU 1966). Andere, besonders die humero-skapulären Muskelgruppen, können mitbetroffen sein.

Genetik. Diese Form der progressiven Muskeldystrophie ist ebenfalls *dominant* erblich. Sie soll eine höhere familiäre Inzidenz als die rein okuläre Form haben und meistens erst jenseits des 40.–50. Lebensjahres beginnen.

Während die **Serumenzyme** bei den Erkrankten meistens normal oder nur leicht erhöht sind, sollen Kinder oder Enkelkinder der Betroffenen im präklinischen Stadium oft bereits deutliche Erhöhungen der CPK haben. SLUGA u. Mitarb. (1967) berichteten von einer okulopharyngealen, bereits im Kindesalter einsetzenden Myopathie mit fehlendem Lactatanstieg unter Belastung, Minderung der Phosphorylaseaktivität und anderer muskulärer Enzyme sowie Riesenmitochondrien. Eine entsprechende Beobachtung wurde von DI MAURO u. Mitarb. (1971) mitgeteilt.

Myopathia distalis tarda hereditaria (Welander)

Gelegentlich manifestieren sich primäre Myopathien aus der Gruppe der progressiven Muskeldystrophien an den distalen Extremitätenabschnitten und führen dadurch zu differentialdiagnostischen Schwierigkeiten, besonders gegenüber verschiedenen neurogenen Prozessen und oligosymptomatischen, distal lokalisierten Polymyositiden. Nach vereinzelten Mitteilungen über distale Myopathien seit der Jahrhundertwende (OPPENHEIM u. CASSIRER 1897, GOWERS 1902, SPILLER 1907, COTTIN u. NAVILLE 1912) erfolgte in Schweden 1951 eine große Studie dieser *dominant erblichen* Myopathie anhand von 249 Fällen (WELANDER 1951).

Klinik. Der Krankheitsbeginn der Myopathia distalis tarda hereditaria liegt vorwiegend zwischen dem 40. und 60. Lebensjahr. Beide Geschlechter sind betroffen, es überwiegen jedoch die Männer. Der Verlauf ist langsam progredient. Die Lebenserwartung ist in der Regel nicht reduziert.

Initial manifestiert sich die gewöhnlich an den oberen Extremitäten stärker ausgeprägte Muskelschwäche an den kleinen Finger- und Zehenextensoren und später dann auch an den Hand- und Fußextensoren und z. T. auch Flexoren (Abb. 132 a–e). Etwa 90% der Betroffenen klagen über eine, zunächst meist nur einseitige, Schwäche oder Störung der Feinmotorik der Finger und Hände, die sie beim Knöpfen und anderen manuellen Verrichtungen bemerken. Selbst nach 20- bis 40jährigem Verlauf sind Muskelgruppen proximal der Ellenbogen und der Knie sowie des Stammes, des Halses und des Gesichts nur selten beteiligt. Gelegentlich kommen Pseudohypertrophien vor. Sehr oft wird von den Kranken ein Kältegefühl in Händen und Füßen und eine Verschlechterung der Feinmotilität bei Kälteeinwirkung angegeben. Etwa 10% der Fälle zeigen ein Fehlen der Achillessehnenreflexe, dieser Prozentsatz erhöht sich nach längerem Krankheitsverlauf. Während WELANDER (1951) in 94% ihrer Fälle weitere familiäre Erkrankungen fand, sah WALTON (1974) unter seinem vergleichsweise kleinen Beobachtungsgut distaler Myopathien nur sporadische Formen, die eine raschere Progredienz und eine schwere allgemeine Behinderung nach 10- bis 15jährigem Verlauf zeigen.

Muskelbiopsie. Bioptisch-histologisch finden sich myopathische Veränderungen. Auch das **Elektromyogramm** weist myopathische Befunde nach.

Die muskulären **Serumenzyme** sind normal oder leicht erhöht. Die wenigen autoptisch untersuchten Fälle zeigen keine morphologischen Anomalien des Rückenmarks, der Spinalganglien und der peripheren Nerven.

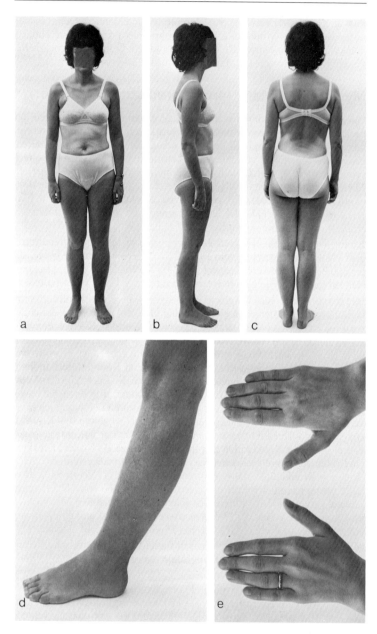

Atypische homozygote Form

Bei der seltenen atypischen homozygoten Form, mit Krankheitsfällen sowohl in der väterlichen wie auch mütterlichen Aszendenz, sind die unteren Extremitäten oft stärker betroffen. Nach einem 5- bis 10jährigen, rascher fortschreitenden Krankheitsverlauf sind meistens auch die Flexoren der distalen Extremitätenabschnitte und die proximalen Extremitätenmuskeln geschwächt und die Patienten gewöhnlich arbeitsunfähig (WELANDER 1951, 1957). Die Ausdehnung primär distaler Myopathien auf die proximalen Extremitätenabschnitte und den Schultergürtel wird auch von ORANSKY (1927) und MILHORAT u. WOLFF (1943) beschrieben.

Myopathia distalis juvenilis hereditaria (Biemond)

Distale Myopathien werden gelegentlich bereits in der ersten und zweiten Lebensdekade manifest.

BIEMOND (1955) berichtet über eine *dominant erbliche* Form mit einer symmetrischen Schwäche und Atrophie distaler, sowohl die Extensoren als auch die Flexoren betreffenden Muskelgruppen aller Extremitäten. Die im 5.–15. Lebensjahr einsetzende Erkrankung zeigt eine langsame Progredienz bis etwa zum 50. Lebensjahr und bleibt dann stationär. Neben einem dominanten Erbgang werden gelegentlich auch *sporadische Fälle* im Kindesalter beobachtet.

Einzelne Familien mit einer gutartigen, dominant erblichen distalen Myopathie, die bereits im ersten und zweiten Lebensjahr einsetzt, sind bekannt. Neben einer Wadenhypertrophie kann eine Fußheberschwäche das einzige Symptom sein (LAPRESLE u. Mitarb. 1972); andere Familien zeigen zusätzlich eine Schwäche der Handmuskulatur (MAGEE u. DE JONG 1965). Einzelne dieser Myopathien waren nicht, andere nur sehr langsam progredient. Ein einzelner sporadischer Fall einer kongenitalen distalen Myopathie wurde 1968 von HEYCK u. Mitarb. beschrieben. Während für einzelne der beschriebenen Fälle eine neurogene Pathogenese nicht sicher auszuschließen ist, wurde bei anderen Fällen durch EMG und Muskelbiopsie eine Myopathie bewiesen.

Benigne Myopathie

Diese in der frühen Kindheit einsetzende dominant erbliche und gutartig verlaufende Muskelerkrankung wurde als neue Krankheitseinheit beschrieben (ARTS u. Mitarb. 1978). Die Erkrankung ist nach klinischen,

---

Abb. 132 a–e   Autosomal-dominante Myopathia distalis tarda heredetaria (Welander). Im Alter von 26 Jahren begann eine langsam progrediente Schwäche der Hand- und Fingerextensoren. Die ASR fehlen. EMG myopathisch. Der Vater der Patientin wurde im 30. Lebensjahr aufgrund einer distal ausgeprägten Muskelschwäche invalidisiert

elektromyographischen und muskelbioptischen Kriterien als Myopathie zu klassifizieren, die nicht in die Gruppe der bekannten progressiven Muskeldystrophien oder anderer Myopathien einzuordnen ist. Die Betroffenen zeigen eine leichte, proximal mehr als distal ausgeprägte Schwäche und Atrophie der Muskulatur. Die Extensoren sind stärker affiziert als die Flexoren. Oft bestehen Beugekontrakturen und bei einem Teil der Fälle ein Tortikollis. Die muskulären Serumenzyme können leicht erhöht sein.

Behandlung der progressiven Muskeldystrophie

Physiotherapie und orthopädische Maßnahmen. Die Patienten sollten immer wieder veranlaßt werden, soweit wie möglich bei den Verrichtungen des täglichen Lebens selbständig zu sein und täglich mehrmals alle Muskelgruppen zu bewegen. Von einem ausgesprochenen Krafttraining und Belastungen bis zur Erschöpfung ist abzuraten. Schwimmen ist dagegen sehr zu empfehlen. 1–2mal wöchentlich sollte ein Physiotherapeut behandeln, das Übungsprogramm überprüfen und dem Patienten bzw. den Angehörigen spezielle Anweisungen geben. Seine Aufgabe ist es, die Entwicklung von Kontrakturen zu verhindern bzw. zu mildern. Die dazu notwendigen passiven Bewegungen der Gelenke und Streckungen der betreffenden Muskelgruppen können von den Angehörigen des Patienten erlernt und dann täglich zweimal zu Hause durchgeführt werden; dabei erfolgen die einzelnen Bewegungen 10–20mal hintereinander bis in die physiologischen Extremstellungen der Gelenke. In diesen Extremstellungen soll die entsprechende Extremität dann jeweils wenigstens 5–10 Sek. verharren. Von rein isometrischen oder rein isotonischen Trainingsmethoden raten wir zugunsten holistisch ausgerichteter Übungen ab.

Bei unaufhaltsamem Fortschreiten von Kontrakturen bei der progressiven Muskeldystrophie Typ Duchenne empfehlen Siegel u. Mitarb. (1968) die subkutane Tenotomie in Kurznarkose, eine unmittelbar postoperativ einsetzende Physiotherapie und gegebenenfalls die Anpassung orthopädischer Gehhilfen. Mit diesem Therapieprogramm erzielten die Autoren eine Verlängerung der Gehfähigkeit um bis zu 5 Jahre. Im Einzelfall wird man aber sehr abwägen müssen, ob ein orthopädisches Vorgehen, das den Kranken gewöhnlich an eine sehr intensive und zeitaufwendige gymnastische Gehschulung bindet, Vorteile bringt gegenüber einer Fortsetzung der schulischen Ausbildung und einem Verbleiben in der gewohnten Umgebung.

Medikamente und Diät. Bisher ist kein wirkungsvolles Therapeutikum bekannt, das die progressive Muskeldystrophie aufhält oder gar eine Heilung erreicht.

Kinder mit der Duchenne-Form und andere Gehbehinderte leiden oft unter einer hartnäckigen Adipositas, welche, wenn sie erst einmal besteht, sehr schwer zu bessern ist. Deshalb sind eine frühzeitige regelmäßige Gewichtskontrolle und ein Diätplan mit festgesetzter Kalorienmenge notwendig. Bei einer normalen physiologischen Ernährung besteht kein Anlaß für eine Vitamintherapie.

Kontraindikationen gegen die bei Kindern und Erwachsenen üblichen Impfungen bestehen nicht.

Bei notwendigen Operationen soll der Anästhesist unbedingt über das Muskelleiden aufgeklärt werden, da spezielle Narkotika und Muskelrelaxantien bei einzelnen Muskelerkrankungen unerwünschte Begleitwirkungen zeigen können. Gegen die Anwendung von Antibiotika bestehen bei entsprechender Indikation keine Bedenken. Bei reaktiven Depressionen und neurotischen Entwicklungen kann die psychagogische Führung durch Psychopharmaka auf begrenzte Zeit ergänzt werden.

Psychagogische Führung und Beratung der Eltern von Kindern mit der Duchenne-Form der progressiven Muskeldystrophie. Wenn die Diagnose gesichert ist, hat die Information der Eltern zu erfolgen. Es ist ratsam, beide Eltern zu diesem Gespräch einzubestellen und sich für die Aussprache reichlich Zeit zu nehmen. Wir sind nicht der Meinung, daß diese Information unbedingt durch den behandelnden Pädiater erfolgen soll; vordringlicher ist das bestehende Vertrauensverhältnis der Familie zu dem betreffenden Arzt, gegebenenfalls ist also der Hausarzt für diese Aufgabe geeigneter, Voraussetzung dafür ist natürlich eine ausreichende Kenntnis der anstehenden Probleme. Oft wird es in diesem ersten Gespräch nicht möglich sein, alle Einzelheiten mit der voraussehbaren Progredienz und Lebenserwartung zu besprechen, andererseits müssen die Eltern von vornherein über die Erbrisiken weiterer Nachkommen gründlich informiert werden.

Für die Eltern ist die Nachricht über die Erkrankung ihres Kindes schokkierend, und nicht jeder kann in dieser Phase intensiver Angst und Sorge dieses Schicksal unmittelbar annehmen. So entsteht häufig der Wunsch, andere Ärzte zu konsultieren. Hier ist es ratsam, daß der erstbehandelnde Arzt mit Verständnis für die Situation der Eltern einen anderen, mit Muskelerkrankungen erfahrenen Kollegen als Konsiliarius empfiehlt. Meist kann der erstbehandelnde Arzt nach dieser Konsultation die weitere ärztliche Führung und Betreuung des Patienten wieder übernehmen. Wenn eine derartige verständnisvolle Empfehlung an einen anderen Kollegen nicht zustande kommt, bricht gewöhnlich die Betreuung durch den erstbehandelnden Arzt ab, und die Eltern geraten sehr leicht in ein „hilfesuchendes Nomadentum" und in ungerechtfertigte finanzielle Belastungen.

Der ersten Aussprache müssen in kurzen Abständen weitere informative Gespräche folgen. Es bedarf großer einfühlender Geduld, immer wieder auf die vielen neuen „Behandlungsmöglichkeiten", die die Eltern in ihrer bedrückten Aktivität sammeln und vorbringen, einzugehen. Viele Eltern leiden stark unter dem Gefühl, nichts Wesentliches tun zu können, und eignen sich ein großes Wissen über das Krankheitsbild an, so daß ein nicht über den neuesten Stand der Dinge informierter Arzt in Bedrängnis kommen kann und für die Betreuung nicht geeignet ist. Meistens fühlen sich die Angehörigen von solchen Kindern erst dann befriedigt, wenn sie sich selbst überzeugen konnten, daß der betreffende Arzt auch die neuesten Behandlungs- und Forschungsergebnisse über die progressive Muskeldystrophie kennt. Sehr hilfreich ist auch der Hinweis auf die betreffenden Gesellschaften für Muskelkrankheiten, die über ihre internationalen Kontakte mit anderen Gesellschaften für Muskelkrankheiten und mit entsprechenden Wissenschaftlern stets bestens informiert sind und Auskünfte an Ärzte und Laien geben.

Sobald das Leiden ein Stadium erreicht hat, in dem die Knaben mit der progressiven Muskeldystrophie Typ Duchenne gegenüber ihren gesunden Altersgenossen körperlich oder geistig deutlich behindert sind, ist zu entscheiden, ob der Besuch einer Sonderschule weniger frustrierend für das Kind ist. Unbedingt soll versucht werden, die schulische Ausbildung und andere Aktivitäten nicht auf das Elternhaus zu beschränken, damit das Kind in Kontakt mit Altersgenossen bleibt. Das Kind soll zu größtmöglicher Selbständigkeit erzogen und vor einer übermäßigen Verwöhnung bewahrt werden. Mit Erreichen der Pubertät und später wird von den Kranken ihre Abhängigkeit von den Eltern oft als sehr schwer erträglich empfunden; in einer solchen Situation kann u. U. das Leben in einem Heim oder einer Tagesstätte zuträglicher sein.

Bei Muskeldystrophien mit guter Prognose ist eine Ausbildung und Ausrichtung auf einen Beruf, der keine großen körperlichen Anstrengungen erfordert, anzustreben. Erwachsene mit Muskeldystrophie sollen, wenn eben möglich, einer besoldeten Tätigkeit nachgehen. Selbst gehunfähige, an den Rollstuhl gebundene Patienten leisten oft Ganztagsarbeit und finden in ihr tiefe Befriedigung und positive Motivation.

Psychagogische Führung des kranken Kindes. Sobald das Kind realisiert, daß es bei der Auseinandersetzung und im Vergleich mit seinen Altersgenossen benachteiligt und behindert ist, sollen Eltern und Arzt mit ihm über die Erkrankung in einfacher Form sprechen, die Schwierigkeiten erklären und Verständnis dafür zeigen. Meistens verlangen die Kinder schon zwischen dem 5. und 7. Altersjahr eine Erklärung für ihre Behinderung. Etwa zwischen dem 8. und 13. Lebensjahr sollte man dem Kind sagen, daß es an einer Muskeldystrophie leidet, und im weiteren Verlauf sollten altersentsprechende Aufklärungen gegeben werden. Auch auf die sehr intensiven derzeitigen Forschungsanstrengungen bezüglich Ursache und Behandlung der Muskeldystrophie soll hingewiesen werden. Die körperlichen und psychischen Schwierigkeiten bei den täglichen Verrichtungen sind detailliert zu besprechen und gemeinsam nach möglichen Erleichterungen zu suchen. Der Kranke ist auch nach seinem Verhältnis zu den vorhandenen gesunden Geschwistern zu befragen, gegebenenfalls muß auch hier eine Aufklärung und ärztliche Führung erfolgen. Von einem der Eltern oder vom Arzt selbst sind altersentsprechende Aufklärungen über sexuelles Verhalten notwendig.

8 Myotonie und nervale Übererregbarkeit

Die myotone Reaktion ist klinisch charakterisiert durch eine, im Anschluß an eine willkürlich induzierte Aktivität persistierende Kontraktion des Muskels. Sie kann auch mechanisch, durch Beklopfen des Muskels und durch direkte und indirekte elektrische Reizung ausgelöst werden. Elektromyographisch sind aus myoton reagierenden Muskeln hochfrequente, nicht willkürlich induzierte Potentialsalven abzuleiten.

Myotone Reaktionen kommen bei verschiedenen Krankheiten vor:
1. Myotone Dystrophie,
2. Myotonia congenita (Thomsen),
3. Paramyotonia congenita (Eulenburg),
4. Chondrodystrophische Myotonie (Schwartz-Jampel-Syndrom),
5. Myotonia levior,
6. Hyperkalämische Lähmung und Myotonie.

Basierend auf klinischen und genetischen Kriterien hat BECKER (1977) eine weitere Unterteilung der Myotonien vorgeschlagen.

Gelegentlich finden sich leichte myotone oder paramyotone Reaktionen bei der Polymyositis, bei der progressiven Muskeldystrophie, bei Myopathien mit saurem Maltase-Mangel und beim Myxödem. Myotonien kommen außerdem bei verschiedenen Tieren vor und können auch experimentell erzeugt werden. Die Kombination myotoner Dystrophien mit Polyneuropathien, neuraler Muskelatrophie und Syringomyelie ist vereinzelt beschrieben worden.

Myotone Dystrophie (Dystrophia myotonica)

Pathogenese. Die Ursache der repetitiven Membrandepolarisation und der daraus resultierenden Kontraktion der myotonen Muskelfasern ist nicht bekannt. Da die Myotonie nach Anästhesie oder Durchtrennung des zum betreffenden Muskel gehörenden Nerven und nach Curarisierung erhalten bleibt, muß die Störung in der Muskelfasermembran selbst liegen. Intrazelluläre Ableitungen haben eine Erniedrigung des Ruhemembranpotentials gezeigt (MC COMAS u. MROZEK 1968). Dies ist jedoch kein spezifischer Befund der Myotonie, sondern er findet sich auch bei der hypokaliämischen periodischen Lähmung und bei der Muskeldystrophie vom Typ Duchenne. Die Membrankapazität ist bei der myotonen Dystrophie erhöht und der Membranwiderstand normal. Umgekehrte Verhältnisse finden sich bei der Myotonia congenita, wo, wie auch bei der experimentellen Myotonie, zudem eine reduzierte Permeabilität der Fasermembranen für Cl -Ionen besteht (Lipicky u. Mitarb. 1971, Ruedel u. Senges 1972). Nach diesen Ergebnissen ist anzunehmen, daß die Membrandefekte bei diesen beiden Krankheitsbildern unterschiedlich sind.

Da das sarkoplasmatische Retikulum und die Ausschüttung sowie der Rücktransport von Ca^{2+}-Ionen für die bei der Myotonie gestörte Regulierung der Kontraktions- und Relaxationsabläufe von großer Bedeutung sind, wurde von verschiedenen Autoren der Calciumtransport untersucht (Seiler u. Kuhn 1970, Mussini u. Mitarb. 1970); Anomalien dieses Regulationssystems haben sich aber entgegen früheren Annahmen nicht gezeigt.

Radu u. Mitarb. (1970) stellten eine erniedrigte Sauerstoffaufnahme und eine erniedrigte oxydative Phosphorylierung der muskulären Mitochondrien fest. Dieser Befund erklärt den nicht thyreoidal bedingten erniedrigten Grundumsatz bei vielen dystrophischen Myotonien. Die Störung des energieliefernden Stoffwechsels könnte auch mit Anomalien der Membranfunktion in Zusammenhang stehen. Biochemische Hinweise auf membranöse Veränderungen beschrieben Roses u. Mitarb. (1974), sie konnten in den Plasmamembranen der Muskelfasern und Erythrozyten eine erhebliche Minderung der Protein-Phosphorylierung nachweisen. Die Erniedrigung mehrerer glykolytischer Enzyme und der Glykogensynthetase ist, da sie auch bei anderen Dystrophien gefunden wurde, nicht spezifisch für die myotone Dystrophie, und außerdem scheinen diese quantitativen Enzymanomalien mit der Schwere des dystrophischen Prozesses zu korrelieren, so daß sie wahrscheinlich einen sekundären Befund darstellen (Di Mauro u. Mitarb. 1967).

Sehr bemerkenswert erscheint der Nachweis einer abnormen Fettsäurenzusammensetzung der Muskelphosphatide bei der Myotonia congenita (Kuhn u. Seiler 1970).

Ein klares Bild über die Pathogenese der myotonen Reaktion ergeben die hier skizzierten Ergebnisse zwar nicht, aber sie zeigen einige richtungweisende Ansatzpunkte für weitere Untersuchungen muskulärer Organellen und der Muskelfasermembran, in denen die Ursache der myotonen Störung zu suchen sind.

Klinik. Die Kombination von Myotonie, Muskelschwäche und Atrophie mit krankhaften Veränderungen der Knochen, des Haarwuchses, der Augen, endokriner Drüsen und anderer Organe charakterisieren dieses autosomal-dominant erbliche Krankheitsbild.

Die myotone Reaktion manifestiert sich meistens im Bereich des Gesichts, der Unterarme und Hände und ist gewöhnlich nicht so stark ausgeprägt wie bei der Myotonia congenita. Von einzelnen Kranken wird sie nicht einmal bemerkt. Seltener sind andere Skelettmuskeln, der Pharynx, Ösophagus und der äußere Schließmuskel des Anus von der myotonen Reaktion betroffen (Kuhn 1961, Caughey u. Myrianthopoulos 1963). Subjektiv klagen die Patienten über eine Verlangsamung und Steifheit der Muskelbewegungen. Objektiv zeigt sich ein verzögertes Öffnen der Augen nach kräftigem Augenschluß. Werden die Augen nach einem Blick nach oben rasch gesenkt, so verharrt das Oberlid für einige Sekunden im kontrahierten Zustand (*lid-lag*). Die fest geschlossene Faust kann u. U. nicht rasch geöffnet werden. Mit zunehmender Wiederholung einer durch die Myotonie verzögerten und gestörten Bewegung läßt die myotone Reaktion nach (Warm-up-Phänomen). Mechanisch läßt sich die Myotonie durch Beklopfen der betroffenen Muskeln (z. B. Zunge, M. opponens pollicis) mit dem Perkussionshammer auslösen und klinisch prüfen (Abb. 133 a–e).

Die Myotonie kann schon vor oder zusammen mit der dystrophischen Muskelschwäche vorhanden sein. Schwer dystrophisch veränderte Muskeln zeigen in der Regel keine Myotonie mehr.

Die Muskelschwäche und Atrophie betrifft vornehmlich die faziale und oropharyngeale Muskulatur, die Mm. temporales, die Kaumuskeln, die Mm. sternocleidomastoidei und Halsmuskulatur sowie die distalen Muskelgruppen der oberen und unteren Extremitäten. In fortgeschrittenen Krankheitsstadien lokalisiert sich der dystrophische Prozeß auch in proximalen Muskelgruppen (Abb. 134 a u. b).

Die Atemmuskulatur kann auch betroffen sein und ihre Schwäche ganz im Vordergrund des klinischen Bildes stehen. Durch die faziale Muskelschwäche und Atrophie ist die Mimik spärlich und schlaff, beim Augenschluß werden die Wimpern nicht verdeckt, der Mund ist geöffnet (Facies myopathica). Der Kopf auf dem schlanken Hals mit atrophischen Mm. sternocleidomastoidei ist nach vorn gebeugt. Eine dysarthrische, z. T. nasale Sprache und eine Dysphagie können beim Betroffensein der entsprechenden Muskelgruppen das klinische Bild beherrschen. Meistens ist die Muskelatrophie im Bereich der distalen Extremitätenabschnitte sehr augenfällig. Muskelhypertrophien wie bei der Myotonia congenita sind selten.

Mit Hilfe der Spaltlampenuntersuchung ist in bis zu 98 % der Fälle ein Katarakt festzustellen (Klein 1958). Pupillotonische Reaktionen sind pupillographisch nachzuweisen (Thompson u. Mitarb. 1964). Oft besteht eine Minderung des intraokulären Druckes. 83 % der männlichen und 16 % der weiblichen Patienten haben eine Stirnglatze. Die Herzfunktion ist häufig gestört; elektrokardiographische Veränderungen werden in 58–87 % der Fälle registriert (Church 1967, Goodman 1970).

Durch eingehende Studien wurden zahlreiche endokrine und metabolische Anomalien bekannt (Klein 1958, Kuhn 1961, 1966). Hodenatrophien mit Störungen der Libido und der Potenz bestehen bei 50–80 % der Männer und ovarielle Dysfunktionen mit Hypo- oder Hypermenorrhö bei unter 50 % der Frauen. Von 11 Frauen mit myotoner Dystrophie aus dem Patientengut von Kuhn (1961) hatten 6 Frauen insgesamt 16 Kinder, nur eine hatte einen Abort.

Abb. 133 a–e Myotone Dystrophie. a u. b) Mechanisch ausgelöste myotone Reaktion. Nach einem Hammerschlag auf den Thenar bei abduzierten Daumen (a) kommt es zu einer mehrere Sekunden anhaltenden unwillkürlichen Kontraktion der Mm. adductor und oppones pollicis (b); c–e) Generalisierte Muskelhypertrophie bei Myotonia congenita

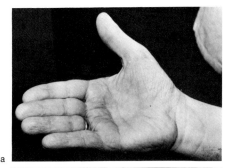

a

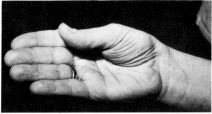

b

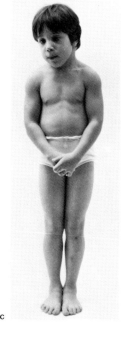

c

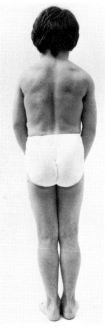

d

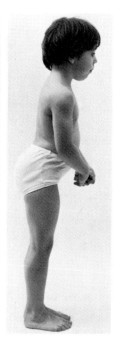

e

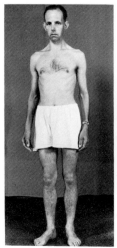
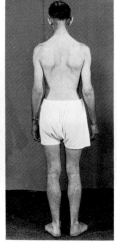
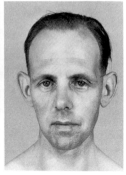

a

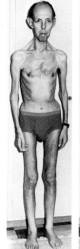
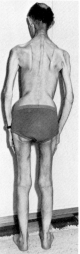
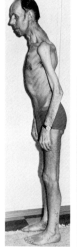
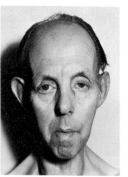

b

Abb. 134 a u. b   Myotone Dystrophie (Curshmann-Steinert). a) Patient zu Beginn seiner Erkrankung. Damals standen eine Myotonie der Daumenmuskeln und eine Schwäche der Mm. orbiculares oculi und der Mm. sternocleidomastoidei im Vordergrund des klinischen Bildes. b) Derselbe Patient wenige Wochen vor seinem Tod im 56. Lebensjahr mit generalisierter Muskelatrophie, Facies myopathica und Stirnglatze

Etwa 60% der Kranken mit myotoner Dystrophie zeigen einen leichten extrathyreoidalen Hypometabolismus. Der Glucosetoleranztest ist bei 20–30% der Patienten gestört (DRUCKER u. Mitarb. 1961, CAUGHEY u. MYRIANTOPOULOS 1963). Die Ausscheidung von Corticosteroiden, Ketosteroiden und Aldosteron ist vermindert (SCHIMRIGK u. Mitarb. 1966). Ferner finden sich häufig Anomalien des Gastrointestinaltrakts, und einige Patienten klagen über Verdauungsstörungen mit Diarrhö, Obstipation und Schmerzen. Bei etwa 40% der Patienten findet sich eine Cholelithiasis.

Röntgenologisch können eine Hyperostosis cranii, eine Hyperostosis frontalis und eine Mikrosella sowie eine Kyphose der Brustwirbelsäule bei einem Teil der Kranken nachgewiesen werden (HALLEN 1955, BECKER 1964). Durch eine sorgfältige Untersuchung lassen sich bei einem Teil der Fälle Hörstörungen und Minderungen des Vibrationsempfindens aufdecken. Die Intelligenz ist bei etwa 25% der Betroffenen herabgesetzt. Gelegentlich findet sich bei der myotonen Dystrophie eine Eiweißerhöhung im Liquor (PILZ u. Mitarb. 1974).

Die kongenitale myotone Dystrophie wird meistens von den Müttern übertragen. Klinisch findet sich zunächst eine muskuläre Hypotonie mit einer verzögerten motorischen und geistigen Entwicklung, jedoch keine Myotonie (HARPER 1975).

Manifestationsalter, Prognose und Genetik. Die Mehrzahl der myotonen Dystrophien beginnt bereits im Jugendalter oder jungen Erwachsenenalter. Eine Manifestation des muskulären Prozesses nach dem 45. Lebensjahr ist selten. Etwa 7% der Fälle setzen schon vor dem 5. Lebensjahr ein (BECKER 1964). Das Leiden zeigt eine chronische Progression. Schon in frühen Lebensabschnitten ist bei etwa 60% der Kranken die Arbeitsfähigkeit auf mehr als 30% reduziert. Die Lebenserwartung ist verkürzt. Die meisten der Patienten sterben um das 45.–50. Lebensjahr.

Die Häufigkeit der myotonen Dystrophie ist in der Schweiz auf 1 : 20 000 Einwohner geschätzt worden (KLEIN 1958). Die Erkrankung wird *autosomal-dominant* vererbt. Die Erkrankungswahrscheinlichkeit der Geschwister und Kinder der Kranken beträgt etwa 40–45% (THOMASEN 1948).

Bei der genetischen Beratung von Mitgliedern betroffener Familien, die spätestens bei Heiratsabsichten und Kinderwunsch erfolgen sollte, ist zu berücksichtigen, daß neben der großen Variabilität des Manifestationsalters – Kindheit bis 45 Jahre und älter – auch klinisch noch nicht oder nur sehr gering betroffene Personen Träger des abnormen Gens sein können. Bei der klinischen Untersuchung möglicher Genträger ist besonders nach myotonen Reaktionen in der Thenar- und Zungenmuskulatur, nach Schwäche und Atrophie der Kiefer- und Gesichtsmuskulatur, der Mm. sternocleidomastoidei sowie der Schultergürtelmuskeln und der distalen

Extremitätenmuskeln zu fahnden und eine Elektromyographie durchzuführen. Ferner ist eine Spaltlampenuntersuchung notwendig, und die muskulären Serumenzyme sind zu bestimmen. Hilfreich für die Früherkennung soll auch die Bestimmung der Anzahl der Motoneurone im M. extensor digitorum brevis sein (POLGAR u. Mitarb. 1972). Die Bestimmung des Sekretor-Status ist dagegen nur in wenigen Fällen von Nutzen.

Sehr diskrete Zeichen einer myotonen Dystrophie finden sich nicht nur im Initialstadium der Erkrankung, sondern können zeitlebens die einzigen und oft subjektiv unbemerkten Symptome sein.

Beobachtungen von HARPER (1973) und aus unserer Klinik (SCHUBERT u. Mitarb. 1977) zeigen, daß mit Hilfe der erwähnten Methoden in den entsprechenden Familien die zu erwartende Anzahl von Trägern des pathologischen Gens vor dem Heiratsalter erfaßt werden kann. Die Möglichkeiten der Früherkennung und der genetischen Beratung vor der Fortpflanzung sind nach diesen Ergebnissen nicht so pessimistisch anzusehen wie das bisher unter der falschen Annahme eines höheren Manifestationsalters der Fall war. Gegen diese Auffassung sprechen Erfahrungen von BUNDEY (1974), die in Familien, in denen der Index-Patient erst nach dem 20. Lebensjahr erkrankte, die zu erwartende Anzahl erkrankter Nachkommen erst im mittleren Erwachsenenalter beobachtete.

Elektromyogramm. Elektromyographisch zeichnet sich die myotone Dystrophie durch die Kombination von myopathischen Bildern mit myotonen, hochfrequenten Entladungen kurzer Potentiale aus. Diese Potentiale zeigen einen charakteristischen Wechsel der Amplitudengröße und akustisch das sog. Sturzkampfbombergeräusch. Gelegentlich muß nach der myotonen Reaktion länger gesucht werden, da sie auf einzelne Muskelgruppen beschränkt sein kann. Wichtig bei der Elektromyographie ist die Unterscheidung der echten myotonen Reaktion von pseudomyotonen Entladungen, die primär höhere Amplituden haben und nicht den Wechsel der Amplitudenhöhe und der Frequenz zeigen. Auch elektromyographisch läßt sich nachweisen, daß nach wiederholten Willkürbewegungen die myotone Reaktion schwächer wird (Warm-up-Phänomen). In einzelnen Fällen kann elektroneurographisch eine Verzögerung der Nervenleitgeschwindigkeit nachgewiesen werden.

Muskelbiopsie. Lichtmikroskopisch finden sich bei den myotonen Dystrophien myopathische Gewebssyndrome mit pathologischer Variation der Faserkaliber, atrophischen und hypertrophischen Fasern, einer Vermehrung zentraler Kerne und Kernreihen in Längsschnitten, sarkoplasmatische Massen und Ringbinden. Ferner kommen degenerative und regenerative Veränderungen, Phagozytosen, zytoplasmatische Körperchen, Zunahme des Bindegewebes und Fettgewebes und gelegentlich auch kleine Rundzellinfiltrate vor. Alle diese myopathologischen Befunde sind nicht streng krankheitsspezifisch. In einigen Fällen finden sich sehr zahlreiche intrafusale Muskelfasern (HEENE 1973) oder herdförmige Gruppen stark atrophischer Fasern wie bei einem neurogenen Gewebssyndrom.

Histochemisch läßt sich oft eine selektive Typ-I-Atrophie nachweisen (BROOKE u. ENGEL 1969).

Auch die *elektronenmikroskopischen Befunde* der myotonen Dystrophie sind unspezifisch. Frühe Veränderungen bestehen in Anomalien und der Auflösung von Z-Streifen und I-Filamenten, das A-Band erscheint dagegen oft erhalten. In späteren Stadien sind ganze Sarkomerverbände einzelner und benachbarter Fibrillen verlustig. Im Sarkoplasma finden sich autophagische Vakuolen, Degradationsprodukte und zytoplasmatische Körperchen. Zahlreiche Fasern enthalten zytoplasmatische Massen (Abb. 49, s. S. 76) mit unregelmäßig orientierten Myofilamenten, Myofibrillen und atypischen Z-Streifen. Andere zeigen eine Überentwicklung des sarkoplasmatischen Retikulums und des transversalen Tubulussystems mit tubulären Strukturkomplexen und exzessiven Einfaltungen der Plasmamembran. Ferner werden mitochondriale Anomalien und fokale Glykogenansammlungen angetroffen (SCHROEDER u. ADAMS 1968, SCHOTLAND 1970). Morphometrisch ist eine signifikante Zunahme der sarkoretikulotubulären Membranfläche nachgewiesen worden (CASANOVA u. JERUSALEM 1978).

Therapie. Bei der myotonen Dystrophie ist die Myotonie nur sehr selten so stark, daß eine medikamentöse Behandlung notwendig ist. Zur Behandlung bewährt sich Procainamid (Pronestyl) 3–4× 250 mg täglich oder 3–4× 100 mg Diphenylhydantoin täglich. Doppelblindstudien haben den günstigen Effekt beider Medikamente nachgewiesen; kardiale Reizleitungsstörungen werden durch Procainamid, nicht jedoch durch Diphenylhydantoin verschlechtert. Außerdem können kleine Mengen Prednison zur Behandlung der Myotonie versucht werden.

Der dystrophische Prozeß selbst ist nicht zu beeinflussen. Zu empfehlen ist eine ausreichende, nicht erschöpfende körperliche Bewegung, eine optimale, eiweißreiche Nahrung und eine allgemein maßvolle Lebensführung. Endokrine Störungen können teilweise substituiert werden.

Myotonia congenita (Thomsen)

Genetik. In der Familie von THOMSEN und weiteren bekannt gewordenen Sippen (BECKER 1967) wird die Myotonia congenita *dominant* vererbt. Gewöhnlich ist die Erkrankung schon im Säuglingsalter festzustellen, nur etwa 10% der Betroffenen erkranken erst zwischen dem 10. und 20. Lebensjahr. Etwa 50% der Kinder von Kranken mit Myotonia congenita sind ebenfalls krank. Das männliche und weibliche Geschlecht sind gleich häufig betroffen. Die männlichen Patienten zeigen jedoch häufig eine stärkere Ausprägung der Symptome (THOMASEN 1948).

Klinik. Nicht in allen Fällen ist die myotone Reaktion in der gesamten quergestreiften Muskulatur festzustellen, und auch die Muskelhypertrophie ist nicht bei allen Fällen zu finden. Vereinzelt besteht eine leichte Atrophie der Mm. sternocleidomastoidei, der Unterarm- und kleinen Handmuskeln, so daß die differentialdiagnostische Abgrenzung von der myotonen Dystrophie schwierig wird. Jedoch finden sich bei der Myotonia congenita keine Katarakte, Hodenatrophien u.a. für die myotone Dystrophie typischen Zusatzsymptome.

Meistens wird schon bei den Kleinkindern eine leicht verzögerte motorische Entwicklung festgestellt. Die kindlichen und erwachsenen Patienten sind durch die verlängerte Muskelkontraktion in feinmotorischen Bewegungsabläufen deutlich gestört. Diese Bewegungen wirken plump, verlangsamt und ungeschickt, und zwar ist besonders der Bewegungsbeginn gestört. Plötzliche Reflexbewegungen können nicht genügend schnell erfolgen, so daß einige Betroffene leicht stürzen.

Während wiederholte Bewegungen die Myotonie in der Regel vermindern, kommt es bei einigen Kranken zu einer Intensivierung der myotonen Reaktion „Myotonia paradoxa". Der Schweregrad der Myotonie bleibt bei den meisten Kranken während des ganzen Lebens konstant. Allerdings kann sich die Myotonie kurzzeitig bei Kälteeinwirkung, Hunger, Ermüdung und Streß verstärken. Die Betroffenen sind in der Regel arbeitsfähig und haben eine weitgehend normale Lebenserwartung.

Das **Elektromyogramm** zeigt die typische myotone Reaktion.

Die **Serumenzyme** sind nicht verändert.

Muskelbiopsie. Bioptisch-histologisch findet sich oft eine Muskelfaserhypertrophie und eine Vermehrung zentraler Kerne, gelegentlich sind sarkoplasmatische Massen, kleine mitochondriale Aggregate und degenerative Faserveränderungen oder Regenerate nachzuweisen. Bei 2 von 5 Fällen war histochemisch eine Typ-I-Atrophie vorhanden (BROOKE u. ENGEL 1969). Zwei elektronenmikroskopisch untersuchte Fälle waren normal (SAMAHA u. Mitarb. 1967).

Therapie. Die Behinderung bei der Myotonia congenita ist selten so stark, daß eine Behandlung notwendig ist. Bewährt hat sich in erster Linie Procainamid in einer Dosis von 750 mg und mehr täglich (Pronestyl Tabl. zu 250 mg). Die Myotonie kann auch durch ACTH günstig beeinflußt werden.

Rezessiv-autosomale Myotonie

Häufiger als die dominant erbliche Form der Myotonia congenita sind *rezessiv-autosomal* vererbte oder sporadische Fälle. Das männliche Geschlecht ist häufiger betroffen als das weibliche. Das Hauptmanifestationsalter liegt zwischen 4 und 12 Jahren (BECKER 1977). Oft beginnt die Myotonie in den Beinen und dehnt sich erst im Laufe mehrerer Jahre auf die Arme, Kaumuskeln und schließlich auf die gesamte Muskulatur aus.

Auch die myotone Reaktion selbst kann sich im Laufe der Jahre verstärken. Ca. 75% der Kranken zeigen Muskelhypertrophien, bei einem kleineren Teil sind zusätzlich Muskelatrophien und eine Schwäche vorhanden. Die rezessiv autosomale, generalisierte Myotonie verursacht oft eine stärkere Behinderung der motorischen Funktionen als die dominante Myotonia congenita.

Myotonia levior

Diese ebenfalls *dominant* vererbte und bei Kälte verstärkte Myotonie beschränkt sich auf die Hand- und Zungenmuskeln (DE JONG 1966). Einzelne Personen der betroffenen Sippen zeigen nur eine durch Beklopfen der Zunge auslösbare myotone Reaktion, andere sind durch eine verzögerte Fingerstreckung nach festem Faustschluß behindert. Da BECKER (1964) derartige leichte und lokalisierte Formen dominant vererbter Myotonie bei Angehörigen von schwer betroffenen Kranken fand, erscheint das Vorkommen der Myotonia levior als genetisch selbständiger, von der Myotonia congenita Thomsen unabhängiger Typ nicht gesichert.

Paramyotonia congenita (Eulenburg)

Definition. Dieses von EULENBURG (1886) beschriebene *dominant* erbliche, äußerst selten sporadisch vorkommende Krankheitsbild betrifft beide Geschlechter etwa gleich häufig und ist charakterisiert durch passagere myotone Reaktionen, die sich nach Kälteeinwirkung in der Hand-, Gesichts-, Zungen- und Halsmuskulatur einstellen. Ferner kann es bei Kälteeinwirkung und nach körperlicher Anstrengung zu Lähmungsattacken kommen.

Klinik. Das angeborene Leiden kann durch aufmerksames Beobachten schon beim Säugling bemerkt werden, wenn z.B. nach dem Waschen des Gesichts mit kaltem Wasser die Augen durch eine myotone Reaktion der Augenlider total oder partiell geschlossen sind und sich nur allmählich wieder öffnen. Später zeigen sich dann bei kalter, naßkalter und windiger Witterung starre, klamme, in Beugestellung verharrende Finger sowie eine Starre der Gesichts-, Kau- und Zungenmuskeln. In der Wärme verschwindet diese myotone Reaktion nach wenigen Minuten. Rasche Willkürbewegungen der betroffenen Muskulatur verstärken im Gegensatz zum Warm-up-Phänomen bei der Myotonia dystrophica und Myotonia congenita Thomsen die myotone Reaktion.

Bei intensiver und langanhaltender Kälteeinwirkung können auch die Beine betroffen sein und passagere Lähmungen der Extremitäten, die sich in der Wärme innerhalb einiger Stunden voll zurückbilden, sowie Hypobzw. Areflexie bestehen. Nicht bei allen Fällen der Paramyotonia congenita ist eine myotone Reaktion durch Beklopfen der Zungen- oder Daumenballenmuskulatur zu erzielen. Zur Diagnose hilft neben der sorgfältig erhobenen Anamnese die klinische Beobachtung und Elektromyographie nach einem kalten Unterarm-Handbad.

Die Mehrzahl der Patienten zeigt neben der kälteinduzierten Myotonie keine Befundanomalien. Selten werden distale Atrophien der oberen Extremitäten oder eine Hypertrophie der Skelettmuskulatur beobachtet. Die Lebenserwartung der Betroffenen ist nicht gemindert.

In einigen Fällen ist eine *Kombination* von Paramyotonia congenita mit *hyperkaliämischer periodischer Lähmung* beobachtet worden (FRENCH u. KILPATRICK 1957, LAYZER u. Mitarb. 1967); sowohl die Fahndung nach myotonen Zeichen bei der letzteren als auch der Versuch einer Provokation durch Kaliumgabe bei der ersteren haben gezeigt, daß diese Kombination nicht regelmäßig besteht (GAMSTORP 1963, KUHN 1971).

Therapie. Eine kausale Therapie der Paramyotonia congenita ist nicht bekannt. Die Patienten lernen meistens selbst, starke Abkühlungen zu vermeiden und durch ein warmes Bad die Entwicklung myotoner Symptome aufzuhalten.

Muskelbiopsie. Bioptisch-histologisch finden sich in der Mehrzahl der Fälle keine pathologischen Veränderungen. Wenige der Biopsien zeigen ganz vereinzelte Muskelfaserdegenerationen mit Phagozyteninvasion und eine leichte Vermehrung zentraler Kerne. Faservakuolen kommen in der Regel nicht vor. Wir sahen eine schmalsäumige subsarkolemmale Steigerung fuchsinophilen Materials in der Trichromfärbung und eine Steigerung oxydativer Enzyme an entsprechender Stelle. Die Faserdurchmesser und das Mosaikmuster der verschiedenen Fasertypen sind normal.

Elektronenmikroskopisch waren zwei von uns untersuchte Fälle normal. GARCIN u. Mitarb. (1966) sahen dagegen fokale myofibrilläre Degenerationen, mitochondriale Anomalien mit Einschlüssen in den Mitochondrien, Ablagerungen von Lipidpartikeln, *myeline bodies* und Lysosomen sowie Basalmembranverdoppelungen und Einstülpungen der Plasmamembran.

Elektromyographie. Das EMG zeigt auch im beschwerdefreien Intervall myotone Entladungen, die durch Kälte und Bewegungen der Nadelelektrode intensiviert werden; die Parameter der Willküraktionspotentiale und die motorische Nervenleitgeschwindigkeit sind normal. Bei repetitiver indirekter Reizung mit 30–100 Reizen/sec kommt es zu einem Amplitudenabfall des Summenpotentials von 20–51% (CARACENI u. NEGRI 1970). In der Paralysephase sind keine Spontan- oder Willküraktivitäten, keine Aktivität nach direkter oder indirekter Reizung, und in der Rückbildungsphase sind myopathische Muster zu registrieren.

Chrondrodystrophische Myotonie (Schwartz-Jampel-Syndrom)

Definition. Die Erkrankung ist durch Zwergwuchs, Myotonie und oku-läre, faziale sowie ossäre Anomalien charakterisiert (FOWLER u. Mitarb. 1974). Eine *autosomal-rezessive* Vererbung ist wahrscheinlich.

Klinik. Die meisten der betroffenen Kinder sind bereits bei der Geburt bemerkenswert klein und zeigen schon während des ersten Lebensjahres verschiedene Anomalien. Kyphoskoliosen, kleiner Mund, fliehendes Kinn, flacher Gesichtsschädel, enge Lidspalten, kurzer Hals, Hühner-brust, schwache Entwicklung des subkutanen Fettgewebes und vermin-derte Aktivität der Eigenreflexe finden sich bei der Mehrzahl der Patien-ten. Mit etwa 3 Jahren wird bei fast allen Kindern der Zwergwuchs be-merkt. Es besteht eine myotone Reaktion, die sich auch mechanisch nachweisen läßt. Ein kleiner Teil der Betroffenen zeigt Kontrakturen.

Die muskulären **Serumenzyme** sind normal oder leicht erhöht.

Die spontanen Entladungen von zwei **elektromyographisch** untersuchten Fällen zeigten nicht die für die Myotonie charakteristischen Änderungen der Potentialamplituden und der Entladungsfrequenz (FOWLER u. Mitarb. 1974). Ferner verschwinden die Entladungen nach Curare; es handelt sich also nicht um eine echte Myotonie.

Muskelbiopsie. Bioptisch-histologisch wurden Muskelfaserhypertro-phien und -atrophien, eine pathologische Kalibervariation, zentrale Ker-ne, Faserdegenerationen und Faserspaltungen beschrieben.

Neuromyotonie

Pathogenese. Nach den Ergebnissen von ISAACS (1961) sowie MERTENS u. ZSCHOKKE (1965) ist die Neuromyotonie durch eine Hyperaktivität der terminalen Abschnitte der α-Motoneurone oder der Endplatten selbst verursacht. Die α-Mo-toneuronentladungen sistieren jedenfalls nicht, wenn ihre proximalen Abschnitte durch Lumbalanästhesie, oder wenn der periphere Nerv vor Eintritt in den Muskel durch Novocain-Umspritzung passager blockiert werden. Die Muskelfaser selbst ist als Ursprung der Übererregbarkeit ebenfalls nicht anzunehmen, da die Neuro-myotonie nach Curarisierung sistiert. Wodurch die gesteigerte Aktivität in den terminalen α-Motoneuronabschnitten verursacht wird, ist noch nicht bekannt. Auch ist das Vorherrschen der Typ-I-Fasern noch nicht geklärt. Möglich wäre z. B. eine Entwicklungsanomalie während der Embryogenese oder eine durch die ge-steigerte Aktivität der Motoneurone induzierte Umwandlung der Typ-II-Fasern in Typ-I-Fasern; diese Interpretation schließt sich experimentellen Ergebnissen von COTTER u. Mitarb. (1973) an, die durch Nervenstimulation weißer Muskeln mit Frequenzen, die normalerweise nur in Nerven zu roten Muskeln vorkommen, eine Umwandlung von Typ-II-Fasern in Typ-I-Fasern erzielten. Ferner könnte man den Befund durch den Untergang von Typ-II-Neuronen und eine Reinnervation durch den Typ-I erklären.

Klinik. Muskelsteife und Rigidität mit Bevorzugung der distalen Extremitätenabschnitte und des Gesichts mit späterer Ausbreitung auf die gesamte quergestreifte Muskulatur, Hyperhidrose, erhöhter Grundumsatz während Ruhe, Schlaf und Spinalanästhesie, ununterbrochene elektrische Aktivität bei elektromyographischen Ableitungen sowie gute therapeutische Beeinflußbarkeit durch Gabe von Hydantoinen oder Carbamazepin sind Charakteristika dieses Krankheitsbildes (ISAACS 1961, MERTENS u. ZSCHOKKE 1965).

Die Erkrankung kann bereits beim Neugeborenen bestehen (BLACK u. Mitarb. 1972) oder während der Kindheit und des Erwachsenenalters einsetzen und schubförmig mit mehreren Monaten bis zu 2 Jahren anhaltenden Remissionen oder chronisch progredient mit sehr unterschiedlicher Intensität fortschreiten. Bisher sind nur sporadische Fälle bekannt.

Die ersten Beschwerden äußern sich in Verspannungen und Behinderungen der Feinmotorik der Hände und Finger und/oder der Füße. Zu Beginn der Bewegungen steigert sich die Muskelsteifigkeit, mit weiter zunehmender Bewegung zeigt sich dann bei Fortbestehen der Behinderung eine leichte Besserung. In späteren Stadien generalisiert der Prozeß und betrifft auch die Gesichts-, Atem- und Zungenmuskulatur. Sprechen, Kauen und die Atmung können dadurch gestört sein. Die allgemeine Steife der Rumpf- und Extremitätenmuskulatur erfordert vom Patienten großen Kraftaufwand für jede Bewegung, so daß bei Einzelnen nur kurze Gehstrecken möglich sind und eine ausgesprochene Allgemeinbehinderung besteht. Durch die bevorzugte Daueraktivität in den Beugemuskeln sind Hände und Finger sowie Ellenbogen stark flektiert und die Füße in Equinovarusstellung. Die Mimik ist starr. Faszikulationen können vorkommen. Die Reflexe fehlen oder sind abgeschwächt. Eine durch Beklopfen der Muskulatur auslösbare myotone Reaktion besteht nicht. Es finden sich eine Hyperhidrose und ein erhöhter Grundumsatz.

Elektromyographisch findet sich auch in Ruhe eine anhaltende, in der Entladungsfrequenz jedoch wechselnde Daueraktivität motorischer Einheiten. Kurze Potentiale mit hoher Entladungsfrequenz (80–180/sec) überwiegen. Unmittelbar nach einer kräftigen Willküraktivität folgt eine etwa 30 Sek. anhaltende, unwillkürliche Nachaktivität. Dieser folgt eine kurze Pause „elektrischer Ruhe" (etwa 20 Sek.), danach setzt die unwillkürliche Aktivität wieder ein. Einzelne Fälle zeigen eine verlängerte distale Überleitungszeit bei indirekter Reizung. Myotone Entladungssalven mit typischen Frequenz- und Amplitudenänderungen werden nicht gefunden (MERTENS u. ZSCHOKKE 1965, KAESER u. CORBAT 1969).

In der **Muskelbiopsie** werden in einem Teil der Fälle einige Gruppen atrophischer Fasern oder isolierte Faseratrophien und eine Vermehrung der Kerne in subsarkolemmaler Position gefunden. Andere Biopsien waren normal. Die Muskelspindeln erscheinen nicht pathologisch verändert. In einem hier untersuchten Fall gehörten 97% der Muskelfasern dem Typ I und nur 3% dem Typ II an (Abb. 135); dieses Vorherrschen der Typ-I-Fasern beobachteten auch BLACK u. Mitarb. (1972) sowie SCARLATO u. Mitarb. (1974).

Elektronenmikroskopische morphometrische Untersuchungen der Muskelbiopsie eines 8jährigen Knaben mit Neuromyotonie ergaben keine pa-

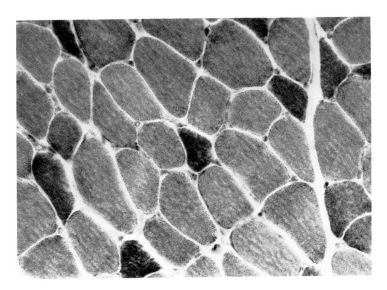

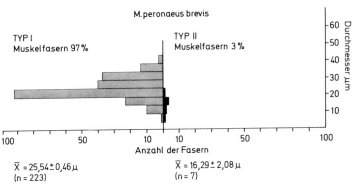

Abb. 135 α-Glycerophosphat-Dehydrogenase-Reaktion eines quergeschnittenen Muskels bei Neuromyotonie im Kindesalter (Isaacs-Syndrom). Es besteht ein Vorherrschen von Typ-I- und eine Atrophie von Typ-II-Fasern. x = Mittelwert der Faserdurchmesser

thologischen Befunde; der Mitochondriengehalt, die durchschnittliche Mitochondriengröße wie die Membranoberfläche des sarkoplasmatischen Retikulums/μm³ Muskelfaser wiesen keine signifikanten Unterschiede gegenüber Kontrollen auf (LÜTSCHG u. Mitarb. 1978). Die postsynaptischen Regionen der Endplatten waren atrophisch, der Synapsenspalt hochgradig erweitert und teilweise von einwachsenden Schwann-Zellprozessen ausgefüllt.

Therapie. Unter der oralen Gabe von 3 × 0,1–0,2 mg Hydantoin oder 3–5 × 0,2 mg Carbamyldibenzoazepin stellt sich rasch eine weitgehende Besserung der Neuromyotonie ein.

Stiff-man-Syndrom

Pathogenese. Nach Hexobarbitalnarkose und Spinalanästhesie sistiert die pathologische Muskelaktivität, so daß der Ursprung dieser Störung nicht in der Muskelfaser selbst oder in der Endplattenzone liegen kann. Eine pathogenetische Bedeutung kommt dagegen der γ-Efferenz zu, da nach Procainblockade mit initial selektiver Blockierung der γ-Fasern in den zugehörigen Muskeln die Spontanaktivität sistiert (MERTENS u. RICKER 1968). Aufgrund einer normalen *silent period* sind die genannten Autoren der Meinung, daß ein Ausfall inhibitorischer Interneurone und der Renshaw-Inhibition keine pathogenetische Bedeutung hat.

Klinik. MOERSCH u. WOLTMAN beschrieben 1956 erstmals 10 männliche und 4 weibliche Patienten, die im Alter von 28–54 Jahren eine progrediente, meist als schmerzhaft empfundene Steifigkeit der Stamm-, Hals- sowie proximalen Extremitätenmuskulatur entwickelten. Die Gesichtsmuskeln sind gewöhnlich nicht, die distalen Extremitäten meistens nur gering betroffen. Die Körperbewegungen werden durch die anhaltenden Muskelkontraktionen grob, plump und steif, sie erfolgen en bloc. Die Rumpfbeugung ist stark erschwert. Die Atmung kann behindert sein. Die Beschwerden können sich bei Geräuschen und in Zusammenhang mit Affektschwankungen akzentuieren und dann als äußerst schmerzhafte Spasmen empfunden werden. In Einzelfällen kam es dabei zu Knochenbrüchen. Die Eigenreflexe sind normal oder lebhaft. Während bei den meisten Patienten das Leiden langsam fortschreitet und bis zur vollständigen Bettlägerigkeit führen kann, gibt es auch Stillstände von bis zu 20 Jahren Dauer (HOWARD 1963).

Generalisierte Muskelsteifigkeit, Rigidität und Spasmen, die klinisch-phänomenologisch dem Stiff-man-Syndrom ähnlich sind, beschrieben RICKER u. Mitarb. (1971) bei einer Polyneuroradikulopathie. Ferner können pseudomyotone Verzögerungen der Fingerextension nach Faustschluß bei zervikalen Wurzelläsionen auftreten (SATOYOSHI u. Mitarb. 1972). Ein Syndrom, bestehend aus progressiven schmerzhaften Muskelspasmen, Alopezie, Amenorrhoe, Malabsorption und Diarrhoe, beobachtete SATOYOSHI (1978) bei 15 Kranken.

Das **Elektromyogramm** zeigt in den betroffenen Muskeln eine permanente Aktivität; Amplitude und Dauer der Potentiale erscheinen normal. Myotone Salven kommen nicht vor.

Die **Muskelbiopsien** ergeben keinen spezifischen Befund. Von einzelnen Autoren sind leichte degenerative Veränderungen, Faseratrophien und eine Bindegewebsvermehrung beschrieben worden.

Therapie. Mit der Gabe von 30–60 mg Valium (Tabl. zu 10 mg), verteilt auf 3 Dosen täglich, sind ausgezeichnete Besserungen zu erzielen. Sollte Diazepam erfolglos sein, kann Lioresal, 60–100 mg täglich, versucht werden (HOWARD 1963, MERTENS u. RICKER 1968). Im Verlauf der Behandlung empfiehlt es sich, nach einigen Monaten versuchsweise die Dosis zu reduzieren, weil erfahrungsgemäß dann wesentlich geringere Dosen ausreichen können.

9 Spinale Muskelatrophie und Amyotrophische Lateralsklerose (ALS)

Definition. Muskelschwäche und Muskelschwund sind die klinischen Kardinalsymptome der *spinalen Muskelatrophien.* Das neuropathologische Substrat der spinalen Muskelatrophien und der Bulbärparalyse ist eine Degeneration der motorischen Vorderhornzellen bzw. der motorischen Hirnnervenkerne des Hirnstamms. Aufgrund unterschiedlicher Manifestationsalter und Lokalisationsschwerpunkte der Muskelatrophie sowie aufgrund unterschiedlicher Progredienzintensitäten werden die spinalen Muskelatrophien in mehrere spezielle Formen unterteilt (Tab. 16).

Bei der *amyotrophischen Lateralsklerose* (ALS) sind neben den nukleären Degenerationen vorwiegend kortikospinale und kortikobulbäre Neurone affiziert; entsprechend kombinieren sich nukleäre Atrophien mit spastischen Zeichen. Während die Mehrzahl der spinalen Muskelatrophien hereditär ist, finden sich unter den amyotrophischen Lateralsklerosen über 90% sporadische Fälle.

Pathogenese. Bis heute ist nicht bekannt, warum es bei diesen Krankheitsbildern zu einer Degeneration der Betz-Zellen, der motorischen Vorderhornzellen und der motorischen Hirnnervenkerne im Hirnstamm kommt. Störungen der Pankreasfunktion (ENGEL u. Mitarb. 1969) und des Kohlenhydratstoffwechsels peripherer Nerven (SHAHANI u. Mitarb. 1971), eine Minderung des Dopamin-Stoffwechsels (CHASE u. Mitarb. 1971), ein im Blut kreisendes Toxin mit selektivem zytotoxischen Effekt auf Motoneurone (WOLFGRAM u. MEYERS 1973), Kollagenanomalien (FULLMER u. Mitarb. 1966) und eine Angiopathie (STOERTEBECKER u. Mitarb. 1970) wurden vermutet und mit entsprechenden Befunden belegt, jedoch konnte bisher damit die Ätiologie dieser Motoneuronerkrankungen nicht überzeugend geklärt werden. Vielmehr ist anzunehmen, daß die genannten Befunde auf sekundären oder begleitenden Veränderungen beruhen. Die von ZILBER (1963) nach Inokulation von Hirnextrakten von ALS-Patienten auf Rhesusaffen gemachten Beobachtungen ergaben den Verdacht auf eine Virusinfektion als Ursache der ALS; dies hat sich bisher jedoch nicht bestätigt (GIBBS u. GAYDUSEK 1969). Vereinzelt wurden virusverdächtige Strukturen in Nervenzellen des Gyrus praecentralis und der Vorderhörner sowie in der Muskulatur elektronenmikroskopisch nachgewiesen (PENA 1977).

Tabelle 16 Die verschiedenen Formen der spinalen Muskelatrophien

Typ	Erkrankungsalter	Lebenserwartung	Lokalisation	CPK
1. Werdnig-Hoffmann				
a) kongenitale und akute Form	0–12 Monate	2–3 Jahre	proximale Extremitäten, Becken- und Schultergürtel, Stamm, Gesicht, Hals	normal
b) chronische Form	0–2 Jahre	10 Jahre und mehr	proximale Extremitäten, Becken- und Schultergürtel, Stamm, Gesicht, Hals	normal oder leicht erhöht
2. Kugelberg-Welander	3–18 Jahre und Erwachsenenalter	30 Jahre	Beckengürtel	oft erhöht
3. a) Skapulo-humeraler Typ	Jugend- und Erwachsenenalter	nicht oder leicht verkürzt	Schultergürtel	normal
b) Fazio-skapulo-humeraler Typ	Jugendalter	nicht oder leicht verkürzt	Gesicht und Schultergürtel	normal
c) Skapulo-peronealer Typ	30–50 Jahre	30 Jahre u. mehr	Schultergürtel und Unterschenkelmuskulatur	normal
4. Distale Muskelatrophien				
a) Typ Duchenne und Aran	30–40 Jahre	30 Jahre u. mehr	Unterarm-, Handmuskulatur	normal
b) Peroneal-Typ	Kindheit – Erwachsenenalter	nicht oder nur leicht verkürzt	Unterschenkel-, Fußmuskulatur	normal

Infantile progressive spinale Muskelatrophie (Werdnig-Hoffmann-Krankheit)

Definition. Diese bei etwa 87% der Kranken bereits während des ersten Lebensjahres einsetzende Form der spinalen Muskelatrophie wird *autosomal-rezessiv* vererbt. Sie befällt das weibliche und männliche Geschlecht mit gleicher Häufigkeit und zeigt eine sehr rasche Progredienz. Der Tod tritt meistens bereits während des Kindesalters ein. Nach großen Untersuchungsreihen hat man kongenitale, akute und chronische Formen der Werdnig-Hoffmann-Krankheit zu unterscheiden (BRANDT 1950, DUBOWITZ 1964, NAMBA u. Mitarb. 1970, EMERY 1971, PEARN u. WILSON 1973).

Kongenitale und akute Form

Klinik. Bei etwa 30% der akuten Fälle ist die Erkrankung schon bei der Geburt manifest und äußert sich pränatal bereits durch eine Minderung der Kindsbewegungen und postnatal durch einen schlaffen Tonus, geminderte Spontanaktivität, Trinkschwäche und schwaches Schreien oder in Form einer Arthrogryposis. Bei dem größeren Teil der akuten Fälle setzen diese Symptome zu einem späteren Zeitpunkt innerhalb des ersten Lebensjahres ein. Die motorische Entwicklung bricht dann abrupt ab, fast alle diese Kinder sind niemals in der Lage zu sitzen, zu stehen oder zu gehen. Die Muskelschwäche und -atrophie sind besonders im Becken- und Schultergürtel sowie in der Stamm-, Atem- und Halsmuskulatur aus-

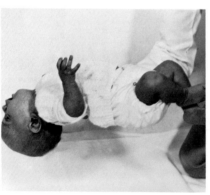
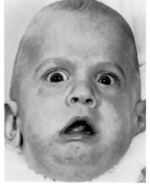

Abb. 136a   Kongenitale myotone Dystrophie. Hypotoner 5 Monate alter Säugling mit Schwäche der Kopfflexoren. Ausdruckslose starre Fazies mit offenem dreieckförmigem Mund. Die subjektiv gesunde Mutter des Knaben zeigt leichte, aber eindeutige Befunde einer myotonen Dystrophie

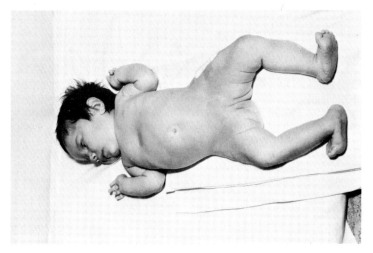

Abb. 136 b   Werdnig-Hoffman-Form der spinalen Muskelatrophie. Der Säugling zeigt eine allgemeine muskuläre Hypotonie, Schwäche und leichte Kontrakturen. Der Kopf kann weder in Bauch- noch in Rückenlage selbständig gehalten werden

geprägt. Demzufolge sind die Kinder auffallend bewegungslos bzw. bewegungsarm (Abb. 136). Nur etwa 27% von ihnen können vorübergehend den Kopf selbständig anheben und halten. Das Gesicht ist ausdruckslos, der Mund oft geöffnet. Die Eigenreflexe fehlen. Faszikulationen können an der Zunge und den Extremitätenmuskeln nicht immer beobachtet werden. Leichtere Kontrakturen sind oft vorhanden. Ein leichter Fingertremor und Gehen auf dem medialen Fußrand sollen differentialdiagnostische Kriterien gegenüber der progressiven Muskeldystrophie Typ Duchenne darstellen (Moosa u. Dubowitz 1973). Der Zustand dieser Kinder verschlechtert sich sehr rasch. Terminal entwickeln sich gewöhnlich eine Ateminsuffizienz und Pneumonie oder bulbärparalytische Symptome. Über 90% der kongenitalen und akuten Form der spinalen Muskelatrophie sterben bereits vor dem 2. Lebensjahr.

Die **Serumenzyme** sind meist normal.

In einem sehr hohen Prozentsatz werden **elektromyographisch** Hinweise für einen akuten Denervationsprozeß registriert.

Chronische oder intermediäre Form

Klinik. Etwa $^1/_4 - ^1/_5$ der spinalen Muskelatrophien des Kindesalters verläuft chronisch; von 100 Fällen, die vor dem 2. Lebensjahr krank wurden, hatten nach einer Übersicht von Namba u. Mitarb. (1970) etwa 26% eine durchschnittliche Lebenserwartung von über 10 Jahren. Auch die chronischen Formen beginnen gewöhnlich in den proximalen Muskelgruppen der unteren Extremitäten und im Bereich des Beckengürtels. Die motorische Entwicklung dieser Kinder ist deutlich retardiert, jedoch lernt ein Teil der Betroffenen selbständig zu sitzen, und ein kleiner Teil ist auch in der Lage, mit Hilfe zu gehen. In späteren Stadien dehnt sich der Prozeß auch auf die Stamm- und Schultergürtelmuskulatur aus. Ferner können die von den Hirnnerven versorgten Muskeln sowie der Hals betroffen sein. Faszikulationen können an der Zunge und den Extremitäten beobachtet werden. Die Eigenreflexe fehlen oder sind abgeschwächt. Der Liquor ist normal. In fortgeschrittenen Krankheitsstadien finden sich Kontrakturen und Kyphoskoliosen. Oft ist eine Ateminsuffizienz vorhanden.

Die **Serumenzyme** sind bei dieser chronischen Form häufiger erhöht als bei der akuten, etwa 25% haben CPK-Erhöhungen.

Das **Elektromyogramm** zeigt Kriterien eines chronischen Denervationsprozesses mit einem gelichteten Interferenzmuster und Faszikulations- und Fibrillationspotentialen. Die motorischen und sensiblen Nervenleitgeschwindigkeiten sind normal.

Differentialdiagnostisch sind kongenitale und infantile Muskeldystrophien, die benignen kongenitalen Neuro-Myopathien mit speziellen Strukturanomalien, Fett- und Glykogenspeichermyopathien, Myasthenie und weitere Erkrankungen des peripheren und zentralen Nervensystems zu erwägen.

Spinale Muskelatrophie vom Typ Kugelberg-Welander

Definition. Diese nur langsam progrediente, im Beckengürtel symmetrisch einsetzende und später zum Schultergürtel aszendierende Form der spinalen Muskelatrophie wird sehr leicht mit primär myopathischen Krankheitsprozessen verwechselt und ist manchmal nicht eindeutig von den chronischen Formen der kindlichen spinalen Muskelatrophien abzugrenzen. Etwa $2/3$ der Fälle sind hereditär; es überwiegen *autosomal-rezessive* Vererbungen, jedoch sind auch *autosomal-dominante* und X-*chromosomal-rezessive* Vererbungen bekannt (ARMSTRONG u. Mitarb. 1966, KENNEDY u. Mitarb. 1968, NAMBA u. Mitarb. 1970).

Klinik. Der Krankheitsbeginn variiert über verschiedene Lebensalter; er ist im Kindes- und Jugendalter jedoch häufiger als im Erwachsenenalter. Oft beginnt die Muskelschwäche so schleichend, daß das Erkrankungsalter überhaupt nicht sicher bestimmt werden kann. Manchmal wird die Erkrankung erst im Zusammenhang mit einer Infektionskrankheit, längeren Immobilisationen oder nach einer Impfung subjektiv bemerkt. Das männliche Geschlecht ist etwas häufiger betroffen als das weibliche. Die ersten Symptome zeigen sich in der Regel in der Beckengürtelmuskulatur und im Bereich der Oberschenkel (Abb. 137). Entsprechend sind Gehstörungen, Schwierigkeiten beim Treppensteigen und Aufrichten aus der Hocke die häufigsten subjektiven Klagen. Eine lumbale Hyperlordose, Watschelgang und ein protrusionierter Bauch sind oft vorhanden. Etwa 25% der juvenil einsetzenden Formen zeigen Pseudohypertrophien der Waden (Abb. 137). Bei wenigen Patienten bleibt der Prozeß auf den Beckengürtel beschränkt, öfter kommt es im Laufe weniger Jahre auch zu einer Schwäche des Schultergürtels und der proximalen Muskelgruppen der oberen Extremitäten. Die Patienten klagen dann über eine Schwäche beim Heben der Arme über den Kopf, und sie zeigen eine Scapula alata. Bei etwa 28% der Patienten sind auch die von den Hirnnerven versorgten Muskeln mitbetroffen (Tab. 17). Dies ist häufiger bei infantilem und adultem Beginn als beim Einsetzen der Erkrankung im jugendlichen Alter. Nur bei etwa der Hälfte der Kranken sind bei einfacher Inspektion Faszikulationen zu sehen; in einem kleinen Teil der Fälle sind diese auf die Zungenmuskulatur beschränkt. Bei über 90% der Betroffenen sind einzelne oder alle Eigenreflexe der Beine abgeschwächt oder erloschen, zusätzlich zeigen auch die Armeigenreflexe oft entsprechende Reflexanomalien.

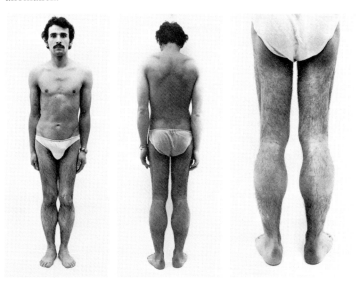

Abb. 137   Spinale Muskelatrophie vom Typ Kugelberg-Welander. Seit dem frühen Knabenalter entwickelte sich eine langsam progrediente Schwäche und Atrophie der Oberschenkel- und Beckenmuskulatur. Die zusätzliche Wadenhypertrophie und eine deutliche CPK-Erhöhung hatten zunächst den Verdacht auf eine progressive Muskeldystrophie ergeben

Tabelle 17   Beteiligung der von Hirnnerven versorgten Muskulatur bei 71 von 249 Patienten mit chronischer spinaler Muskelatrophie des Kindes-, Jugend- und Erwachsenenalters (nach *Namba* u. Mitarb.)

Symptom[1]	(n)	(%)
Ptose	3	1,2
Diplopie	1	0,4
Masseter	1	0,4
Gesichtsmuskeln	30	12,0
Nasale Sprache oder Dysarthrie	13	5,2
Dysphagie	7	2,8
Halsmuskeln	43	17,3
Trapezius	6	2,4
Zungenatrophie	17	6,8
Zungenfaszikulieren	29	11,6

[1] Einige Patienten wiesen zwei oder mehrere Manifestationen auf

Das durchschnittliche Todesalter beträgt etwa 51 Jahre (Tab. 18). Die Prognose ist bei späterem Beginn günstiger als bei kindlichen chronischen Fällen.

Gelegentlich manifestieren sich bei Jugendlichen sehr langsam progrediente spinale Muskelatrophien mit dem klinischen Kardinalsymptom einer beidseitigen Wadenhypertrophie (PEARN u. HUDGSON 1978).

Serumenzyme. Eines oder mehrere der muskulären Serumenzyme sind bei 42–67% der juvenilen und adulten Fälle erhöht; meistens handelt es sich um leichte bis mittelschwere Erhöhungen der Enzymaktivitäten. In wenigen Fällen fanden wir extrem hohe Werte wie bei der Duchenne-Form der progressiven Muskeldystrophie, eine Verwechslung mit dem Typ Becker-Kiener ist dann leicht möglich.

Elektromyographie. Die Elektromyographie ist für die differentialdiagnostische Abgrenzung myopathischer Prozesse sehr hilfreich. Bei 97,2% von 211 Patienten mit der chronischen infantilen, juvenilen und adulten Form der spinalen Muskelatrophie ist die Diagnose eines neurogenen Prozesses möglich; bei 47% der Patienten sind Denervationspotentiale zu registrieren, nur bei etwa $^1/_3$ von diesen sind Faszikulationen allein durch Inspektion des Patienten festzustellen.

Gelegentlich werden auch pseudomyotone Entladungen registriert (HAUSMANOVA PETRUSEWITZ u. Mitarb. 1968). Beim Vergleich elektromyographischer und bioptischer Ergebnisse konnten wir uns davon überzeugen, daß in einzelnen Fällen bei chronischer spinaler Muskelatrophie elektromyographisch ein „myopathisches" Muster registriert und eine Myopathie angenommen wurde (MEADOWS u. Mitarb. 1969, MASTAGLIA u. WALTON 1971).

Tabelle 18 Krankheitsdauer der chronischen infantilen, spinalen Muskelatrophie und des Typ Kugelberg-Welander (nach *Namba* u. Mitarb.)

Beginn der Erkrankung	Anzahl der Patienten (n)	Weniger als 5 Jahre (%)	Über 5 Jahre (%)	Über 10 Jahre (%)	Über 20 Jahre (%)
Kindheit	98	31,6	68,4	45,0	12,2
Jugendalter	106	12,2	87,8	65,0	28,3
Erwachsenen-alter	42	21,5	78,5	57,1	33,4

Skapulo-plus-Formen

Skapulo-humeraler Typ (Vulpian-Bernhard)

Im Gegensatz zum Typ Kugelberg-Welander ist der myatrophische Prozeß hier im Schultergürtel lokalisiert. Betroffen sind besonders die Mm. deltoideus, supra- und infraspinatus und serratus anterior. Im weiteren Verlauf greift der Prozeß auf die oberen und distalen Abschnitte der Arme und des Stammes über. Die Beine bleiben ausgespart oder werden erst später befallen. Die Erkrankung schreitet sehr langsam fort und beginnt häufig erst jenseits des 45. Lebensjahres (HALLEN 1966).

Fazio-skapulo-humeraler Typ

Über eine *dominant* erbliche Form der spinalen Muskelatrophie mit fazio-skapulo-humeraler Manifestation, Beginn im Jugendalter und nur sehr leichter Progredienz berichteten FENICHEL u. Mitarb. (1967). Ein sporadischer Fall mit rascher Progredienz wurde von FURUKAWA u. Mitarb. (1969) beobachtet.

Skapulo-peronealer Typ

Autosomal-dominante Erblichkeit, Beginn zwischen dem 30. und 50. Lebensjahr sowie eine symmetrische Schwäche und Atrophie der Zehen- und Fußextensoren mit Ausbreitung des myatrophischen Prozesses nach einem vieljährigen Verlauf auf den Schultergürtel charakterisieren dieses Krankheitsbild (KAESER 1965). Eine weitere Ausdehnung auf die Unterschenkel- und Oberschenkelmuskeln sowie bulbäre Muskelgruppen ist bei einigen Fällen zu erwarten. Die Eigenreflexe sind abgeschwächt oder erloschen. Sowohl im EMG als auch in der Biopsie können myopathische Veränderungen vorherrschen. Autoptisch ist jedoch eine Vorderhorndegeneration erwiesen. Sporadische Fälle mit ähnlicher Verteilung des myatrophischen Prozesses sind von MUNSAT (1969) und ZELLWEGER u. McCORMICK (1968) im Kindes- bzw. Säuglingsalter beobachtet worden.

Spinale Muskelatrophie
mit distalem Lokalisationsschwerpunkt

Spinale Muskelatrophie Typ Duchenne-Aran

Definition. Diese Form der Erkrankung ist durch ein Einsetzen zwischen dem 30. und 40. Lebensjahr und eine Atrophie und Schwäche der Hand- und Unterarmmuskulatur sowie Faszikulationen charakterisiert (Abb. 138). Gelegentlich manifestiert sich die Erkrankung auch früher oder erst nach dem 5.–6. Lebensjahrzehnt.

Klinik. Die Arbeitshand ist öfter stärker betroffen. Subjektiv bemerken die Patienten ihre Behinderung gewöhnlich bei feinen manuellen Verrichtungen. Der Prozeß dehnt sich später auch auf die Oberarmmuskeln und den Schultergürtel aus. Auch die Hals- und Stammmuskulatur, die Unterschenkel- und Fußmuskulatur kann mitbetroffen sein, so daß eine generalisierte Muskelatrophie bis zur völligen Skelettierung resultiert. Meistens ist der Prozeß nur sehr langsam progredient, gelegentlich findet man bei Kontrollen nach 10–20 Jahren ein fast unverändertes Bild. Bei anderen Fällen handelt es sich um primär atrophische Formen einer amyotrophischen Lateralsklerose, die nach kurzer Zeit zusätzlich kortikospinale Degenerationen mit entsprechenden spastischen Symptomen entwickeln und sehr rasch progredient sind.

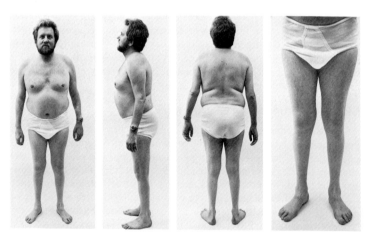

Abb. 138   Spinale Muskelatrophie vom Typ Duchenne-Aran mit Schwerpunkt der Atrophie und Schwäche im Bereich der Unterarm-, Hand-, Unterschenkel- und Fußmuskulatur. Der dargestellte Kranke ist nicht in der Lage, sich aus der Hocke ohne Unterstützung wieder aufzurichten

Peronealtyp der spinalen Muskelatrophie

Klinik. Die primäre Manifestation und der Lokalisationsschwerpunkt des atrophischen Prozesses betreffen bei dieser Form der spinalen Muskelatrophie die Unterschenkelmuskulatur (Abb. 139) (DYCK u. LAMBERT 1968, McLEOLD u. PRINEAS 1971). In einigen Fällen sind in späteren Krankheitsphasen auch die Hände und Unterarme sowie Oberschenkel- und Stammuskeln mitbetroffen. Der Hackengang ist infolge der Atrophie des M. tibialis anterior schon früh nicht mehr möglich, später können die Kranken auch nicht mehr auf den Fußspitzen stehen und zeigen zudem eine Schwäche der Peroneusgruppe, des M. tibialis posterior und der kleinen Fußmuskeln. Überschneidungen mit dem Skapulo-peronealen Typ kommen vor. Die bisher bekannten Erkrankungen sind *sporadisch oder autosomal-dominant* erblich und setzen entweder während der Kindheit oder erst im Erwachsenenalter ein. Die Lebenserwartung ist nicht oder nur leicht verkürzt. BODECHTEL u. SCHRADER (1953) berichteten allerdings über einige rasch progrediente Verläufe mit der Entwicklung von zusätzlich spastischen Zeichen; diese Fälle sind dem Formenkreis der amyotrophischen Lateralsklerose zuzuordnen. Der peroneale Typ der progressiven Muskelatrophie ist aufgrund fehlender Sensibilitätsstörun-

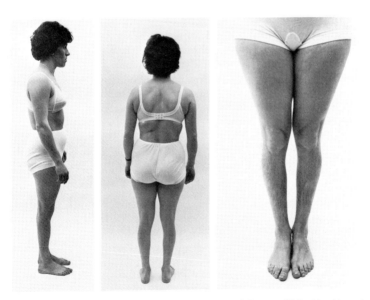

Abb. 139   Peronealtyp der spinalen Muskelatrophie mit Schwerpunkt der Atrophie und Schwäche in der Unterschenkel- und Fußmuskulatur. Die motorischen und sensiblen Nervenleitgeschwindigkeiten sind normal

gen, einer normalen motorischen und sensiblen Nervenleitgeschwindigkeit und einer normalen Suralisbiopsie von der hypertrophischen Neuritis Typ Charcot-Marie-Tooth und Déjérine-Sottas gut abgrenzbar (Abb. 140 a–d).

Juvenile segmentale Atrophie der Unterarme

Diese sporadisch auftretende neurogene Atrophie der Unterarm- und Handmuskulatur wurde vorwiegend in Japan beobachtet (SOBUE u. Mitarb. 1978). Der Beginn der Erkrankung liegt meistens zwischen 18 und 22 Jahren. Männer sind häufiger betroffen als Frauen (5 : 1). Neben der meist einseitig lokalisierten Atrophie der Unterarm- und Handmuskeln finden sich oft schwache, selten gesteigerte Armeigenreflexe. Elektromyographisch sind bei 90% der Betroffenen auch im kontralateralen, klinisch gesunden Arm neurogene Veränderungen nachweisbar. Die initiale Progredienz der Muskelatrophie verlangsamt sich gewöhnlich nach 2–3 Jahren oder kommt dann zum Stillstand.

Arthrogryposis multiplex congenita

Definition. Kongenitale Gelenkkontrakturen, oft mit grotesken Fehlstellungen in zwei oder mehreren Gelenken, eine weitgehende Bewegungsbehinderung der betroffenen Gelenke und nicht progrediente Muskelatrophien oder Muskelentwicklungsstörungen charakterisieren dieses *meist sporadische, selten autosomal-dominant* erbliche Krankheitsbild (BHARUCHA u. Mitarb. 1972, FRIEDLAENDER u. Mitarb. 1968).

Klinik. Häufig finden sich ein Pes equinovarus und hyperflektierte Handgelenke sowie eine Adduktion und Innenrotation der Arme (Abb. 141). Die Kontrakturen sind meistens symmetrisch und betreffen vorwiegend folgende Gelenke: Knie, Fuß, Finger, Hüfte, Ellenbogen, Schulter, Hand und Hals. Viele der Kranken zeigen einen kurzen Hals und Stellungsanomalien der Schulterblätter. Die motorische und intellektuelle Entwicklung ist oft retardiert. Röntgenologisch sind häufig Anomalien festzustellen: Kyphoskoliose, Spina bifida, Luxation oder Subluxation verschiedener Gelenke, Coxa valga, Fußdeformitäten u. a.

Elektromyographie. Bei der Mehrzahl der Betroffenen werden elektromyographisch neurogene Veränderungen registriert; seltener zeigt das EMG „myopathische" Anomalien, oder es ist normal.

Muskelbiopsie. Nach neuropathologischen und myopathologischen Untersuchungen sind die meisten Fälle auf eine pränatale Innervationsstörung der Muskulatur oder auf eine Entwicklungs- bzw. Reifungsstörung der Muskulatur zurückzuführen (DASTUR u. Mitarb. 1972). Die betroffenen Muskeln sind stark fibrosiert, ein Teil der Muskelfasern ist atrophisch bzw. unausgereift. Selten werden auch myopathische Gewebssyndrome gefunden.

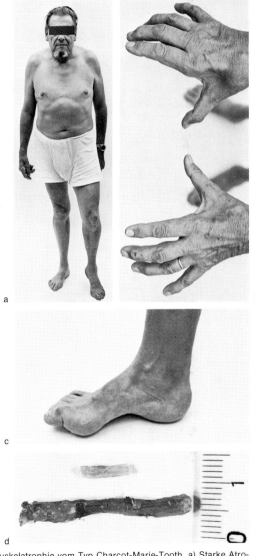

a

b

c

d

Abb. 140 a–d Neurale Muskelatrophie vom Typ Charcot-Marie-Tooth. a) Starke Atrophie und Schwäche der Unterschenkel-, Fuß- sowie b) Fingermuskulatur; c) Hohlfuß.
d) Palpatorisch und bioptisch besteht eine Verdickung des N. suralis (histologisch: hypertrophische Neuropathie). Zum Vergleich ist im oberen Bildabschnitt (d) ein normaler
N. suralis dargestellt

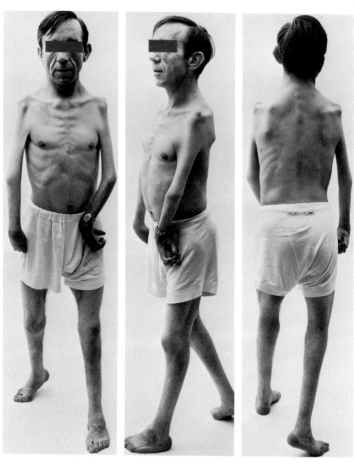

Abb. 141   Arthrogryposis multiplex congenita. Diffuse Muskelatrophie und Kontraktu-ren. Der geistig voll leistungsfähige und ganztägig arbeitende Kranke ist besonders be-hindert durch die flektierten Handgelenke und die adduzierten und innenrotierten Arme

Therapie. Die Stellungsanomalien der Gelenke werden krankengymna-stisch behandelt und sollen, wenn möglich, orthopädisch korrigiert wer-den.

Chronische Poliomyelitis

Gelegentlich klagen Patienten, die eine akute, meist sehr schwere Poliomyelitis mit oder ohne Restparesen durchgemacht haben, nach einem mehrjährigen stationären Intervall über eine erneute und langsam progrediente, mit elektromyographischen Zeichen einer akuten und chronischen Denervation einhergehende Muskelatrophie. Dieser Zustand wird von einigen Autoren als „chronische Poliomyelitis" bezeichnet und die Meinung vertreten, daß neben der akuten auch eine chronische und sekundär-chronische Form dieser Viruserkrankung vorkommt, oder daß eine angeborene Prädisposition für Vorderhornerkrankungen besteht und dadurch sowohl die akute Poliomyelitis als auch die spätere chronische Progredienz determiniert sind. Ferner könnte es sich um ein zufälliges Zusammentreffen von einer Poliomyelitis mit einer spinalen Muskelatrophie handeln (BODECHTEL u. SCHRADER 1953, MULDER u. Mitarb. 1972). Heute erscheint es wahrscheinlicher, daß diese Muskelatrophien durch eine vorzeitige metabolische Insuffizienz und Degeneration der im Rahmen einer vorausgegangenen akuten Poliomyelitis geschädigten Vorderhornzellen zustande kommen (HALLEN u. Mitarb. 1969), zumal sich die später einsetzenden Paresen besonders in Muskelgruppen manifestieren, die in der akuten Phase der Poliomyelitis stark betroffen waren.

Amyotrophische Lateralsklerose (ALS)

Definition. Die amyotrophische Lateralsklerose ist eine Systemkrankheit mit einer vorwiegenden Degeneration von motorischen Ganglienzellen des Vorderhorns im Rückenmark und der Betz-Zellen des Gyrus praecentralis. Klinisch herrscht die Kombination von nukleären Muskelatrophien mit Faszikulieren und spastischer Tonuserhöhung vor. Die Häufigkeit der ALS und spinalen Muskelatrophien wird auf 4:100 000 geschätzt (BOBOWICK u. BRODY 1973).

Genetik. Die Mehrzahl der Fälle ist *sporadisch*, nur 5–10% werden autosomal-dominant vererbt (KURLAND u. MULDER 1955). Eine besondere Häufung von ALS wurde bei den Eingeborenen der Marianen-Inseln im Pazifischen Ozean gefunden (MULDER u. ESPINOSA 1969). Männer sind häufiger als Frauen betroffen. Das mittlere Erkrankungsalter liegt bei 51 Jahren, Erkrankungen im Kindesalter kommen vor (Abb. 142). Die meisten Patienten erliegen ihrem Leiden nach einem 2 bis 4jährigen Krankheitsverlauf.

Klinik. Die ALS setzt in der Mehrzahl der Fälle mit Muskelatrophien ein, nur etwa 7,5% der Fälle zeigen als Erstsymptom eine Spastik (MUELLER-JENSEN u. BERNHARDT 1973). Die Muskelatrophien, die häufig zunächst asymmetrisch ausgeprägt sind, machen sich oft initial an den Unterarmen und Händen oder Unterschenkeln und Füßen oder im Bereich der proxi-

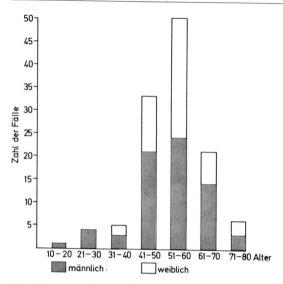

Abb. 142   Altersverteilung bei Krankheitsbeginn der amyotrophischen Lateralsklerose; 120 Fälle (aus *W. Scheid*: Lehrbuch der Neurologie, 3. Aufl. Thieme, Stuttgart 1968)

malen Extremitätenabschnitte und des Becken- oder Schultergürtels bemerkbar (Tab. 19). Faszikulationen können durch sorgfältige Inspektion gefunden werden; mit Hilfe des Prostigmin-Tests lassen sie sich provozieren. Die subjektiven Initialsymptome sind Schwäche und Schweregefühl, vorzeitige Ermüdung, Steifigkeit und Spannung der Muskulatur, krampfartige Muskelschmerzen und Nacken-Schulter-Schmerzen; nur selten werden Faszikulationen als Erstsymptom wahrgenommen. In späteren Krankheitsstadien breiten sich die Muskelatrophien und -paresen auf andere Muskelgruppen aus und betreffen früher oder später auch die von den motorischen Hirnnervenkernen und Zervikalsegmenten versorgten Muskeln, so daß bulbärparalytische Symptome und eine Unfähigkeit, den Kopf kraftvoll zu strecken und zu beugen, bestehen. Durch das Betroffensein der Atemmuskulatur können respiratorische Insuffizienzen auftreten. Es entwickelt sich ferner eine spastische Tonuserhöhung, besonders der Beine, mit gesteigerten Eigenreflexen und positivem Babinski-Zeichen sowie gesteigertem Masseterreflex, jedoch meist erhaltenen Bauchhautreflexen. Nur selten finden sich leichte Störungen der Tiefensensibilität im Bereiche der unteren Extremitäten. Blasenstörungen kommen nicht vor. In Spätstadien der Erkrankung bestehen oft Affektinkontinenz und hochgradige Kachexie. Übergänge in eine Pseudobulbärparalyse sind möglich. Komplikationen der bulbärparalytischen Krankheitskomponente oder eine Ateminsuffizienz sind die häufigsten Todesursachen.

Tabelle 19   Initiale Manifestation und Lokalisation der ALS (226 Fälle) (nach *Müller-Jensen* u. *Bernhardt*)

	Männer (n = 150)	Frauen (n = 76)
Muskelatrophien	93 %	92 %
Bulbär	19 %	36 %
Hand – Unterarm	32 %	21 %
Oberarm – Schulter	17 %	5 %
Oberschenkel – Becken	17 %	16 %
Unterschenkel – Fuß	7 %	14 %
Spastik	7 %	8 %
Fälle insgesamt	150	76

Nur selten werden *primär spastische Formen* der ALS beobachtet, die über wenige Monate bis zu wenigen Jahren nur eine spastische Tonuserhöhung zeigen und erst später nukleäre Atrophien bekommen. Oft ist dann die spastische Krankheitskomponente besonders an den Beinen und die Muskelatrophie besonders an den Armen und Händen ausgeprägt.

Das **Elektromyogramm** ist sehr hilfreich für die Diagnose einer ALS. Besonders im Initialstadium mit asymmetrischen klinischen Befunden lassen sich oft in der klinisch noch gesund erscheinenden Extremität bereits Denervationszeichen nachweisen.

Serumenzyme. Die Kreatinphosphokinase ist bei 20–25 % der Fälle leicht erhöht. Bei einem kleineren Teil der Kranken ist das Liquoreiweiß leicht erhöht.

Muskelbiopsien, die in der Regel für die Diagnose einer ALS nicht notwendig sind, ergeben neurogene Gewebssyndrome mit z. T. stark ausgeprägten, zusätzlichen myopathischen Veränderungen.

Bulbärparalyse

Fortgeschrittene Stadien der ALS lassen fast immer auch bulbärparalytische Symptome erkennen. Etwa 1/4 der Fälle, Frauen häufiger als Männer, beginnt mit derartigen Erscheinungen, um erst im weiteren Verlauf Muskelgruppen der Extremitäten und des Stammes einzubeziehen. Es entwickelt sich eine Kau- und Schluckschwäche, eine Zungenatrophie mit Hypomotilität, Fibrillieren und Faszikulieren. Der Masseterreflex fehlt oder ist abgeschwächt. Die Beteiligung der Gesichtsmuskulatur bedingt eine ausdruckslose Mimik. Durch die Schwäche der Halsmuskulatur kann der Kopf nicht mehr frei gehalten werden. Die Sprache ist verwaschen und in späteren Stadien unverständlich. Die Nahrungsaufnahme wird zunehmend erschwert und kann schließlich unmöglich sein.

Gelegentlich werden Bulbärparalysen schon im Jugend- und Kindesalter beobachtet. *Fazio-Londe-Krankheit* (GOMEZ u. BERNSTEIN 1962, DOBKIN u. VERITY 1976).

Muskelbioptische Befunde der spinalen Muskelatrophien

Die feldförmig gruppierte Atrophie von Muskelfasern (Abb. 24, s. S. 40) ist der charakteristische myopathologische Befund der spinalen Muskelatrophie. Sowohl Typ-I- als auch Typ-II-Muskelfasern sind betroffen. In Gefrierschnitten erscheinen die atrophischen quergeschnittenen Fasern bei rasch progredienten Verläufen rundlich, bei ausgeprägt chronischen Fällen oft stark elongiert (Abb. 25). Besonders bei frühinfantilen Fällen ist es bei der Beurteilung der Faserkaliberspektren wichtig, die altersentsprechenden Normwerte zu beachten (Abb. 22, s. S. 38); erst dann ist oft das Ausmaß der Atrophie und Hypertrophie evident. Hypertrophische Fasern ergeben z. T. ungewöhnliche histochemische Reaktionen, da sie oxydative Enzymreaktionen vom Typ I, myofibrilläre ATPase-Reaktionen jedoch vom Typ II zeigen können. Oft findet sich ein Verlust des Mosaikmusters der verschiedenen Muskelfasertypen. Pathologische Gruppenbildungen können bei fehlenden Faseratrophien der einzige Hinweis auf einen neurogenen Prozeß sein (Abb. 25).

Die Kerne lagern in normaler subsarkolemmaler Position. Pyknotische Kerne und kleine Kernkonglomerate (Abb. 29d, s. S. 46) sind häufig. Das Endomysium ist normal oder nur leicht verdickt, im perifaszikulären Perimysium finden sich u. U. breite Mesenchymbänder. In Spätstadien kommt es zu großflächigen mesenchymalen und auch lipomatösen Vakatwucherungen. Die intrafusalen Fasern der Muskelspindeln sind normal.

Bei chronischen Formen der spinalen Muskelatrophie ist die feldförmig gruppierte Muskelfaseratrophie meist nicht so stark ausgeprägt. Mehr kleinere Gruppen oder einzelne stark elongierte oder rundlich atrophische Muskelfasern lagern hier neben normalen oder hypertrophischen Fasern (Abb. 25b). Bei diesen chronischen Formen besteht eine ausgeprägte Tendenz zur Faserhypertrophie, einzelne Biopsien zeigen ein einheitliches Bild von Riesenfasern, die häufiger dem Typ II angehören. Dieses Bild ist irrtümlich als Riesenfaser-Myopathie beschrieben worden. Diese chronischen Fälle sind ferner durch das häufige Vorkommen von begleitenden myopathischen Veränderungen ausgezeichnet. Es kommen pathologische Kalibervariationen mit zentralen Kernen, Faserdegenerationen und -regenerationen, Infiltrate, Mesenchymwucherung und Fettproliferation, Phagozytose und Target-Fasern vor, so daß Fehlbeurteilungen nicht selten sind (MITTELBACH 1966, MUMENTHALER 1970).

Die *elektronenmikroskopischen Muskelbefunde* der spinalen Muskelatrophien sind unspezifisch. Neben dem Verlust von Myofibrillen ist eine Zunahme des sarkotubulären Systems die herausstechende Veränderung. Entsprechende Ergebnisse wurden tierexperimentell erzielt und morphometrisch gesichert (STONNINGTON u. ENGEL 1973). Die hypertrophischen Fasern mit Durchmessern bis 150 μm können eine absolut normale myofibrilläre Struktur und einen normalen Organellengehalt oder degenerative Veränderungen aufweisen. Die „atrophischen" Fasern der Werdnig-Hoffmann-Krankheit zeigen ultrastrukturelle Befunde, die mehr Myoblasten und Muskelschläuchen und nicht atrophischen, primär ausgereiften Muskelfasern entsprechen. Außerdem sind Satellitenzellen sehr zahlreich. Die Befunde lassen einen Reifungsstillstand auf einer fetalen Entwicklungsstufe der „atrophischen" Muskelfasern annehmen (FIDZIANSKA 1974). Endplattenveränderungen fanden wir in Form von Schwellungen der terminalen Nervenendigung mit einer Anhäufung von Mitochondrien. In späteren Stadien verschwinden die Nervenendigungen, während der postsynaptische Faltenapparat zunächst noch gut sichtbar bleibt.

Behandlung und prognostische Beurteilung

Symptomatische Behandlungsmaßnahmen, genetische und sozialmedizinische Beratungen und eine psychagogische Führung des Patienten und seiner nächsten Familienangehörigen stellen große Anforderungen an den behandelnden Arzt. Eine Therapie, mit der ein Stillstand oder gar eine Heilung der Erkrankungen zu erzielen wäre, gibt es bisher nicht. Der Hinweis, daß an diesen therapeutischen Problemen in vielen neuromuskulären Forschungszentren sehr intensiv gearbeitet wird, sollten den Kranken und den Arzt vor einer nihilistisch-hoffnungslosen Einstellung bewahren.

Spinale Muskelatrophie

Aufgrund der sehr unterschiedlichen Progredienzintensität der verschiedenen spinalen Muskelatrophien ist bei der prognostischen Beurteilung größte Vorsicht geboten.

Bei der genetischen Beratung rezessiv-autosomaler Erbleiden aus dem Formenkreis der spinalen Muskelatrophien ist davon auszugehen, daß etwa 25–30% der Geschwister eines Kranken das Leiden bekommen werden (BRANDT 1950) und daß bei einer dominant erblichen spinalen Muskelatrophie etwa 50% der Nachkommen erkranken.

Die *akute Form der spinalen Muskelatrophie Typ Werdnig-Hoffmann* führt, wie oben bereits dargelegt, vor dem 2.–3. Lebensjahr zum Tode. Die psychagogische Führung und Beratung der Eltern und die Information über die gegebenen Erbrisiken stehen hier im Vordergrund. Für das kranke Kind selbst gibt es noch keine erfolgversprechende Therapie. Symptomatische Maßnahmen können Anwendung finden.

Die *intermediäre bzw. chronische Form* der spinalen Muskelatrophie und solche, die erst im Jugend- oder Erwachsenenalter einsetzen, sollten sehr intensiv physiotherapeutisch betreut werden. Es gilt bei diesen Fällen, die Entwicklung von Kontrakturen, Gelenkdeformitäten und Skoliosen zu vermeiden und die Patienten vor einer Überbeanspruchung der geschwächten Muskulatur zu bewahren. Ein bis zur Erschöpfungsgrenze durchgeführtes Krafttraining ist falsch. Bewegungen im Bad und Schwimmen ist zu befürworten. Bei fortgeschrittener Behinderung ist die fachärztliche Anpassung von orthopädischen Gehhilfen zu veranlassen. Oft wird von den Patienten und seinen Angehörigen die Anschaffung und Benutzung eines Rollstuhls zu lange verzögert. Gute Mobilität im Rollstuhl und damit bessere Kommunikation für Ausbildung, Beruf und Geselligkeit sind zweifellos einem stark eingeschränkten Bewegungsradius bei schwer behindertem selbständigem Gehen vorzuziehen. Wenn der Rollstuhl rechtzeitig angeschafft wird, hat der Arzt selbst darauf zu achten, daß der Patient die noch bestehende Bewegungsfähigkeit und Selbständigkeit soweit wie möglich nutzt und diese entsprechend auch geübt wird.

Die Kranken bedürfen einer sehr sorgfältigen Beratung für ihre Ausbildung und den Beruf. Die besten Beratungsergebnisse sind zu erwarten, wo es möglich ist, die Leistungskapazität des Kranken nach neurologischen bzw. neuropädiatrischen, neuropsychologischen, ergotherapeutischen und physiotherapeutischen individuellen Analysen zu beurteilen.

Amyotrophische Lateralsklerose

Bei diesem rasch progredienten Leiden ist eine frühe Information der Angehörigen des Patienten über die schlechte Prognose notwendig. Der Kranke selbst, der intellektuell voll leistungsfähig bleibt, bedarf einer sehr intensiven psychagogischen Führung und anhaltender ärztlicher Betreuung. Die durchzuführende Physiotherapie und Sprachübungen haben einen großen psychologischen Wert. Zusätzlich lassen sich spastische Tonuserhöhungen und ihre Folgen durch krankengymnastische Übungen, die durch ein Antispastikum ergänzt werden können, lindern.

Medikamentöse Behandlungen z. B. mit Pankreasextrakten und Vitamin E, Vitamin B₁₂, Dopapräparaten, Amantidin, Idoxuridin, Isopronosin und anderen Drogen haben keinen überzeugenden Einfluß auf den organischen Krankheitsprozeß. LIVERSEDGE u. CAMPBELL (1974) empfehlen Guanidin-hydrochlorid 20–30 mg/Tag mit 60–120 mg Mestinon.

Bei Hypersalivation ist Bellafolin (3 × 10 Tropfen täglich) von Nutzen. Reaktive Depressionen sprechen auf Antidepressiva an. Eine eiweißreiche

Kost und gelegentliche Gaben eines Anabolikums (z. B. Dianabol) werden empfohlen. In fortgeschrittenen Stadien können passierte Kost oder Sondenernährung, eine palliative Gastrostomie oder Tracheotomie notwendig sein. In diesen späten Stadien setzen wir Sedativa ein, z. B. täglich 2–3× 2 ml Promethazin-hydrochlorid und 2 ml Chlorpromazin i.m.

10 Muskelkrankheiten mit speziellen Strukturanomalien und kongenitale benigne Muskelerkrankungen

Diese Krankheitsgruppe ist heute noch nicht voll befriedigend zu definieren. Vorläufig basiert die Diagnose im wesentlichen auf dem bioptisch-histologischen Nachweis spezieller morphologischer Anomalien. Ob es sich wirklich um Myopathien oder um einen primär neurogenen Prozeß handelt, ist für einen Teil dieser Krankheitsbilder noch nicht zu entscheiden. Sowohl sporadische als auch dominante oder autosomal-rezessiv erbliche Fälle sind bekannt. In der Mehrzahl sind die nicht oder nur langsam progredienten Erkrankungen kongenital, oder sie beginnen im frühen Kindesalter; einzelne setzen auch erst im Erwachsenenalter ein oder haben einen fatalen Verlauf.

Klinisch bestehen muskuläre Hypotonie (floppy baby) und Schwäche sowie Hypo- oder Areflexie. Gelegentlich sind auch die Augen- und Gesichtsmuskeln betroffen oder Skelettanomalien festzustellen. Die muskulären Serumenzyme sind nicht oder nur leicht erhöht. Das EMG zeigt normale Befunde oder teils myopathisch, teils neurogen zu interpretierende Veränderungen.

Obwohl es bis heute noch keine kausale Therapie dieser vorwiegend benignen und kongenitalen Erkrankungen gibt, ist die differential-diagnostische Abgrenzung von Muskeldystrophien, spinalen Muskelatrophien und anderen Erkrankungen für die genetische Beratung und prognostische Beurteilung von großer Bedeutung.

Central-core-Krankheit

Pathogenese. Die Ätiologie der Central-core-Krankheit ist noch ungeklärt. Ein primär neurogener Krankheitsfaktor erscheint aus verschiedenen Gründen wahrscheinlicher als eine Myopathie. Central-core-Fasern sind von Target-Fasern, die bei neurogenen Prozessen vorkommen, nicht sicher zu unterscheiden. Sie sind oft auf die Typ-I-Muskelfasern beschränkt. SPIRO u. Mitarb. (1973) fanden bei einem erst 5 Monate alten hypotonen Kind mit Central-core-Krankheit deutliche Hinweise auf Innervationsanomalien. Ferner konnten KARPATI u. Mitarb. (1972) dazu experimentell nachweisen, daß sich in tenotomierten Muskeln *core*-ähnliche Läsionen nur dann entwickeln, wenn der tenotomierte Muskel innerviert war; sowohl die Unterbrechung des peripheren motorischen Nerven als auch eine hohe thorakale Chordotomie verhüten die Entwicklung von Central-core-Fasern. Warum sich die Anomalie auf die zentralen Faserpartien beschränkt, ist nicht bekannt. Hinweise für eine physiologische Besonderheit der zentralen Myofibrillenregion gewannen TAYLOR u. RÜDEL (1970), die bei einer starken Kontraktion der Froschmuskelfasern in den zentralen Faserpartien eine wellenförmige Figuration der Myofibrillen beobachteten und annehmen, daß die Aktivierung dieser zentralen Myofibrillen bei starker Kontraktion sistiert.

Klinik. Die von SHY u. MAGEE 1956 erstmals bei 5 Mitgliedern einer Sippe beobachtete Erkrankung wird nach den histologisch nachweisbaren strukturellen und enzymatischen Anomalien der zentralen Muskelfaserpartien *central core disease* genannt. Die *meistens dominant* vererbte (DUBOWITZ u. ROY 1970), gelegentlich jedoch auch sporadisch (ENGEL u. Mitarb. 1961) und evtl. auch autosomal-rezessiv auftretende Central-core-Krankheit äußert sich häufig schon postnatal oder im frühen Säuglingsalter durch eine muskuläre Hypotonie. Vereinzelt wurden bereits während der Schwangerschaft fehlende oder geminderte Kindsbewegungen bemerkt. Die Kinder zeigen eine in den proximalen Muskelgruppen der Beine stärker als der Arme betonte Muskelschwäche, oft nur eine geringe Muskelatrophie und eine allgemein verzögerte motorische Entwicklung. Gewöhnlich wird das Gehen verspätet, z. B. erst mit etwa 4 Jahren, erlernt. Die Intelligenz ist nicht beeinträchtigt, und die Muskelkraft der herangewachsenen Patienten ist meistens ausreichend für eine ganztägige leichte Arbeitsbelastung. Die von den Hirnnerven versorgte Muskulatur ist nur selten betroffen. Die Eigenreflexe sind normal auslösbar oder leicht vermindert. Die Kombination einer Central-core-Erkrankung mit einer kongenitalen Hüftgelenksluxation (ARMSTRONG u. Mitarb. 1971), einem Pes cavus mit einer auffallend längsovalen Gesichtsform, hohem Gaumen, Scapula alata und Skoliose (Abb. 143 a–e) ist verschiedentlich beobachtet worden. Es ist von großer Bedeutung zu wissen, daß bei der Central-core-Krankheit maligne Hyperthermien auftreten können (ENG u. Mitarb. 1978).

Lokalisierte Muskelatrophien bei einer erwachsenen Frau, die jedoch zusätzlich an einer Urämie erkrankt war, stellten DUBOWITZ u. PLATTS (1965) fest. Über eine im Erwachsenenalter einsetzende Central-core-Krankheit mit einem Lambert-Eaton-Syndrom in der initialen Krankheitsphase berichteten KAESER u. Mitarb. (1974).

Die muskulären **Serumenzyme** sind gewöhnlich normal oder nur leicht pathologisch erhöht.

Das **Elektromyogramm** kann normal, leicht myopathisch oder neurogen verändert sein.

Muskelbiopsie. Bioptisch-histologisch lassen sich *cores* durch unterschiedliche Farbintensitäten der zentralen Faserpartien schon in der Hämatoxylin-Eosin- und Gomori-Trichrom-Färbung nachweisen. Histochemisch zeigen *central cores* ein Fehlen oxydativer (Tafel IIc,

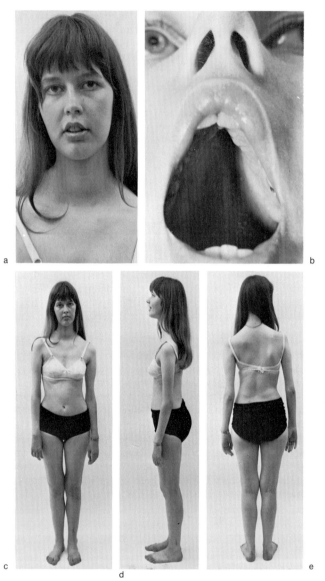

Abb. 143 a–e   Central-core-Krankheit. Leichte Muskelschwäche und Hypotrophie. a) Längsovales Gesicht, b) hoher Gaumen, c–e) Scapula alata rechts und Skoliose. Die Erkrankung war bereits im Säuglingsalter bemerkt worden

Abb. 34 a u. 48 a) und glykolytischer Enzyme sowie ein Mangel an Glykogen. Cores sind meistens auf Typ-I-Muskelfasern, selten auf Typ-II-Fasern beschränkt (PONGRATZ u. Mitarb. 1976). Gewöhnlich findet sich eine einzige zentrale Faseranomalie. Es kommen jedoch auch exzentrische und multiple *cores* vor. Die Peripherie der *cores* kann eine gesteigerte Aktivität oxydativer Enzyme aufweisen, außerdem gibt es gekammerte *cores*.

Elektronenmikroskopisch läßt sich eine Verminderung oder ein Fehlen der Mitochondrien in den *cores* nachweisen (Abb. 48 b). Auch das sarkoplasmatische Retikulum und die Menge des Glykogens können reduziert sein. Z-Band-Streaming und Sarkomerverkürzungen sind oft, kleine Rod-Strukturen selten zu beobachten. Vereinzelte Central-core-Fasern können bei zahlreichen myopathologischen Prozessen als unspezifischer Befund gefunden werden.

NEVILLE u. BROOKE (1971) unterscheiden *strukturierte cores*, die lediglich ein Fehlen der oxydativen Enzyme und der Mitochondrien zeigen, dagegen eine normale gesteigerte myofibrilläre ATPase-Reaktion und eine weitgehend normale myofibrilläre Struktur haben, von *unstrukturierten cores*, bei denen auch die beiden letztgenannten Kriterien nicht mehr gegeben sind.

Eine *kausale Therapie* der Central-core-Krankheit ist nicht bekannt.

Multicore-Krankheit

Definition. 1971 wurden von ENGEL u. Mitarb. 2 Fälle einer benignen, kongenitalen Myopathie mitgeteilt, die multifokale Muskelfaserdegenerationen (Abb. 33 a) mit fehlenden bzw. verminderten Mitochondrien und einer multifokalen Minderung oxydativer Enzyme zeigte.

Klinisch besteht eine generalisierte Hypotonie und Schwäche der Stammmuskulatur sowie der Extremitäten mit proximaler Betonung. Bei einem der Kinder waren zusätzlich eine Ptose, eine Skoliose und leichte Kontrakturen vorhanden. Die Eigenreflexe sind abgeschwächt.

Ein Fall von MUKOYAMA u. Mitarb. (1973) war durch eine zusätzliche Parese der äußeren Augenmuskeln ausgezeichnet. Inzwischen ist auch eine progressive Multi-core-Erkrankung mit Beginn im Erwachsenenalter bekanntgeworden (ROELOFS u. Mitarb. 1973).

Die **Serumenzyme** sind normal oder leicht erhöht.

Das **Elektromyogramm** zeigt verkürzte Willküraktionspotentiale und eine Vermehrung polyphasischer Potentiale.

Nemaline-Krankheit (Rod-Krankheit)

Definition. Die ätiologisch ungeklärte Nemaline- oder Rod-Myopathie ist durch lichtmikroskopisch sichtbare, 1–7 µm lange, stäbchenförmige

Strukturen in den Muskelfasern morphologisch charakterisiert (Tafel II e, Abb. 34 b u. c).

Pathogenese. Zunächst war ein primär myopathischer Prozeß als Ursache der Nemaline-Krankheit angenommen worden. Neuerdings häufen sich Mitteilungen, die nach elektromyographischen Kriterien, morphologischen Befunden und experimentellen Ergebnissen eine neurogene Genese diskutieren (Radu u. Jonescu 1972, Karpati u. Mitarb. 1971). Autoptisch sind Vorderhornzellausfälle gesichert (Dahl u. Klutzow 1974).

Klinik. Nach der Erstbeschreibung der Nemaline-Myopathie durch Shy u. Mitarb. (1963) folgten weitere Beobachtungen von Kindern, die seit der Geburt oder der frühen Kindheit bei abgeschwächten oder fehlenden Eigenreflexen und verzögerter motorischer Entwicklung eine muskuläre Hypotonie und eine in den proximalen Extremitätenabschnitten betonte Schwäche zeigen. In einzelnen Fällen sind auch Nacken-, Gesichts- und Stammuskulatur sowie auch die oropharyngealen und Atemmuskeln betroffen. Einige dieser Kinder zeigten arachnodaktylieähnliche Anomalien, längsovale Gesichtsformen, Malokklusionen, Kyphoskoliose, Pes cavus und einen hohen Gaumen (Abb. 144 a–d). Sowohl dominante als auch autosomal-rezessive Vererbungen und einzelne sporadische Fälle sind bekannt. Das Vorkommen von Central-core- und Nemaline-Krankheit in einer Familie wurde von Afifi u. Mitarb. (1965) und bei ein und demselben Patienten von Karpati u. Mitarb. (1971) beschrieben.

Die zunächst vorherrschende Meinung, daß es sich bei der Nemaline-Krankheit stets um gutartige Prozesse handelt, ist nicht mehr aufrechtzuerhalten, nachdem auch progrediente Verläufe mit Exitus im Kindesalter bekannt wurden. Ferner kommen auch Erstmanifestationen im Erwachsenenalter vor (Engel 1966, Engel u. Resnick 1966). Außerdem ist zu berücksichtigen, daß Nemaline-Strukturen bei sehr verschiedenen Erkrankungen licht- und elektronenmikroskopisch nachweisbar sind (Jerusalem u. Mitarb. 1971) und sich auch im normalen Muskel in der Übergangszone zur Sehne häufig finden. Es handelt sich also um eine unspezifische Struktur. Eine Nemaline-Myopathie ist erst dann anzunehmen, wenn andere, klar definierte Muskelerkrankungen sorgfältig ausgeschlossen sind und diese strukturellen, dem Z-Streifen angehörigen Anomalien in sehr zahlreichen Muskelfasern vorhanden sind.

Die **Serumenzyme** sind meistens normal.

Das **Elektromyogramm** zeigt myopathische Veränderungen. Nur in einigen wenigen Fällen wurden neurogene Muster registriert (Radu u. Jonescu 1972).

Muskelbiopsie. Bioptisch-histologisch sind die in Typ-I- oder Typ-II-Fasern vorherrschenden oder in beiden Fasertypen vorkommenden Nemaline-Strukturen im formolfixierten Gewebe bei Hämatoxylin-Eosin- und van Gieson-Färbung sehr leicht zu übersehen. Mit der Masson-Trichrom-Färbung können sie jedoch gut sichtbar gemacht werden. Am Gefrierschnitt eignet sich die Trichrom-Färbung zur Darstellung der *rods* (Tafel II e). Fasern mit *rods* haben oft vesikuläre Kerne. Selten findet sich eine Typ-I-Faseratrophie. Andererseits gibt es Fälle mit einem Fehlen von

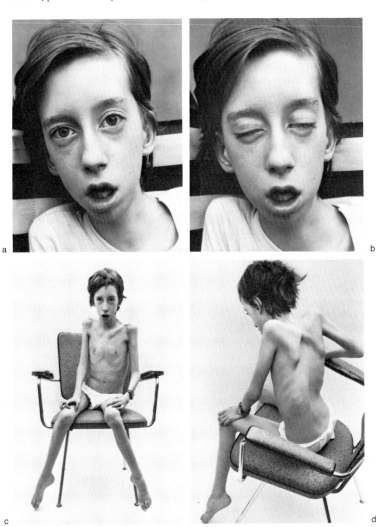

Abb. 144 a–d Nemaline-Krankheit eines 11jährigen Mädchens. Facies myopathica, generalisierte Muskelschwäche, Atrophie und Hypotonie, Scapula alata, längsovales Gesicht, Skoliose und Knickfüße

Typ-II-Fasern. Offensichtlich sind die Nemaline-Strukturen bei den betroffenen Kranken in sehr unterschiedlicher Häufigkeit in verschiedenen Muskelfasern zu finden. Ferner scheint die Schwere der Muskelschwäche nicht mit der Häufigkeit der *rods* zu korrelieren.

Elektronenmikroskopisch sind die Nemaline-Strukturen den Z-Streifen sehr ähnlich (Abb. 47 c); sie zeigen eine zur Längsachse der Muskelfasern rechtwinklig verlaufende Periodizität von 125–240 ³A und eine zur Längsachse der Muskelfasern parallele Periodizität von 80–120 ³A . Die Darstellung dieser Periodizitäten ändert sich bei verschiedenen Fixierungsmethoden (FARDEAU 1969).

Aufgrund extraktionsanalytischer Ergebnisse sind ENGEL und GOMEZ (1967) der Auffassung, daß die *rods* Actin und/oder Tropomyosin B bzw. Proteine mit ähnlicher Löslichkeit enthalten. SUGITA u. Mitarb. (1971) nehmen an, daß es sich um eine bestimmte Komponente (10 S) des Z-Streifenmaterials handelt.

Therapie. Eine wirkungsvolle Behandlung ist, abgesehen von allgemeinen symptomatischen Maßnahmen, nicht bekannt.

Zentronukleäre Muskelkrankheit

(Myotubuläre Krankheit, Typ-I-Faseratrophie mit zentralen Kernen, „descending ocular myopathy of early childhood")

Definition. Dieser ätiologisch noch ungeklärten Krankheitsgruppe liegt wahrscheinlich eine Entwicklungsstörung der Muskulatur zugrunde. Vorwiegend schmale Muskelfasern mit zentralen Kernen, ähnlich den Muskelschläuchen, bilden das morphologische Kardinalsymptom. Klinisch zeichnen sich die zentronukleären Krankheiten durch eine große Variabilität der Symptomatik aus; selbst Mitglieder ein und derselben Familie können heterogene Krankheitserscheinungen bieten.

Pathogenese. Zunächst ist die Ähnlichkeit des myopathologischen Bildes der zentronukleären Krankheit mit Muskelschläuchen als Hinweis für eine muskuläre Entwicklungshemmung im Muskelschlauchstadium (etwa 12. fetale Woche) angesehen worden. Spätere Untersuchungen wiesen jedoch nach, daß erhebliche Unterschiede gegenüber den Muskelschläuchen bestehen (MUNSAT u. Mitarb. 1969). Vor allem ist die Fasertypdifferenzierung wesentlich reifer, als es der 12. Fetalwoche entspricht, fetales Myoglobin ist nicht mehr nachweisbar, und die Faserkaliber haben bei der zentronukleären Muskelkrankheit gelegentlich auch altersentsprechende Kaliber. Da einige der Kranken Intelligenzdefekte, Krampfanfälle und EEG-Anomalien aufweisen, im EMG Denervationspotentiale und z. T. ein neurogenes Erregungsmuster gefunden wurden sowie zentronukleäre Fasern bei perinatalen Hirnschäden vorkommen können (FENICHEL 1969), wird heute eine zentrale oder peripher-neurogene

Krankheitskomponente diskutiert, obwohl autoptische Befunde ein normales Nervensystem zeigen sollen (CAMPBELL u. Mitarb. 1969).

Klinik. SPIRO u. Mitarb. teilten 1966 die Krankengeschichte und Biopsiebefunde eines 12jährigen Knaben mit, der seit der Kindheit eine Ptose hatte, im 3. Lebensmonat nicht den Kopf von der Unterlage heben konnte und eine progrediente Muskelschwäche des Stammes, der Extremitäten und der Gesichtsmuskulatur sowie eine externe Ophthalmoplegie aufwies. Es bestand eine Areflexie und Thoraxasymmetrie. Nach weiteren Mitteilungen läßt sich das Krankheitsbild wie folgt skizzieren: muskuläre Hypotonie im frühen Kindesalter, Ptose, Schwäche der Augen- und Gesichts- sowie Halsmuskulatur, Schwäche der Stamm- und Extremitätenmuskulatur, Areflexie, normale oder leicht reduzierte Intelligenz. Einige Kinder leiden unter einer respiratorischen Insuffizienz. Selten treten zusätzlich epileptische Anfälle auf. Vereinzelt lassen sich EEG-Veränderungen nachweisen.

Der Krankheitsbeginn variiert zwischen kongenitalem Auftreten sowie Erstmanifestationen im Säuglings- und Kindesalter; einzelne Fälle entwickelten klinisch faßbare myopathische Veränderungen erst im Erwachsenenalter. Während zunächst angenommen wurde, daß es sich um eine benigne Erkrankung handelt, wurde inzwischen auch über progrediente Verläufe mit Exitus im Kindes- oder frühen Erwachsenenalter berichtet.

Neben zahlreichen sporadischen Fällen sind auch rezessiv und dominant vererbte zentronukleäre Myopathien bekanntgeworden (MCLEOLD u. LETHLEAN 1973, SCHOCHET u. Mitarb. 1972).

Serumenzyme. Die Serum-Kreatinphosphokinase ist nicht oder nur leicht erhöht. Nur in wenigen Fällen finden sich starke Erhöhungen dieses und anderer muskulärer Enzyme.

Elektromyographisch besteht meist ein myopathisches Willküraktivitätsmuster, zusätzlich sind zahlreiche Fibrillationspotentiale zu registrieren (HANSEN u. Mitarb. 1973, HAUSMANOWA-PETRUSEWICZ u. JEDRZEJOWSKA 1971). Vereinzelt wurden auch neurogene Erregungsmuster oder myotone Entladungen beobachtet (VAN WIJNGAARDEN u. Mitarb. 1969).

Muskelbiopsie. Die wesentlichen bioptisch-histologischen Veränderungen sind zentral gelagerte Kerne in 10–100% der Muskelfasern (Abb. 28 b, s. S. 45) und bei einem großen Teil der Fälle auf 8–25 μm reduzierte Faserdurchmesser. In der perinukleären Zone fehlen oft die Myofibrillen. Bei einzelnen Fällen sind vorwiegend Typ-I-Fasern von der Anomalie betroffen, bei anderen herrschen Typ-I-Fasern vor, oder es besteht eine Hypertrophie von Typ-II-Fasern. In der zentralen Faserzone können eine Zunahme oxydativer und glykolytischer Enzyme und eine Minderung der ATPase-Aktivität histochemisch nachgewiesen werden. Klinisch gesund erscheinende Familienmitglieder können bioptisch zentronukleäre Anomalien zeigen.

Elektronenmikroskopisch finden sich in den betroffenen Muskelfasern degenerative myofibrilläre Veränderungen mit *streaming* des Z-Streifens. In der perinukleären Zone sind Degenerationsprodukte, Glykogenhaufen und mitochondriale Aggregate nachweisbar.

Fingerprint-Myopathie

Klinik. 1972 berichteten ENGEL u. Mitarb. über ein 5jähriges Mädchen mit kongenitaler generalisierter Hypotonie und Schwäche. Die motorische Entwicklung war verlangsamt. Die Eigenreflexe fehlten oder waren stark abgeschwächt. Zudem bestand ein Tremor der oberen Extremitäten und eine subnormale Intelligenz. Die Retinagefäße waren stark geschlängelt. Die Gesichts-, Augen- sowie oropharyngeale Muskulatur waren nicht betroffen.
Die **Serumenzyme** waren normal. Das **Elektromyogramm** zeigte ein myopathisches Muster, die Nervenleitgeschwindigkeiten waren normal.

Muskelbiopsie. Bioptisch-histologisch bestanden eine Atrophie der Typ-I- und eine Hypertrophie der Typ-II-Fasern. Viele der roten atrophischen Fasern zeigten eine schmale periphere Zone mit stark reduzierter Aktivität oxydativer Enzyme, außerdem fanden sich fokale Minderungen oxydativer Enzymaktivitäten in allen Fasertypen. Zahlreiche (2–12) kleinherdige Zonen mit positiver saurer Phosphatase-Reaktion waren in 70% der Fasern nachweisbar. Phasenkontrastmikroskopisch fanden sich 1–10 µm lange, dunkle subsarkolemmale und perinukleäre Einschlüsse in etwa 50% der Muskelfasern, die elektronenmikroskopisch Fingerabdrücken ähneln (Abb. 49 b, s. S. 76).

Inzwischen ist bekannt, daß die Fingerprint-Strukturen nicht einen absolut spezifischen morphologischen Befund darstellen. TOMÉ u. FARDEAU (1973) und wir selbst beobachteten Fingerprint-Strukturen bei myotoner Dystrophie. Ferner wurden sie bei kindlichen Dermatomyositiden festgestellt.

Sarkotubuläre Myopathie

Definition. Diese gutartige kongenitale und familiäre Myopathie ist durch eine bioptisch-histologisch nachweisbare Alteration des sarkotubulären Systems charakterisiert (JERUSALEM u. Mitarb. 1973). Die Erkrankung wurde bei einem 11 und 15 Jahre alten Brüderpaar erstmals beobachtet. **Klinik.** Bereits im Kindesalter besteht eine Gangstörung mit Schwierigkeiten beim schnellen Laufen und Treppensteigen und häufigem Hinstürzen. Die Muskelschwäche ist nicht progredient. Die geistige Entwicklung ist normal. Objektiv findet sich eine leichte bis mittelschwere Schwäche der Stammgürtel- und proximalen Extremitätenmuskulatur sowie der Halsflexoren. Auch die Gesichtsmuskulatur und die Fußheber können geschwächt sein. Die Eigenreflexe sind normal oder schwach auslösbar.
Die muskulären **Serumenzyme** waren in einem Fall normal, im anderen leicht erhöht.
Elektromyographisch sind die motorischen und sensiblen Nervenleitgeschwindigkeiten regelrecht. Ein myopathisches Aktivitätsmuster kann vorhanden sein.

Muskelbiopsie. Bioptisch-histologisch (Abb. 36, s. S. 55) ist die Erkrankung durch eine die Typ-II-Fasern stärker als die Typ-I-Fasern betreffende, kleinvakuolige Myopathie charakterisiert. Die Vakuolen sind negativ für saure Phosphatase, Lipid- und Glykogenreaktionen. Zudem sind zentrale Kerne und Spaltbildungen, dagegen keine degenerativen oder regenerativen Faserveränderungen festzustellen. Der Faserlängsschnitt zeigt, daß die Vakuolisierung auf 30–150 μm lange Fasersegmente beschränkt ist. Bemerkenswert ist das Vorkommen von Fasern mit starker NADH-Dehydrogenase-Reaktion, aber nur schwacher Succinat-Dehydrogenase-Reaktion; diese Diskrepanz beruht wahrscheinlich auf einer Aktivitätssteigerung der NADH-Dehydrogenase-Reaktion im proliferierten sarkoplasmatischen Retikulum.

Elektronenmikroskopisch und morphometrisch zeigen die vakuolisierten Fasern eine signifikant höhere Membranlänge des sarkoplasmatischen Retikulums als Kontrollen. Die Vakuolen sind negativ für Horseradish-Peroxydase, aber positiv für Mg-ATPase, so daß die Herkunft der Vakuolen vom sarkoplasmatischen Retikulum gesichert ist. Die zugrundeliegende biochemische Anomalie der Erkrankung ist noch nicht bekannt.

CARPENTER (1973) beobachtete einen 40jährigen Mann mit einer über 10 Jahre langsam progredienten Myopathie, die phasenkontrast- und elektronenmikroskopisch ähnliche kleinvakuoläre Veränderungen, zusätzlich aber auch Degenerationen und Regenerationen von Muskelfasern und eine Zunahme des Bindegewebes zeigte. Möglicherweise handelt es sich hier um eine spät beginnende Variante der sarkotubulären Myopathie.

Reducing-body-Myopathie

Bei 2 jungen Mädchen mit einer kongenitalen progressiven Myopathie und Tod im 9. Lebensmonat bzw. mit 2 1/2 Jahren beobachteten BROOKE u. NEVILLE (1972) in den Muskelfasern paranukleäre Einschlußkörperchen, die Sulfhydrylgruppen enthalten und Tetrazoliumsalze (NBT) reduzieren.
Klinisch bestand ein Floppy-baby-Syndrom mit späterer Verzögerung der motorischen Entwicklung. Einjährig war eine proximale und distale Muskelatrophie, eine leichte Ptose beiderseits und eine Schwäche der Gesichtsmuskulatur festzustellen. Die Eigenreflexe waren schwach. Zweijährig benötigte das noch lebende der beiden Kinder wegen Ateminsuffizienz einen Respirator.

Serumenzyme. Die CPK war normal.

Das **Elektromyogramm** zeigte leichte myopathische Veränderungen.

Muskelbiopsie. Bioptisch-histologisch erscheinen die 10–30 μm großen Einschlußkörperchen in der Hämatoxylin-Eosin- und Trichrom-Färbung rot. Die α-Glycerophosphat-Dehydrogenase-Reaktion stellt sie stark positiv dar, während andere oxydative Enzymreaktionen negativ sind. Es bestand ein Vorherrschen der Typ-I-Fasern (72%) bei einem der Fälle.

Elektronenmikroskopisch sind die *reducing-bodies* durch dicht gepackte und unregelmäßig geformte 120–160 Å kalibrige Partikel ausgezeichnet. Ferner enthalten sie kleine, nicht von einer Membran umgrenzte Glykogenhaufen.

Eine ähnliche Beobachtung, jedoch mit einem nicht progredienten Verlauf, wurde von Tomé u. Fardeau (1975) mitgeteilt.

Myopathie mit Auflösung von Myofibrillen in Typ-I-Fasern

Bei einem 5jährigen Mädchen und ihrem 2jährigen Bruder, die von Cancilla u. Mitarb. 1971 beschrieben wurden, zeigte sich seit der Geburt eine motorische Inaktivität und Hypotonie. Beide lernten mit 18–20 Monaten Gehen, jedoch bestand eine proximale Muskelschwäche mit Schwierigkeiten beim Stufensteigen. Muskelatrophien oder Hypertrophien waren nicht vorhanden. Die Eigenreflexe waren normal. 4 weitere Geschwister und die übrige Familie waren gesund. Die Autoren halten eine *autosomal-rezessive* Vererbung für wahrscheinlich.
Serumenzyme. Die LDH und CPK waren leicht erhöht.
Das **Elektromyogramm** war normal.

Muskelbiopsie. Bioptisch-histologisch fand sich eine Typ-I-Faseratrophie sowie ein großflächiges Fehlen von Myofibrillen in den peripheren Arealen zahlreicher Typ-I-Fasern. Viele Faszikel bestanden nur aus Typ-I-Fasern. In der Übergangszone zwischen myofibrillenfreien und myofibrillenhaltigen Arealen fanden sich Reihen kleiner Vakuolen. Die peripheren myofibrillenfreien Zonen zeigten keine NADH- und Succinat-Dehydrogenase-Reaktion, die myofibrilläre ATPase-Reaktion war dagegen in diesen peripheren Arealen stark positiv, wie es normalerweise nur in den Typ-II-Fasern der Fall ist. In den myofibrillenhaltigen zentralen Zonen fand sich dagegen eine schwache, für die Typ-I-Fasern typische myofibrilläre ATPase-Reaktion.

Elektronenmikroskopisch ließ sich ein Fehlen von Myofibrillen in den peripheren Arealen feststellen, diese peripheren Faserregionen waren mit einer feingranulären Matrix gefüllt.

MLG-Myopathie (Mitochondrien-Lipid-Glykogen-Erkrankung des Muskels)

Eine kongenitale Myopathie mit Speicherung von Fett und Glykogen sowie pleokonialen und megakonialen Mitochondrien-Anomalien, normaler geistiger, aber retardierter motorischer Entwicklung wurde von Jerusalem u. Mitarb. 1973 beschrieben. Das Mädchen war bereits in der Neonatalperiode wegen Saug- und Atemstörungen und schwachem Schreien aufgefallen. Mit 6 Wochen zeigte es eine generalisierte, nur die Augenmuskeln aussparende Schwäche und Hypotonie, abgeschwächte oder fehlende Eigenreflexe und eine Hepatomegalie und Makroglossie. Die Symptome besserten sich langsam, mit 5 Monaten war die Makroglossie verschwunden, mit 20 Monaten konnte das Kind ohne Hilfe sitzen, mit 22 Monaten bestand nur noch eine leichte generalisierte Schwäche. Der Glucagontest war auch nach 12stündigem Fasten normal.

Das **Elektromyogramm** war myopathisch, die muskulären **Serumenzyme** waren erhöht.

Muskelbiopsie. Bioptisch-histologisch bestand eine Myopathie mit Vakuolen von 0,5–12 μm Durchmesser. Histochemisch und elektronenmikroskopisch ließen sich eine Speicherung von Fett und Glykogen sowie eine Zunahme an Mitochondrien sowie deren pathologische Formvariationen nachweisen (Abb. 52 u. 53).

Die *biochemische Analyse* der Muskulatur ergab einen erhöhten Glykogengehalt. Es fand sich kein Hinweis für ein Fehlen, wohl aber der Nachweis einer Minderung einzelner Enzymaktivitäten der Glykogenolyse und Glykolyse. Ferner bestand eine deutliche Minderung der Aldolase- und Pyruvatkinase-Aktivität, die sehr wahrscheinlich nicht auf genetischen Anomalien, sondern auf einer, aus unbekannten Gründen reduzierten Enzymsynthese basiert. Carnitingehalt und die Oxydation markierter Ölsäuren waren normal. Es war also nicht möglich, den dieser Myopathie zugrundeliegenden biochemischen Defekt aufzudecken.

Inzwischen wurde eine weitere, seit dem 12. Lebensmonat progrediente MLG-Myopathie (Abb. 145 a u. b) bei einem 3jährigen Knaben, der im

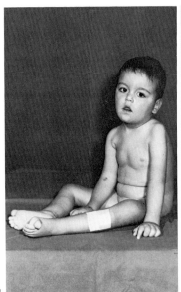
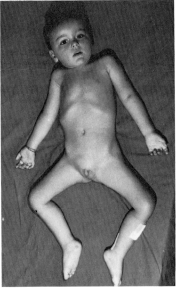

a   b

Abb. 145a u. b   MLG-Myopathie. 3jähriger Knabe mit progressiver Muskelschwäche und Hypotonie seit seinem 13. Lebensmonat (Priv.-Doz. *Hirt*, Kinderklinik Basel)

4. Lebensjahr an einer pulmonalen Komplikation verstarb, und bei seiner jüngeren Schwester bekannt (JERUSALEM u. HIRT 1975).

Mitochondriale Myopathien mit bekannten biochemischen Anomalien sind im Kap. 14 dargestellt.

Myopathie mit tubulären Aggregaten

1970 berichteten MORGAN-HUGHES u. Mitarb. über einen 60jährigen Mann, der seit seinem 54. Lebensjahr an progredienten und belastungsinduzierten Muskelschmerzen und Steifigkeit litt. Zunächst war nach einem Fußmarsch von 3–4 Meilen nur die Oberschenkel- und Gesäßmuskulatur betroffen, bei längerer Belastung dehnten sich die Schmerzen und die Muskelsteife auch auf die Waden- und Fußheber aus; während einer Ruhepause von 2–3 Std. verschwanden die Schmerzen, die Steifigkeit bildete sich innerhalb von 24 Std. voll zurück. Im Laufe der Jahre nahm die Belastungstoleranz zunehmend ab. 1970 traten die Beschwerden bereits nach $^1/_2$ Meile oder schon nach 2–3 Min. anhaltendem Bergaufgehen oder Treppensteigen auf, die Erholungsphase war mit 24 Std. und mehr zunehmend länger geworden. Außerdem wurden die Beschwerden jetzt bei manueller Arbeit auch in den Unterarmen und Händen bemerkt.

Eine weitere Beobachtung (JERUSALEM u. Mitarb. 1975) betrifft einen 36jährigen Mann, der im 34. Lebensjahr mit symmetrischen spontanen Wadenschmerzen erkrankte, die sich im Laufe einiger Monate auf die Oberschenkel und Rückenmuskulatur ausdehnten. Die Beschwerden verstärkten sich akut und passager unter körperlicher Belastung; subjektiv bestand dann auch eine starke Müdigkeit und Beinschwäche. Seit dem 35. Lebensjahr dehnten sich die Beschwerden auch auf die Oberarme und die Unterarme und die Nackenmuskulatur aus. Der Schlaf war wegen der Schmerzen gestört. Der neurologische Status war normal.

Serumenzyme. Beide Patienten zeigten normale Laborwerte; insbesondere waren auch der Serum-CPK, der Ischämietest sowie die Provokationsteste zum Nachweis einer hypo- oder hyperkaliämischen periodischen Lähmung unauffällig.

Das **Elektromyogramm** des Patienten von MORGAN-HUGHES u. Mitarb. (1970) war normal; bei unserem Patienten wurden in verschiedenen Muskeln leichte Verkürzungen der Willküraktionspotentiale und eine Amplitudenreduzierung registriert.

Eine wirkungsvolle **Therapie** ist nicht bekannt. Eine mehrwöchige Cortisonbehandlung unseres Falles war wirkungslos.

Muskelbiopsie. Bioptisch-histologisch ist die Myopathie mit tubulären Aggregaten durch vorwiegend subsarkolemmale und nur selten zentral gelegene, bis zu 30 × 60 µm große, im HE-Schnitt basophil und in der Gomori-Trichrom-Färbung intensiv rot gefärbte Einschlüsse charakterisiert (Tafel IIa u. b). Etwa 10–20% der Typ-II-Fasern zeigen im Querschnitt derartige, gegenüber den übrigen Muskelfaserpartien scharf abgegrenzte Einschlüsse. Die Typ-I-Fasern sind dagegen normal. Im Längsschnitt dehnen sich die Einschlüsse über nur 30–320 µm lange Segmente der Fasern aus. Die NADH-Dehydrogenase zeigt eine gesteigerte Aktivität im Bereich der Einschlüsse, dagegen sind die α-Glycerophosphat-Dehydrogenase, die Succinat-Dehydrogenase, die myofibrilläre ATPase und die saure Phosphatase im Bereich der Einschlüsse negativ.

Elektronenmikroskopisch finden sich dichte Aggregate parallel orientierter, doppelwandiger Tubuli mit äußeren und inneren Durchmessern von 485–590 Å bzw. 118–310 Å (Abb. 45, s. S. 70). Im Querschnitt sind die Tubuli hexagonal gruppiert. Ganz vereinzelte Tubuli haben Durchmesser bis zu 1070 Å, einige enthalten ein amorphes Material, das dem in normalen terminalen Zisternen des sarkoplasmatischen Retikulums entspricht. Wenige der Tubuli haben direkten Kontakt zum sarkoplasmatischen Retikulum.

Pathogenese. Tubuläre Aggregate stellen keinen krankheitsspezifischen Befund dar; sie wurden bei einigen, aber keineswegs allen Fällen von hypokaliämischer, normokaliämischer und hyperkaliämischer periodischer Lähmung, bei hyperthyreoter periodischer Lähmung, bei Porphyria cutanea tarda und bei Patienten, die längere Zeit spezielle Medikamente wie Diazepam, Barbiturate, Phenothiazine, Alkohol, Propoxyphen, Chlordiazepoxid und Methyprylon erhielten, gefunden (ENGEL u. Mitarb. 1970, TSUJIHATA u. Mitarb. 1971, MEYERS u. Mitarb. 1972). In geringem Ausmaß kommen tubuläre Aggregate selten einmal auch in klinisch gesunden Muskeln vor.

Bei den 2 angeführten Fällen lassen sich dyskaliämische Lähmungen nach der Vorgeschichte, dem klinischen Befund und dem Ergebnis entsprechender Provokationsteste ausschließen. Die oben erwähnten Präparate hatte der von uns beobachtete Kranke vor Ausbruch der Erkrankung nicht eingenommen. Auch fanden sich in beiden Fällen keine Hinweise für einen myositischen, dystrophischen oder rheumatischen Prozeß. Wir halten es deshalb für möglich, daß muskuläre tubuläre Aggregate auch im Rahmen eines eigenständigen Krankheitsbildes mit symmetrischen, belastungsabhängigen bzw. durch Belastung potenzierten Myalgien als klinisches Leitsymptom vorkommen. Man wird nicht annehmen dürfen, daß die tubulären Aggregate selbst schmerzauslösend sind, da sie z. B. bei den dyskaliämischen Lähmungen ohne schmerzhafte Begleiterscheinungen gefunden werden und LEWIS u. Mitarb. (1971) tubuläre Aggregate in beiden Oberschenkelmuskeln fanden, während klinisch nur der linksseitige schmerzhaft war.

Cytoplasmic-body-Neuromyopathie

Diese Erkrankung ist klinisch durch Muskelschwäche, Gewichtsverlust, alveoläre Hypoventilation und myopathologisch durch zytoplasmatische Körperchen in den Muskelfasern charakterisiert.

Die von KINOSHITA u. Mitarb. (1975) beschriebene Patientin erkrankte 16jährig mit Muskelschwäche, Ateminsuffizienz sowie Gewichtsverlust und verstarb nach einem 6jährigen Krankheitsverlauf. Die zweite uns bekannte Kranke (JERUSALEM u. Mitarb. 1978) zeigte schon in der Kindheit eine Schwäche der Halsmuskulatur und seit dem 26. Lebensjahr eine proximal betonte Muskelschwäche, eine hochgradige respiratorische Insuffizienz, die zeitweise eine Bird-Beatmung erforderte, und einen starken Gewichtsverlust.

Die Serum-CPK war normal.

Das **Elektromyogramm** registrierte neurogene Veränderungen.

Muskelbiopsie. Bioptisch-histologisch waren beide Fälle durch zytoplasmatische Körperchen (Tafel II d, Abb. 35 u. 50) in den Muskelfasern ausgezeichnet. Im eigenen Fall waren im N. suralis axonale Degenerationen festzustellen, so daß auch im Hinblick auf die EMG-Veränderungen eine neurogene Krankheitskomponente anzunehmen ist.

Kongenitale Fasertyp-Disproportion

Die Erkrankung manifestiert sich **klinisch** bereits bei oder kurz nach der Geburt durch eine generalisierte Muskelschwäche und Hypotonie (BROOKE 1973). Viele dieser Säuglinge zeigen Kontrakturen und Skelettanomalien (Hüftgelenksluxation, Kyphoskoliose, Fußdeformitäten, hoher Gaumen). Das Leiden ist nach einer Progredienz in den ersten Lebensjahren oft stationär oder sogar leicht regressiv. Es gibt jedoch auch Beobachtungen über schwere respiratorische Insuffizienzen und einen progressiven Verlauf. Nach den bisherigen Erfahrungen ist anzunehmen, daß es sowohl autosomal-rezessive als auch autosomal-dominante Vererbungen gibt. In einzelnen Fällen ist die CPK leicht erhöht.

Bioptisch-histologisch findet sich eine Typ-I-Atrophie bei normalen oder hypertrophierten Typ-II-Fasern. Wir sahen die Biopsie eines Neugeborenen mit kongenitaler Fasertyp-Disproportion, bei dem die Kaliber der Typ-I-Fasern dem Lebensalter entsprachen und die Typ-II-Fasern deutlich hypertrophiert waren.

Das **Elektromyogramm** ist normal oder leicht myopathisch verändert.

Spheroid-body-Myopathie

Diese in der Adoleszenz einsetzende, langsam progrediente, die Lebenserwartung nicht verkürzende, autosomal-dominant erbliche neuromuskuläre Erkrankung ist morphologisch durch multiple kugelige Muskelfasereinschlüsse charakterisiert (GOEBEL u. Mitarb. 1978). Im Elektronenmikroskop bestehen die Einschlüsse vorwiegend aus 12–15 nm dicken Filamenten.

11 Myositiden und Erkrankungen aus dem Formenkreis der Kollagenosen

Polymyositis und Dermatomyositis

Definition. Die Polymyositis ist eine sporadisch auftretende, entzündlich-degenerative Erkrankung der Skelettmuskulatur, die wahrscheinlich auf pathologischen Immunprozessen beruht. Klinische Leitsymptome sind symmetrische, öfters proximal als distal lokalisierte Paresen, Myalgien und Begleit- bzw. Vorkrankheiten aus dem Formenkreis der Kollagenosen. Die klinische Phänomenologie sowie verschiedene Labor- und bioptisch-histologische Befunde ermöglichen in der Regel eine exakte Abgrenzung gegenüber anderen Muskelkrankheiten. Die Dermatomyositis ist durch zusätzliche charakteristische Hautveränderungen klar gekennzeichnet.

Pathogenese. Die Ätiologie der Polymyositis und Dermatomyositis ist nicht bekannt. Bemerkenswert sind die gelegentliche Kombination dieser Erkrankungen mit rheumatischer Arthritis, Lupus erythematodes, Periarteriitis nodosa, Sklerodermie, die Auslösung durch verschiedene Arzneimittel (Mesantoin, Penicillin, Sulfonamide) und Infektionskrankheiten, die Kombination mit malignen Tumoren sowie die guten Behandlungserfolge mit Immunsuppressiva. Morphologisch sind lympho- und plasmozytäre Infiltrate und strukturelle Veränderungen der kleinen Gefäße der Skelettmuskulatur und immunologisch Antikörper sowie sensibilisierte Lymphozyten gegen Muskelgewebe (CURRIE u. Mitarb. 1971, ESIRI u. Mitarb. 1973) und Ablagerungen von Immunglobulinen und Komplement (IgG, IgM, C3) an muskulären Gefäßen (WHITAKER u. ENGEL 1972) in einem Teil der Fälle vorhanden. Diese Beobachtungen stützen die Vermutung, daß pathologische Immunfaktoren ursächlich wirksam sind. Ein Teil der erwähnten immunologischen Befunde konnte allerdings durch DEVERE u. BRADLEY (1975) nicht bestätigt werden.

Der elektronenmikroskopische Nachweis mikrotubulärer Strukturen in den Kernen und im Zytoplasma von Muskelfasern (Abb. 55, s. S. 85) sowie in den Kapillarendothelien hat die Hypothese einer viralen Genese der Polymyositis und Dermatomyositis erneut in die Diskussion gebracht (CHOU 1968, JERUSALEM u. Mitarb. 1972). Serologische Reaktionen mit verschiedenen Virusantigenen, die Inokulation von Muskelhomogenat in Zellkulturen und Labortiere konnten bis heute den Beweis der Virusätiologie nicht erbringen.

Klassifikation. Eine einheitliche, allgemein akzeptierte Klassifizierung der Polymyositiden und Dermatomyositiden ist noch nicht erreicht. Klinisch-pragmatische und bewährte Einteilungen orientieren sich am Manifestationsalter, den Verlaufscharakteristika und an speziellen begleitenden Symptomen und Krankheiten. Zu unterscheiden sind

1. **„Idiopathische" Poly- und Dermatomyositis**
   Akute, schubförmige und chronische Formen des Kindes- und Erwachsenenalters
   Sondergruppen: Okuläre Myositis und Neuromyositis
2. **Poly- und Dermatomyositiden mit anderen Erkrankungen aus dem Formenkreis der Kollagenosen**
   Polyarthritis, Periarteriitis nodosa, Riesenzellarteriitis, Lupus erythematodes, Sjögren-Syndrom, Sklerodermie.
3. **Poly- und Dermatomyositiden bei malignen Tumoren**
4. **Spezifische und spezielle Myositiden**
   Virus- und bakterielle Infektionen, Toxoplasmose, Trichinose, Zystizerkose, Schistosomiasis, Muskelsarkoidose und granulomatöse Myositiden, Myositis fibrosa und ossificans.

Klinik. Die häufigsten subjektiven Klagen bei **Polymyositis** sind Muskelschwäche, Muskel- und Gelenkschmerzen sowie Hautveränderungen. Selten ist eine Dysphagie das erste Symptom. Die Schwäche ist zunächst vornehmlich beiderseits im Becken- oder Schultergürtel und in den proximalen Muskelgruppen der Extremitäten lokalisiert (Tab. 20). Sie wird besonders beim Aufstehen aus sitzender Stellung, beim Treppensteigen und beim Erheben der Arme bemerkt. Es ist typisch für den myositischen Prozeß, daß er sich meistens in allen Muskelgruppen der kranken Extremitätenabschnitte lokalisiert, während bei der progressiven Muskeldystrophie mit proximaler Manifestation z. B. die Mm. supra- und infraspinati, biceps und brachioradialis paretisch sind, dagegen die Mm. deltoidei und triceps brachii normale Kraft zeigen. Selten ist der myositische Prozeß fazio-skapulo-humeral lokalisiert und dann differentialdiagnostisch u. U. nur schwer von gleichartigen Lokalisationen der progressiven Muskeldystrophie und der spinalen Muskelatrophie abzugrenzen. Nur bei etwa $1/3$ der Kranken manifestiert sich die Schwäche primär in den distalen Extremitätenmuskeln, sie wird bei differenzierten manuellen Verrichtungen subjektiv empfunden. Der myositische Prozeß kann außerdem die Stammmuskulatur und in etwa 60% die Nackenmuskeln und Pharynxmuskulatur erfassen. Letzteres bedingt eine Dysphagie und gelegentlich auch Dysarthrie. Nur selten sind die Gesichts- und Augenmuskeln beteiligt. Besonders in Terminalstadien, gelegentlich auch früher, kann die Atemmuskulatur geschwächt sein. In den Initialstadien kontrastiert oft die klinisch normale Muskeltrophik mit einer hochgradigen Parese. In fortgeschrittenen Stadien zeigt die Hälfte der Fälle Muskelatrophien (Abb. 146, Tab. 20). Mit zunehmender Krankheitsdauer kommt es auch bei vielen Kranken zu einer Generalisierungstendenz der Muskelschwäche. Umschriebene Muskelverhärtungen (Myogelosen) sind bei Poly- und

Dermatomyositiden nicht selten. Kontrakturen kommen in späten und selten in frühen Krankheitsphasen vor. Solange funktionsfähige Muskulatur vorhanden ist, sind die Eigenreflexe auslösbar.

Tabelle 20   Klinische Symptome, Laborbefunde und Begleiterkrankungen der Polymyositis. Übersicht über 152 Fälle (nach *Pearson*)

Befunde und Begleiterkrankungen	%
Schwäche proximaler Muskelgruppen	
untere Extremitäten	98
obere Extremitäten	78
Schwäche distaler Muskelgruppen	
der oberen und unteren Extremitäten	33
Schwäche der Halsmuskulatur	66
Schluckstörungen	54
Schwäche der Gesichts- und Augenmuskeln	13
Muskelatrophien	52
Muskelschmerzen	58
Hautveränderungen	62
Pathologische Serumenzyme	60–90
Blutsenkungsbeschleunigung	50
Pathologischer Elektromyographiebefund	85–95
Bioptisch-histologische Myositisdiagnose	60–70
Raynaud-Phänomen	28
Arthritis und rheumatische Begleitsymptome	27
Malignome[1]	20

[1] Bei über 50jährigen 71%

Etwa ²/₃ der Kranken klagen über dumpfe, muskelkaterartige Myalgien. Selten gehen Muskelschmerzen als Erstsymptom der Entwicklung von Muskelschwächen voraus. Flüchtige schmerzhafte Gelenkschwellungen, eine primär chronische Polyarthritis oder andere Erkrankungen aus dem Formenkreis der Kollagenosen, ein Raynaud-Syndrom, flüchtige Erytheme, Konjunktivitis, Fieber und Gewichtsverlust können Prodromi oder Begleitkrankheiten der Poly- bzw. Dermatomyositis sein. Gelegentlich bestehen gastrointestinale Beschwerden, eine Hypomotilität der Speiseröhre und Schluckschwierigkeiten oder kardiale Arrhythmien.

Etwa ²/₃ der Kranken zeigen neben dem myositischen Prozeß diagnostisch richtungsweisende Hautveränderungen. Sie bilden die Gruppe der **Dermatomyositiden**. Eine leicht lilagetönte Rötung und Schwellung der

Gesichtshaut, der Dorsalseite der Finger- und Handflächen, der Knie, Ellbogen, Fußinnenknöchel und der oberen Thoraxregion (Gottron-Zeichen) sind charakteristisch für die Dermatomyositis. Oft sind atypische Hautveränderungen zu beobachten, z. b. pseudoekzematische Alterationen mit Kalzinosis der Haut, multifokale Hyperpigmentationen, Vitiligo, Hautödem, Sklerodermie, Poikilodermie und Ulzerationen über Knochenvorsprüngen. An den Nagelwällen und Lidrändern sieht man mitunter kleine Teleangiektasien und Blutungen (Abb. 146).

Okuläre Myositis

Nach der klinischen Symptomatologie sind eine *exophthalmische* und eine *oligosymptomatische* Form zu unterscheiden (ESSLEN u. PAPST 1961).

Die *exophthalmische Form* zeigt einen Exophthalmus mit Augenmuskelparesen, Ptose, Lidödem, Chemosis, konjunktivale Injektion, Tränenträufeln und subjektiv Bulbusschmerzen. Der entzündliche Prozeß kann auf den Sehnerven (Papillitis) und andere Gewebe übergreifen.

Die *oligosymptomatische Form* ist durch Augenmuskelparesen, die häufiger beidseitig als einseitig auftreten und von Lichtscheu, Tränenträufeln und einer konjunktivalen Injektion begleitet sein können, charakterisiert (Abb. 147). Ein schubförmiger Verlauf ist typisch. Sehr hilfreich für die Diagnose ist die Elektromyographie der Augenmuskeln. Häufige Fehldiagnosen sind Myasthenie, Neuropathie der Augenmuskelnerven und multiple Sklerose.

Neuromyositis

Polymyositiden und Dermatomyositiden mit neurogenen und sensomotorischen Ausfällen werden selten beobachtet. Die Beteiligung des peripheren Nervensystems beruht wahrscheinlich meistens auf einer Kombination des myositischen Prozesses mit anderen Erkrankungen aus dem Formenkreis der Kollagenosen, die bekanntlich u. a. auch Polyneuropathien und Mononeuropathien verursachen. Von der Myopathologie ist bekannt, daß die terminalen intramuskulären Aufzweigungen der Motoneurone durch den myositischen Prozeß affiziert sein können.

Poly- und Dermatomyositiden mit Erkrankungen aus dem Formenkreis der Kollagenosen

Ein kleinerer Teil der Fälle zeigt neben der muskulären Erkrankung Zeichen einer Periarteriitis nodosa, rheumatischen Arthritis, eines Lupus erythematodes oder einer Sklerodermie, wie auch andererseits ein Teil dieser aufgezählten Erkrankungen myositische Krankheitskomponenten aufweist. Es ist üblich, die Diagnose nach den klinisch im Vordergrund stehenden Symptomen zu stellen und die zusätzlichen Manifestationen als Begleitkrankheit zu bezeichnen. Die Prognose dieser Krankheitsgruppe ist schlechter als die bei einfachen Polymyositiden. Die Kombination einer Polymyositis mit einem *Sjögren*-Syndrom ist selten. Charakteristisch

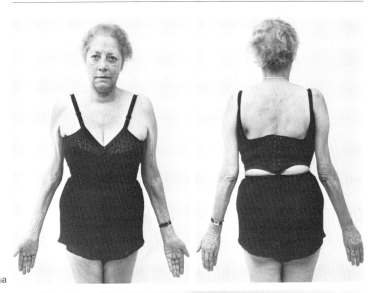

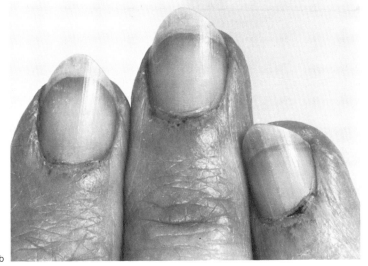

Abb. 146 a u. b Chronische Polymyositis mit starker Atrophie und Schwäche der Extremitätenmuskulatur. a) Die Arme können nicht bis zur Horizontalen gehoben werden, selbständiges Aufrichten aus der Hocke ist nicht möglich; b) an den Nagelwällen finden sich Mikroaneurysmen und kleine Blutungen

dafür sind eine Keratokonjunktivitis, Xerostomie und rheumatische Arthritis.

Polymyositis und Dermatomyositis mit malignen Tumoren

Die Angaben über die Häufigkeit von Karzinomen im Zusammenhang mit Myositiden sind aus verschiedenen Gründen bisher sehr unzuverlässig und variieren zwischen 8–25% und mehr.

Dermatomyositiden treten in 28% der Fälle mit einem Karzinom auf. Der Prozentsatz steigt auf 40% bei Kranken mit Dermatomyositis, die älter als 40 Jahre sind (Devere u. Bradley 1975). Meistens handelt es sich um Karzinome der Bronchien, der Prostata, des Kolons, der Mamma und des weiblichen Genitales. Von großer therapeutischer Bedeutung ist die Tatsache, daß die klinische Manifestation des myositischen Prozesses der des Tumors vorausgehen kann.

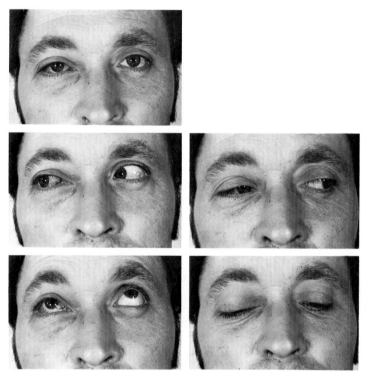

Abb. 147   Okuläre oligosymptomatische Myositis rechts. Subjektiv bestehen Schmerzen und Doppelbilder. Objektiv finden sich die dargestellten Paresen des M. abducens und rectus superior, eine Konjunktivitis und ein leichtes Lidödem

Eine gründliche Tumorsuche ist deshalb bei diesen Krankheitsbildern indiziert und ermöglicht u. U. die operative Entfernung eines Malignoms im prämetastatischen Stadium. Mit der erfolgreichen operativen Beseitigung des Tumors soll in der Mehrzahl der Fälle der begleitende Muskelprozeß rückläufig sein.

Polymyositis und Dermatomyositis im Kindesalter

Die Erkrankungen können im Kindesalter in jeder Altersstufe beginnen. Die Hauptsymptome sind Schwäche, Myalgien, Druckempfindlichkeit und Schwellung der Muskulatur. Die Lokalisation der Paresen entspricht weitgehend der des Erwachsenenalters, allerdings erscheinen generalisierte Ausdehnungen des myositischen Prozesses im Kindesalter häufiger als im Erwachsenenalter. Die Atem- und Herzmuskulatur kann mitbetroffen sein. Oft besteht eine leichte Temperaturerhöhung, Tachykardie und Leukozytose oder Eosinophilie. Auch im Kindesalter können die dermatologischen Erscheinungen sehr heterogen sein. Die Erkrankung verläuft oft schubförmig und kann Paresen und Kontrakturen hinterlassen. Die diagnostische Abklärung erfolgt wie bei den entsprechenden Erkrankungen des Erwachsenenalters.

Manifestationsalter, Verlauf und Prognose. Die Erkrankung betrifft alle Lebensalter, jedoch sind etwa 2/3 der Kranken über 30 Jahre alt. Frauen sind häufiger betroffen als Männer. Meistens handelt es sich um einen chronisch-progredienten Verlauf über viele Monate bis wenige Jahre. Selten sind akute und sehr rasch progrediente Formen. Nach einem spontanen oder durch Therapie erzielten Krankheitsstillstand kommt es bei etwa 25% der Fälle erneut zu Exazerbationen im Laufe der ersten 2 Krankheitsjahre. Manifestationen im 1.Lebensjahrzehnt sollen eine bessere Prognose haben als solche im späten Erwachsenenalter. Die Mehrzahl der Erkrankungen kommt nach einem spätestens 4–8jährigen Verlauf, mitunter auch ohne Behandlung, zum Stillstand. Todesfälle im Kindes- und Jugendalter sind selten, dagegen ist die Mortalität im Erwachsenenalter etwa vierfach höher als die der gewöhnlichen Bevölkerung. Nach einem 10jährigen Verlauf sind etwa 25% der Kranken verstorben. Die meisten Todesfälle ereignen sich in den ersten Krankheitsjahren. Etwa 2/3 der Fälle mit zusätzlicher rheumatischer Arthritis sterben innerhalb von 4 Jahren. Todesursachen sind Herzinfarkte, Komplikationen durch pharyngeale und respiratorische Lähmungen und Malignome; 4% gehen zulasten der Corticosteroidbehandlung (DEVERE u. BRADLEY 1975). Etwa 2/3 der Überlebenden sind nach einem drei- oder mehrjährigen Krankheitsverlauf nicht oder nur leicht behindert.

Serumenzyme und andere Laborbefunde. Die Serumwerte der Kreatinphosphokinase (CPK) und anderer Enzyme der Skelettmuskulatur einschließlich der Aldolase und Lactatdehydrogenase sind bei etwa 75% der Fälle erhöht. Bei starker Parenchymdegeneration können die CPK-Werte 30–60fach über der Norm liegen. Krankheitsprozesse, die vorwiegend das Mesenchym betreffen, besonders z. B. Myositiden bei Sklerodermie, haben dagegen nur leichte Erhöhungen oder normale Werte. Bei etwa 50% der Fälle ist die Blutsenkung beschleunigt. In einem kleinen Teil bestehen Erhöhungen der α- und γ-Globuline im Serum, positive Rheumateste oder Antikörper gegen Muskelgewebe. Andere Befunde, wie z. B. antinukleäre Antikörper, Lupus-erythematodes-Zellen und Eosinophilie deuten auf begleitende spezielle Erkrankungen. Weitere Studien müssen klären, ob ein spezieller antinukleärer Antikörper (PM-1) ein spezifischer Befund der Polymyositis und Dermatomyositis ist (WOLFE u. Mitarb. 1977).

Elektromyographie. Bei etwa 90% der Fälle sind mit Nadelelektroden pathologische Befunde zu registrieren. In myositischen Arealen finden sich verkürzte Potentiale mit verkleinerten Amplituden, eine gesteigerte Polyphasie, Fibrillationspotentiale, positive Wellen und oft auch eine erhöhte Entladungsfrequenz der motorischen Einheiten. Gelegentlich sind pseudomyotone Entladungen, selten myasthenische Reaktionen darzustellen. Die Kombination von myopathischen Veränderungen mit Fibrillationspotentialen lenkt den Verdacht auf eine Myositis, dieser Befund ist jedoch nicht spezifisch.

Muskelbiopsie. Der Myopathologe kann nicht die Diagnose Polymyositis bzw. Dermatomyositis stellen, sondern nach den morphologischen Kriterien nur ein myositisches Gewebssyndrom beschreiben. Der Kliniker hat bei einem derartigen Befund immer zu berücksichtigen, daß ein myositisches Gewebssyndrom nicht krankheitsspezifisch ist, sondern entzündliche Infiltrate auch bei etwa 25% der progressiven Muskeldystrophien, in einem kleinen Teil der spinalen- und neuralen Muskelatrophien sowie anderer neuromuskulärer Erkrankungen und auch nach Nadelmyographie vorhanden sein können.

Das morphologische Kardinalsymptom des myositischen Gewebssyndroms ist das entzündliche Infiltrat. Es besteht vornehmlich aus Lymphozyten, Plasmazellen und Histiozyten und ist sowohl perivaskulär als auch im Endomysium und Perimysium lokalisiert (Abb. 41, s. S. 61). Bei einem kleinen Prozentsatz (10–20%) klinisch eindeutiger Polymyositiden oder Dermatomyositiden sind bioptisch-histologisch keine Infiltrate nachweisbar. Das ist besonders dann zu erwarten, wenn der Kranke bereits vor der Biopsie Nebennierenrinden-Präparate erhielt. Wir konnten uns ferner davon überzeugen, daß solche negativen Biopsien oft auch aus Muskeln entnommen werden, die klinisch weder eindeutig paretisch waren noch starke Myalgien oder Myogelosen zeigten. Der Kliniker hatte in diesen Fällen nicht die nötige Sorgfalt bei der Auswahl des zu biopsierenden Muskels walten lassen.

Neben den Infiltraten findet man bei der Poly- und Dermatomyositis degenerative Muskelfaserveränderungen, die besonders deutlich durch die saure Phosphatase-Reaktion oder im Trichromschnitt dargestellt werden, ferner vakuoläre Muskelfaserveränderungen, Phagozytosen, Regenerate, multifokale Ausfälle der Querstreifung, endo- und perifaszikuläre Fibrose, pathologische Kalibervariationen der Muskelfasern, zentrale Kerne und zytoplasmatische Körperchen (Tafel II d). Die oxydativen Enzymreaktionen und die myofibrilläre ATPase zeigen, daß alle Fasertypen betroffen sind. Nicht selten findet sich eine selektive Typ-II-Faseratrophie (Abb. 26, s. S. 42). Bei den oxydativen Enzymreaktionen kommen fokale Steigerungen und Minderungen der Aktivitäten vor. Häufiger bei der Dermatomyositis als bei der Polymyositis findet man eine perifaszikuläre Atrophie (Abb. 27). Die Kapillardichte bei Polymyositiden ist normal (1615 ± 318 µm Muskelfaserfläche/Kapillare, Untersuchungen an 9 Biopsien). Dagegen soll die Kapillarisierung bei den Dermatomyositiden reduziert sein.

Elektronenmikroskopische Befunde der Polymyositis und Dermatomyositis sind unspezifisch. Neben verschiedenen Formen der myofibrillären Degeneration finden sich oft vereinzelte Target-Fasern, *rods* und zytoplasmatische Körperchen. Die Basalmembran der Muskelfasern kann verdickt und vervielfältigt sein. Ferner sind sarkotubuläre Destruktionen, mitochondriale Anhäufungen und Formanomalien, Lipid- und Lipofuscinpartikel, autophagische Vakuolen und Myelinfiguren vorhanden. Ob die in einem kleinen Teil der Fälle nachweisbaren mikrotubulären Kern- und Zytoplasmaeinschlüsse Viruspartikel darstellen (Abb. 55, s. S. 85), ist noch nicht geklärt (JERUSALEM u. Mitarb. 1972). Wir nehmen an, daß es sich nicht um einen krankheitsspezifischen Prozeß handelt, da wir entsprechende Strukturen auch bei neurogenen Krankheitsbildern sahen. Mikrotubuläre Strukturen wurden auch in den Endothelzellen der Kapillaren bei Dermatomyositis gefunden (JERUSALEM u. Mitarb. 1974). 47 bzw. 45% der Kapillaren bei Polymyositis und Dermatomyositis zeigen eine Vervielfältigung der Basalmembran. Die Endothel- und Perizytenfläche sowie das Vesikel-, Mitochondrien- und endoplasmatische Retikulumvolumen sind signifikant erhöht. „*Lumpy bodies*", die auf Antigen-Antikörper-Komplementablagerungen beruhen sollen (COCHRAN u. DIXON 1968), waren in den von uns untersuchten 22 Fällen nicht vorhanden. Morphometrische Analysen der Endplatten der Polymyositis ergaben ein erhöhtes Mitochondrienvolumen und eine Abnahme der Anzahl der synaptischen Bläschen. Die postsynaptischen Regionen und die Mehrzahl der präsynaptischen Abschnitte sind normal (ENGEL u. Mitarb. 1975).

Therapie. Das Mittel der Wahl ist Prednison. Die tägliche Dosis soll entsprechend der Schwere und Aktivität des Prozesses 60–80 mg täglich betragen. Wir geben die gesamte Dosis morgens früh mit etwas Milch, Joghurt oder einem Antazidum und Kalium. Andere Autoren empfehlen eine hohe Dosis Prednison von 100 mg jeden 2. Tag. Mit dem Behandlungserfolg, der sich durch eine deutliche Besserung der Muskelkraft und eine Normalisierung der Serumenzyme, die in dreiwöchigen Abständen kontrolliert werden sollen, anzeigt, wird die Prednisondosis in kleinen Schritten von 5–10 mg langsam abgebaut. Eine Erhaltungsdosis von 5–15 mg/Tag oder 15–30 mg jeden 2. Tag ist über 2 Jahre notwendig. Dann soll diese Dosis über 3 Monate sehr langsam versuchsweise abgebaut werden. Bei einem Rezidiv muß erneut über mehr als ein Jahr therapiert werden.

Die Normalisierungstendenz der erhöhten CPK geht während der Prednisonbehandlung der klinischen Besserung oft um einige Wochen voraus, wie auch bei erneuten Exazerbationen der Myositis die CPK-Erhöhung einige Wochen vor der erneuten klinischen Verschlechterung erfolgen kann.

Wenn sich nach 2–3 Monaten einer Prednisonbehandlung keine Besserung zeigt, sollte ein anderer Behandlungsversuch gemacht werden. Unter Beibehaltung einer kleinen Prednisondosis von 10–20 mg/Tag geben wir Erwachsenen bei normalem Körpergewicht 3 × 50 mg Azathioprin/Tag und kontrollieren zunächst wöchentlich 2mal und nach einem Monat wöchentlich einmal Blutbild, Transaminasen, Harnstoff und Harnsäure. Ein Behandlungserfolg durch Azathioprin kann erst nach 2–3 Monaten sichtbar werden. Auch diese Behandlung soll, wenn sie eine befriedigende Wirkung zeigt, über 1–2 Jahre fortgesetzt werden. Gute Ergebnisse werden auch nach Methotrexatgabe berichtet (METZGER u. Mitarb. 1974).

In der akuten Krankheitsphase soll nur eine sehr vorsichtige passive Krankengymnastik erfolgen, später kann die physikalische Therapie intensiviert werden.

Die Mehrzahl der Autoren zweifelt heute nicht mehr an der günstigen Wirkung von Prednison bei Myositiden (Tab. 21). Andererseits ist darauf hinzuweisen, daß auch ohne entsprechende Therapie ein vergleichbar gleich großer Teil der Fälle Remissionen zeigt, wie auch andererseits Therapieversager und letale Verläufe unter Prednison vorkommen (WINKELMANN u. Mitarb. 1968).

Rente und Begutachtung. Im akuten Stadium und bei Kombinationen der Polymyositis und Dermatomyositis mit einer Polyarthritis und andern Kollagenosen sind die Kranken arbeitsunfähig. Wenn sich im Verlaufe der Behandlung die Muskelparesen ganz oder weitgehend normalisieren und ein stationärer Zustand erreicht ist, der sich auch durch eine Normalisierung der CPK-Werte und der Blutsenkung anzeigen kann, ist nach Reduzierung der Prednisondosis auf die Erhaltungsdosis zunächst die Wiederaufnahme der Arbeit zu 50% zu empfehlen. Wenn sich nach 3–4 Wochen keine erneute Verschlechterung anzeigt, kann bei gutem körperlichem Allgemeinzustand und leichter beruflicher Belastung eine 75%ige Arbeitsfähigkeit angenommen werden. Wenn nach zweijähriger Behandlung die Prednisondosis langsam abgebaut wird und dabei kein Rezidiv erfolgt, ist eine hundertprozentige Arbeitsfähigkeit wieder erlangt. Dieser günstige Verlauf ist bei 60–70% der Kranken zu beobachten. Ausheilun-

Tabelle 21 Verlauf der Polymyositis und Dermatomyositis mit und ohne Steroidbehandlung (nach *Winkelmann* u. Mitarb.)

Therapie	Anzahl der Patienten	Remission	gebessert	unverändert	schlechter	verstorben
Über 50 mg Cortison täglich	119	47	28	9	7	28
Unter 50 mg Cortison täglich	38	1	11	3	6	17
Kein Cortison	122	48	13	12	14	35
Total	279	96	52	24	27	80

gen mit Restparesen und/oder Kontrakturen müssen individuell beurteilt werden. Ein kleiner Teil der Kranken verschlechtert sich trotz der Therapie progredient oder ist durch eine Begleitkrankheit so stark behindert, daß diese Patienten nicht arbeitsfähig werden.

Da in der Regel ein Stillstand der Erkrankung bei einem 4–8jährigen Verlauf erreicht wird, soll man mit einer definitiven Beurteilung der Invalidität vor Ablauf dieser Zeit sehr zurückhaltend sein.

Differentialdiagnose. Das voll entwickelte Krankheitsbild bietet in der Regel bei Zuhilfenahme der oben skizzierten Untersuchungen keine besonderen diagnostischen Schwierigkeiten. Oligosymptomatische und langsam progrediente Formen der Polymyositis (pseudodystrophische Formen) können dagegen leicht mit einer progressiven Muskeldystrophie und anderen Myopathien verwechselt werden. In der Regel ist die Progression bei der Polymyositis im Laufe von einigen Wochen oder wenigen Monaten sehr deutlich, während bei der progressiven Muskeldystrophie ein langsam progredienter Prozeß über mehrere Jahre typisch ist. Manchmal hilft auch eine erneute Muskelbiopsie an einem andern Ort oder ein streng kontrollierter Behandlungsversuch mit Prednison, um die Erkrankungen zu differenzieren. Dabei ist zu berücksichtigen, daß die CPK-Erhöhungen auch bei der progressiven Muskeldystrophie unter Prednison eine Normalisierungstendenz zeigen können.

Bei den akuten, sehr rasch progredienten Formen der Myositiden kommen differentialdiagnostisch die idiopathische Rhabdomyolyse, eine Porphyrie, die motorische Polyradikulitis Guillain-Barré und toxische Myopathien in Betracht.

Myopathische und myositische Syndrome bei Kollagenosen

Periarteriitis nodosa

Klinik. Diese Systemkrankheit kleinkalibriger Arterien kommt besonders zwischen dem 40. und 60. Lebensjahr vor, Kinder und Greise sind selten betroffen. Frauen erkranken etwas häufiger als Männer. Neben einem schweren allgemeinen Krankheitsgefühl mit Fieber finden sich entsprechend dem Lokalisationsschwerpunkt des arteriitischen Prozesses recht unterschiedliche klinische Syndrome. Die am häufigsten betroffenen Organe sind die Nieren, das Herz, die Leber, der Gastrointestinaltrakt, die Milz und das periphere Nervensystem.

Neben sehr häufigen arthralgischen Beschwerden klagen 30–50% der Kranken über Myalgien und eine allgemeine Adynamie. Muskelschwächen und Atrophien können in den Stammgürteln und proximalen Extremitätenabschnitten, an den distalen Extremitätenabschnitten oder generalisiert auftreten. Nicht immer ist es leicht, die Frage zu beantworten, ob es sich um primär neurogene Paresen, ischämische Muskelinfarkte oder myositische Prozesse handelt. Mit Hilfe klinischer, elektromyographischer und bioptischer Untersuchungen ist eine Entscheidung in der Regel möglich. In einem Teil der Fälle sind alle 3 Komponenten beteiligt.

Wenn die muskulären Beschwerden und Symptome zusammen mit anderen Organmanifestationen der Periarteriitis nodosa auftreten, ist die Diagnose in der Regel nicht schwierig. Nur sehr selten sind die subjektiven und objektiven klinischen Symptome auf die Muskulatur beschränkt, so daß differentialdiagnostisch andere Erkrankungen oder das gleichzeitige Vorliegen von Erkrankungen aus dem Formenkreis der Kollagenosen in erster Linie in Betracht kommen.

Richtungsweisende Laborbefunde sind die beschleunigte Blutsenkung, eine Leukozytose in 75% der Fälle und eine, allerdings nicht obligate Hypergammaglobulinämie. Die Rheumafaktoren sind nur in einem kleinen Teil der Fälle positiv. Andere Laborbefunde entsprechen dem jeweiligen Organbefall (Urinuntersuchung, EKG, EEG).

Die Sicherung der Diagnose ist abhängig vom **bioptischen Nachweis** der Periarteriitis nodosa. Zur Biopsie eignen sich alterierte Hautregionen und der Skelettmuskel. Wenn vorhanden, wählt man ein schmerzhaftes Muskelareal für die Biopsie. Sonst werden der M. deltoideus und M. gastrocnemius vornehmlich empfohlen. Nach eigener Erfahrung sind nur 27% der unter klinischem Verdacht auf eine Panarteriitis nodosa vorgenommenen Muskelbiopsien positiv. Gegebenenfalls kann man von einem Hautschnitt aus Hautgewebe, Muskel- und Nervengewebe (faszikuläre Suralisbiopsie) zugleich entnehmen. Biopsien der Testes, Nieren und Leber ergeben höhere Trefferquoten als die Muskelbiopsie, sie werden wegen des höheren Risikos und der Belastung des Patienten jedoch nur selten durchgeführt.

Histologisch sind degenerative und entzündliche Veränderungen der Media und Adventitia kleinkalibriger Arterien und Arteriolen typisch (Abb. 43, s. S. 63). Die fibrinoide Schwellung und Nekrose der Media ist Grundvoraussetzung für die morphologische Diagnose. Die Medianekrose kann die gesamte Media im Querschnittsbild des Gefäßes oder ein Segment betreffen. Sie erscheint als homogen rosa getönte Masse im Hämatoxylin-Eosin-Präparat. Die nekrotischen Zonen lassen sich sehr gut mit Hilfe der sauren Phosphatase-Reaktion histochemisch darstellen. Die Infiltrate bestehen aus polynukleären Leukozyten, Lymphozyten, Plasmazellen und öfter auch aus eosinophilen Leukozyten und Riesenzellen. In späteren Stadien weichen die Entzündungszellen zurück und machen einer mesenchymalen Proliferation und einem granulomatösen Narbengewebe Platz. Durch Gefäßobliterationen können ischämische Muskelnekrosen und durch nervale Schädigungen neurogene Muskelatrophien entstehen. Wenn die ersten Schnitte einer Biopsie die klinisch vermutete Periarteriitis nodosa nicht bestätigen können, ist es notwendig, Serienschnitte anzufertigen. Sollten auch diese negativ sein, entschließen wir uns häufiger zu einer zweiten Muskelbiopsie.

Therapie. Mit der Einführung der Cortico-steroid- oder ACTH-Behandlung hat sich die Prognose der Periarteriitis nodosa gebessert (Frohnert u. Sheps 1967). Bei frühzeitiger Diagnosestellung wird die Behandlung mit 60–80 mg Prednison täglich begonnen; nach Überwindung der akuten Phase ist eine Langzeitmedikation mit kleinerer Dosis notwendig. Bei refraktären Fällen werden neuerdings Immunsupressiva versucht.

Polyarteriitis und pulmonale Läsionen mit Asthma, Bronchitis oder Pneumonie sowie Eosinophilie charakterisieren das von Churg u. Strauss (1951) beschriebene Syndrom.

Engelmann-Krankheit

Es handelt sich um ein *autosomal-dominant* erbliches Leiden, dessen Kardinalsymptom die Hypertrophie der Diaphysen ist. Die Diagnose stützt sich auf den röntgenologischen Nachweis dieser Diaphysenhypertrophie, die in erster Linie im Bereich der Oberschenkel und der Schienbeine zu suchen ist. Da etwa 50% der Betroffenen zusätzlich Muskelatrophien und -paresen haben und etwa 30% spontan oder nach Belastung über Muskelschmerzen klagen, kann die Engelmann-Krankheit leicht mit myositischen und arteriitischen Syndromen verwechselt werden (Willems u. Mitarb. 1973).

Lupus erythematodes

Klinik. Etwa die Hälfte der Kranken mit Lupus erythematodes klagt über eine allgemeine muskuläre Schwäche und rasche Erschöpfbarkeit sowie über Myalgien (Tab. 22). Frauen sind wesentlich häufiger betroffen als Männer. Die Beschwerden sind vorwiegend in den Stammgürtel- und in den proximalen Extremitätenabschnitten, seltener diffus lokalisiert (Erbsloeh u. Baedeker 1962). Die muskulären Symptome können die initiale Krankheitsphase beherrschen, so daß die differentialdiagnostische Abgrenzung gegenüber Poly- und Dermatomyositiden ohne Zuhilfenahme spezieller Laboruntersuchungen, vor allem der Bestimmung der antinukleären Antikörper und des LE-Zellentests, nicht möglich ist. Nur ein kleiner Teil der Kranken mit Lupus erythematodes zeigt ein myasthenisches Syndrom.

Wenn sich muskuläre Symptome erst im späteren Verlauf eines Lupus erythematodes unter Chloroquin- oder Steroidbehandlung entwickeln, wird man immer die Frage zu beurteilen haben, ob es sich um eine Lupus-erythematodes-Myopathie oder eine Chloroquin- bzw. Steroid-Myopathie handelt. Verläßliche klinische, elektromyographische und bioptische Kriterien zur Differenzierung dieser Erkrankungen gibt es nicht. Im Zweifelsfall wird man das entsprechende Medikament absetzen

Tabelle 22   Die häufigsten klinischen Manifestationen des Lupus erythematodes in Prozent (nach *Dubois*)

Arthritis und Arthralgie	92
Fieber	84
LE-Zellen	76
Hautveränderungen	72
Adenopathie	59
Anämie	57
Anorexie, Nausea, Erbrechen	53
Dysproteinämie	53
Myalgie	48
Nierenveränderungen	46
Pleuritis	45
Leukopenie	43
Perikarditis	31
Zerebrospinale Ausfälle	26
Muskelschwäche und rasche Erschöpfbarkeit	25
Neuropathie	12
Psychose	12

und den klinischen Verlauf sowie die muskulären Serumenzyme in den darauffolgenden Wochen kontrollieren.

Bei klinisch ausgeprägter Muskelschwäche sind die muskulären **Serumenzyme** immer erhöht. In derartigen Fällen gibt das **Elektromyogramm** ebenfalls Hinweise für eine Myopathie.

Die **Muskelbiopsie** zeigt bei 20–25% der Fälle pathologische Ergebnisse in Form interstitieller und perivaskulärer Rundzellinfiltrate, vakuolärer und anderer Degenerationen der Muskelfasern und fokaler Aktivitätssteigerungen der sauren Phosphatase-Reaktion. Die Kapillarisierung des Muskelgewebes ist reduziert (NORTON u. Mitarb. 1968). Diese myopathologischen Befunde wie auch die elektronenmikroskopischen Veränderungen sind unspezifisch. Mikrotubuläre Einschlüsse finden sich in den Endothelzellen der Muskelkapillaren und in den Muskelfasern selbst (KLUG u. SOENNICHSEN 1973). Diese Strukturen allein erlauben jedoch nicht die Annahme einer Virusinfektion als Ursache der Erkrankung.

Therapie. Die Behandlung des Lupus erythematodes und der begleitenden Myopathie erfolgt mit 60 mg Prednison täglich. Mit dem Nachlassen der Symptomatik wird langsam auf eine Langzeitdosis reduziert. Bei schweren, auf Prednison nicht ansprechenden Fällen kann ein Zytostatikum versucht werden.

Sklerodermie

Mit **klinischen** Methoden oder durch enzymatische, elektromyographische und bioptische Untersuchungen lassen sich bei etwa 30–50% der Sklerodermie-Patienten Muskelveränderungen nachweisen. Gewöhnlich sind klinisch manifeste Myopathien bei der Sklerodermie proximal lokalisiert. Ein kleiner Teil der Kranken klagt über Myalgien.

Muskelbiopsie. Bioptisch-histologisch findet sich in der Muskulatur in erster Linie eine Proliferation des Mesenchyms. Einzelne perifaszikuläre Bindegewebsareale und angrenzende Endomysealsepten wie auch Wände der in diesen Zonen lagernden Gefäße sind dann stark verdickt. Die saure Phosphatase-Reaktion zeigt diese Zonen stark positiv an, darüber hinaus weist sie disseminierte Muskelfasernekrosen und Degenerationen nach. Rundzellinfiltrate sind nicht bei allen Sklerodermie-Myopathien zu finden.

Therapie. Das Mittel der Wahl für die Behandlung myopathisch-myositischer Komponenten einer Sklerodermie (*mixed connective tissue disease*) ist Prednison.

Werner-Syndrom

Das von WERNER 1904 beschriebene Syndrom ist durch eine sklerodermieartige Hautatrophie, Minderwuchs, Hypogonadismus u. a. endokrine Störungen, hypotrophische, unterentwickelte Gliedmaßen und vorzeitiges Altern charakterisiert. Im weiteren Verlauf entwickelt sich oft ein Katarakt. Die Erkrankung kann im Kindesalter und im Erwachsenenalter einsetzen. Elektromyographisch können myopathische Veränderungen registriert werden. Bioptisch-histologisch finden sich atrophische Muskelfasern.

Muskelsarkoidose und granulomatöse Myositis

Die Sarkoidose manifestiert sich **klinisch** apparent wesentlich häufiger in den Lungen, Lymphknoten, der Milz, Leber und in der Haut als im Muskel. Klinisch meist symptomlose Muskelgranulome bei Sarkoidosen fand UEHLINGER (1955) in 20–25% der Autopsien. Andere Autoren berichten über höhere Prozentsätze. Der Kliniker muß wissen, daß der bioptische Nachweis einer granulomatösen Myositis nicht für die Diagnose einer Sarkoidose ausreicht. Für diese Diagnose sind Manifestationen an mehreren Organen bzw. Geweben zu fordern. Eine Ausnahme stellt die charakteristische Röntgenverlaufsserie mit mediastinalen, hilären und evtl. auch pulmonalen Befunden dar (WURM u. REINDELL 1968). Sind neben der Muskulatur keine weiteren Organe betroffen, klassifiziert man das Krankheitsbild als granulomatöse Myositis. Derartige Veränderungen sind bei Polymyositiden und Dermatomyositiden, toxischem Schilddrüsenadenom mit Myopathie und paraneoplastischen Myopathien bekannt (JERUSALEM u. IMBACH 1970).

Ist die Muskelsarkoidose klinisch manifest, zeigt sie sich meist in Form einer chronisch-progredienten, proximal betonten Muskelschwäche und oft in Kombination mit einer Neuropathie. Die Serumenzyme sind meistens normal oder nur leicht erhöht. Das Elektromyogramm ergibt myopathische Veränderungen.

Klinisch empfehlen sich bei einer bioptisch als granulomatöse Myositis nachgewiesenen Muskelerkrankung bei der Suche nach weiteren Sarkoidose-Manifestationen folgende Untersuchungen:
1. Röntgenaufnahmen der Lungen, gegebenenfalls Tomographie bzw. Mediastinoskopie,
2. eine dermatologische und ophtalmologische Untersuchung,
3. eine Lymphknoten- oder Leberbiopsie und
4. Kveim-Test und Tuberkulintest.

Bioptisch-histologisch ist die Sarkoidose durch nicht verkäsende Epitheloidzellgranulome mit Lymphozytensäumen und Riesenzellen, die der Erfahrene von myogenen Riesenzellen unterscheiden kann, charakterisiert (Abb. 42, s. S. 62). Im Muskel findet sich zusätzlich oft noch ein myopathisches Gewebssyndrom. Die elektronenmikroskopischen Veränderungen sind unspezifisch.

Zur **Therapie** empfiehlt sich im akuten Stadium 60 mg Prednison täglich, das mit einsetzender Remission langsam auf eine Erhaltungsdosis von 10-15 mg reduziert wird.

Wegener-Granulomatose

Die Erkrankung beruht auf einer ätiologisch ungeklärten, nekrotisierenden, granulomatösen Vaskulitis mit Lokalisationsschwerpunkt in Nase, Nebenhöhlen, Lungen und Nieren. Oft kommen Polymyositiden oder Dermatomyositiden und Erkrankungen aus dem Formenkreis der Kollagenosen differentialdiagnostisch in Betracht.

Das Manifestationsalter variiert von der Kindheit bis zum Senium, die meisten Erkrankungen erfolgen zwischen dem 30.–50. Lebensjahr. Männer sind etwas häufiger betroffen als Frauen. Unbehandelt führt der progressive Krankheitsprozeß bei über 90% der Betroffenen innerhalb von 2 Jahren zum Tode.

Klinik. Die meisten der Betroffenen klagen initial über Beschwerden im Bereich der Nase, Nebenhöhlen und Lungen: Rhinorrhö, Nasenschleimhautulzerationen, Gesichtsschmerzen, Husten, Thoraxschmerzen und Hämoptoe. Auch Hautulzerationen, Gelenk-, Augen- und Mittelohrbeschwerden sowie Anorexie, Gewichtsverlust und Fieber werden häufig geklagt und festgestellt. Bei etwa der Hälfte der Fälle ist das zentrale und/oder periphere Nervensystem beteiligt. In Betracht kommen in erster Linie tumoröse oder vaskuläre mono- und polyneuritische Syndrome. Bei einzelnen Kranken bestehen proximal betonte Myopathien mit den bioptisch-histologischen Befunden einer Arteriitis und Muskelfaserdegenerationen (DRACHMAN 1963).

Die Röntgenaufnahmen der Lungen zeigen oft einzelne oder multiple, kleine oder größere Verdichtungen verschiedener Lokalisation. Immer findet sich eine Blutsenkungsbeschleunigung, oft bestehen zusätzlich Anämie, Leukozytose und Hyperglobulinämie. Die klinische Diagnose sollte durch den bioptisch-histologischen Nachweis einer granulomatösen Vaskulitis gesichert werden.

Therapie. Die Behandlung mit Cyclophosphamid oder Azathioprim hat die Prognose der Wegener-Granulomatose entscheidend verbessert.

Die häufigsten **differentialdiagnostisch** in Betracht kommenden Erkrankungen sind: Periarteriitis nodosa, Lupus erythematodes, Sklerodermie, Riesenzellarteriitis, Sarkoidose, eosinophile Pneumonie, Tuberkulose, Syphilis und Neoplasien (FAUCI u. WOLFF 1973, IMBACH 1977).

Myositis fibrosa generalisata (Myosklerose)

Definition. Es handelt sich um eine sporadische, meist langsam oder schubförmig progrediente Erkrankung des Kindes- und Erwachsenenalters, die aufgrund einer Fibrosierung der Muskulatur zunächst einseitige, in späteren Stadien jedoch stets beidseitige Bewegungsbehinderungen verursacht.

Klinik. Die Kranken zeigen eine Steifigkeit, die initial häufiger die Beine bzw. den Beckengürtel als die Arme und den Schultergürtel betrifft und den normalen Bewegungsablauf zunehmend blockiert. Fieber und Hautveränderungen sowie Muskelschmerzen bestehen nicht. Zunächst finden sich bei der Untersuchung fokale schmerzlose Muskelverhärtungen, in späteren Stadien dehnt sich der Prozeß auf den ganzen Muskel aus, das Parenchym wird total durch Bindegewebe ersetzt, man palpiert eine derbe Konsistenz. Beine, Becken- und Schultergürtel, Stamm und Arme können betroffen sein. Die zugehörigen Gelenke sind durch die Muskelfibrosierungen bis zur Bewegungsunfähigkeit blockiert und verursachen schließlich starke Gehbehinderungen oder gar Bettlägerigkeit. Die Lebenserwartung ist reduziert. Bis auf den M. masseter bleiben die Gesichts- und auch die Sphinktermuskeln normal. Die mesenchymale Proliferation kann auch das periphere Nervengewebe alterieren und zu begleitenden Mononeuropathien führen.

Die **Serumenzyme** sind normal oder nur leicht erhöht.

Elektromyographisch finden sich stumme Zonen, die den fibrosierten Arealen entsprechen, sowie myopathische Veränderungen.

Entscheidend für die Diagnose ist die **Muskelbiopsie** mit dem Nachweis einer starken Mesenchymproliferation. Zusätzlich sind myopathische Veränderungen und evtl. auch kleine Rundzellinfiltrate vorhanden.

Therapie. BRADLEY u. Mitarb. (1973) empfehlen einen Behandlungsversuch mit Penicillamin, das die Kollagenbildung hemmen soll. Wenn eine Polymyositis nicht ausgeschlossen werden kann, ist ein Versuch mit Prednison bzw. Immunsupressiva ratsam.

Differentialdiagnostisch sind Muskeldystrophien und spinale Muskelatrophien mit starker Mesenchymproliferation auszuschließen.

Die differentialdiagnostische Abgrenzung gegenüber dem Stiff-man-Syndrom und der Neuromyotonie gelingt elektrophysiologisch leicht (RIKKER u. Mitarb. 1970).

Rigid-spine-Syndrom. Charakteristisch für diese seltene Erkrankung ist eine starke starre Einschränkung der Beugebewegung der Wirbelsäule durch eine Kontraktur der Extensoren. In einem Teil der Fälle ist auch die Extension der Ellenbogen und anderer Gelenke limitiert. Die CPK ist leicht erhöht. Das EMG zeigt myopathische Veränderungen. In der Muskelbiopsie findet sich eine pathologische Kalibervariation und starke Fibrose. Sporadische und X-chromosomal erbliche Fälle sind bekannt. Eine erfolgreiche Therapie gibt es bisher nicht.

Myositis ossificans progressiva

Definition. Der Erkrankung liegt eine wahrscheinlich durch Mutation entstandene progressive Metaplasie des Bindegewebes mit apikokaudal fortschreitender Verknöcherung des muskulären Bindegewebes, der Faszien, Aponeurosen und Sehnen sowie der Gelenkknorpel zugrunde (UEHLINGER 1936).

Klinik. Die entsprechenden Areale erscheinen für 8–14 Tage geschwollen und verhärtet und können schmerzhaft sein. Gelegentlich bestehen Temperaturerhöhungen. Anschließend erfolgt die Verknöcherung, die etwa 3 Monate später röntgenologisch nachweisbar ist. Betroffen sind besonders die Stirn-, Schläfen- und Hinterhauptregion, Schulter- und Beckengürtel sowie die Stammuskeln. Ein Teil der Kranken weist Mißbildungen auf: Mikrodaktylie, Synostosen, Gelenkanomalien, Klinodaktylie u. a. Das Leiden beginnt im Kindes- und Jugendalter oder bereits vor der Geburt und befällt beide Geschlechter. Es ist chronisch oder schubförmig progredient; bis zum frühen Erwachsenenalter ist meistens eine vollkommene Pflegebedürftigkeit und ein Stillstand der Erkrankung erreicht. Verknöcherungen der Rippen-Wirbel-Gelenke und der Atemmuskulatur führen terminal oft zu pulmonalen und kardialen Komplikationen. Die Lebenserwartung ist verkürzt.

Therapie. Durch frühzeitige Röntgenbestrahlung sollten die Verknöcherungen wenigstens partiell verhindert werden können.

Myositis ossificans localisata

Nach Muskeltraumen oder bei bettlägerigen Patienten mit neurologischen Erkrankungen können Verkalkungen und Verknöcherungen des

Muskels, der Sehnen und der Gelenkkapseln besonders im Bereich großer Gelenke entstehen und zu lokalen Bewegungsbehinderungen führen. Pathogenetisch werden vegetative Regulationsstörungen und metaplastische Reaktionen des Bindegewebes angenommen.

Spezifische und spezielle Myositiden

Trichinose der Muskulatur

Mit ungenügend gekochtem oder rohem Schweinefleisch können Larven der *Trichina spiralis* in den menschlichen Verdauungstrakt gelangen und sich zu geschlechtsreifen Würmern entwickeln, die den Organismus mit jungen Larven überschwemmen. Diese siedeln sich vorwiegend in der Skelettmuskulatur an.

Klinik. Etwa 8 Tage nach Aufnahme des trichinenhaltigen Fleisches klagen die Betroffenen über akute generalisierte oder in den Extremitäten, dem Schultergürtel sowie in der Nacken- und Körpermuskulatur lokalisierte Muskelschmerzen, Muskelschwäche und Erschöpfung. Die Temperatur steigt auf 38–40 ⁰C. Es besteht ein Gesichtsödem und bei einem Teil der Patienten auch ein Exanthem sowie subunguale und konjunktivale Hämorrhagien. Im Blut findet sich eine Leukozytose mit Eosinophilie. Die Beschwerden klingen in der Regel nach $1/2$–2 Monaten wieder ab (HENNEKEUSER u. Mitarb. 1968).

Muskelbiopsie. Diagnostisch entscheidend ist der histologische Nachweis der Larven im vitalen Quetschpräparat und gefärbten Schnitten des bioptisch entnommenen Muskelgewebes (Abb. 148 a). Benachbarte Muskelfasern können degenerative Veränderungen zeigen. Ferner finden sich in einem Teil der Fälle Infiltrate im Muskelgewebe.

Neuerdings ist ein Hauttest verfügbar, bei dem Antigen intradermal injiziert wird. Ferner kann eine Komplementbindungsreaktion durchgeführt werden.

Therapie. Neben Schonung und Analgetica werden Behandlungsversuche mit Thiabendazol oder Mebendazol empfohlen.

Zystizerkose der Muskulatur

Klinik. Die Larven (*Cysticercus cellulosae*) des Schweinebandwurms (*Taenia solium*) können sich in großer Zahl in der Skelettmuskulatur ansiedeln und eine gewöhnlich schmerzlose, symmetrische Muskelhypertrophie verursachen, die nur selten mit einer Muskelschwäche verbunden ist. Der Zungen- und der Herzmuskel können mitbetroffen sein. Die Patienten entwickeln im Laufe von mehreren Monaten eine herkulische Gestalt. Bei den meisten besteht auch eine Zystizerkose des Gehirns mit Epilepsie oder Demenz (JOLLY u. PALLIS 1971, SAWANNEY u. Mitarb. 1976).

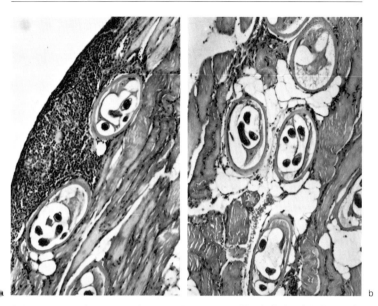

b

Abb. 148 a u. b   Trichinose der Skelettmuskulatur. In der Biopsie finden sich ein myositisches Gewebssyndrom und mehrere elliptische Strukturen mit einer sehr dicken Kapsel und eingeschlossenen Trichinen (Prof. *Eckert*, Parasitologisches Institut der Universität Zürich)

Für die **Muskelbiopsie** ist eine palpable, kleinknotige Induration geeignet; liegt eine solche nicht vor, wird aus einem hypertrophischen Muskel biopsiert. Histologisch finden sich die typischen Zysten. Selten kommen zusätzlich Rundzellinfiltrate und Mesenchymproliferationen vor. Auf die Biopsie wird man verzichten dürfen, wenn Weichteilaufnahmen (z.B. Oberschenkel) die typischen multifokalen Verkalkungen zeigen (Abb. 149 a u. b).

Eine chemotherapeutische **Therapie** der Erkrankung gibt es bisher nicht.

In den Tropen verursacht gelegentlich die *Schistosomiasis* myositische Syndrome (MANSON u. REESE 1964).

Bakterielle und virale Myositiden

Nur sehr selten kommen multiple oder solitäre Muskelabszesse oder Nekrosen bzw. myositische Syndrome durch Staphylokokken, Tuberkelbakterien oder Clostridien zur Beobachtung.

Während die Mehrzahl der **Toxoplasmose**-Infektionen asymptomatisch verläuft, kommt es bei einem Teil der Betroffenen zu Fieber, Kopfschmer-

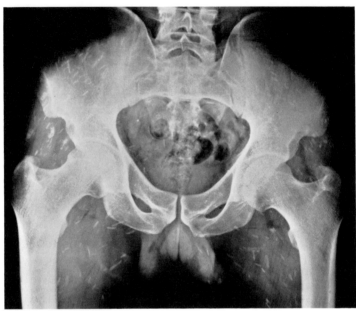

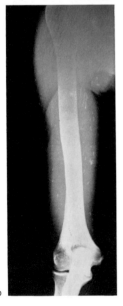

Abb. 149a u. b   Weichteilaufnahme der a) Bekken- und b) Oberarmmuskulatur mit multiplen Zystizerken (Prof. *Wellauer,* Radiologisches Institut der Universität Zürich).

zen, Hautrötung und Lymphadenopathie und selten zusätzlich zu einer Pneumonitis, Myokarditis oder akuten Enzephalomyelitis. Ganz vereinzelt werden diffuse oder fokale Myositiden bei Toxoplasmose beobachtet.

Toxoplasma-Antikörper sind bei Polymyositiden häufiger als bei Kranken mit anderen entzündlichen Myopathien oder sonstigen Krankheiten (KAGEN u. Mitarb. 1974). Ein positiver Sabin-Feldman-Test und komplementbindende Antikörper beweisen nicht, daß eine Toxoplasma-Infektion die Ursache einer Polymyositis ist. Möglicherweise handelt es sich, wie auch bei falsch-positiven serologischen Luestesten (FRAYAH 1976), um unspezifische erhöhte Immunreaktionen.

Bei verschiedenen **Virusinfektionen** kommt es zu flüchtigen Myalgien und Adynamien. Zudem sind vereinzelte elektronenmikroskopische Beobachtungen von virusverdächtigen Strukturen im Muskelgewebe bei Myositiden mitgeteilt worden, deren pathogenetische Bedeutung noch unklar ist.

Die *epidemische Myalgie* (Pleurodynie, Bornholm-Krankheit) beruht auf einer Virusinfektion der Coxsackie-B-Gruppe. Die Erkrankung beginnt in der Regel akut. Neben Kopfschmerzen und Fieber besteht bei den Betroffenen ein intensiver, meist bilateraler Schmerz im Bereich der unteren Thoraxpartien (*devils grip*) und des Abdomens, der sich bei Atembewegungen verstärkt. Oft kann ein pleuritisches Reiben auskultiert werden. Die Beschwerden bilden sich in wenigen Tagen spontan zurück. Muskelbioptisch sind fokale myositische Veränderungen bekannt.

Polymyalgia rheumatica

Definition. Die Polymyalgia rheumatica ist eine akut auftretende, zu einem chronischen oder remittierenden Verlauf neigende, ätiologisch ungeklärte, entzündliche, multiple Organe affizierende Erkrankung des Präseniums und Seniums. Die Leitsymptome sind heftige symmetrische Nakken-, Schulter- oder Beckengürtelschmerzen, Morgensteife und Muskelschwäche. Die Erkrankung ist sehr häufig mit einer klinisch inapparenten oder manifesten Riesenzellarteriitis (Arteriitis cranialis, entzündliches Aortenbogensyndrom) verbunden. Die Blutsenkungsgeschwindigkeit ist fast immer erhöht, oft bestehen Dysproteinämie und Anämie. Die Prognose ist unter Glucocorticosteroidbehandlung sehr gut.

Pathogenese. Der Krankheitsprozeß manifestiert sich an Arterien, Synovium und viszeralen Organen und zeigt nach seiner klinischen Phänomenologie und der günstigen Beeinflussung durch Glucocorticosteroide eine Verwandtschaft zu den Bindegewebskrankheiten (Kollagenosen). Das Fehlen serologischer Autoimmunsigmata verbietet die Klassifizierung unter die Autoimmunerkrankungen (GERBER 1977). Jedoch erscheint die Triggerung einer Hyperimmunreaktion durch degenerative Gewebsalterationen oder Virusinfektionen ursächlich am wahrscheinlichsten.

Klinik. Das mittlere Erkrankungsalter liegt bei 62 Jahren, etwa 6% der Fälle manifestieren sich zwischen dem 40. und 50. Lebensjahr. Etwa ²/₃ der Kranken sind Frauen.

Die klinischen Leitsymptome sind bilaterale Steifigkeit und Schmerzen der Muskulatur und des periartikulären Gewebes. Oft setzen die Beschwerden akut ein und betreffen vornehmlich Schultergürtel, Nacken und/oder Beckengürtel (GERBER 1977). Im weiteren Verlauf kann eine Ausdehnung auf die Stammuskulatur und andere Muskelgruppen und periartikuläre Zonen erfolgen. Die Beschwerden intensivieren sich bei Bewegung, so daß viele Kranke diese möglichst vermeiden; andere haben besonders morgens nach dem Erwachen sehr starke myalgische Beschwerden mit Muskelsteife (Morgensteifigkeit) und empfinden nach Bewegung Erleichterung. Etwa 65% der Kranken klagen über Muskelschwäche, die jedoch nur in einem kleineren Prozentsatz zu objektivieren ist, zudem ist es häufig schwer, eine schmerzbedingte Parese von einer echten Muskelschwäche zu differenzieren. Die Muskeleigenreflexe sind erhalten. Die meisten Kranken zeigen bei der klinischen Untersuchung eine Einschränkung der Schulter- und Hüftgelenkbeweglichkeit. Diese Bewegungseinschränkungen sind im Gegensatz zur Periarthropathia humeroscapularis meistens beidseitig und mit einer BSG-Beschleunigung vergesellschaftet.

Vor oder während der Phase mit schmerzhafter Muskelsteife wird von vielen Betroffenen über allgemeine Erschöpfung, vorzeitige Ermüdbarkeit, Appetitverlust, Gewichtsverlust, Temperaturerhöhung, Nachtschweiß und transiente Arthralgien geklagt.

Die *Kombination* mit einer *Arteriitis cranialis oder temporalis* kommt nach GERBER (1977) sehr häufig vor. Folgende Symptome und Beschwerden sind bei diesen Patienten zu beobachten: Kopfschmerzen, Schwellung und Verfärbung der Temporalregion, depressive Verstimmung, schmerzhafte überempfindliche Kopfhaut, Amaurose und andere Visusstörungen, Diplopie, paroxysmale Bewußtseinstrübungen, Hirninfarkte, Tinnitus, Geschmacksstörungen und periorale Parästhesien. Die extrakraniellen Gefäße sind in einem kleineren Prozentsatz betroffen. Ein entzündliches Aortenbogensyndrom ist bei etwa 15% der Fälle nachzuweisen. Bei 5–20% bestehen Verschlüsse der großen Extremitätenarterien, besonders betroffen sind die Aa. subclaviae, axillares und brachiales. Nicht selten kommen auch kardiovaskuläre Störungen vor. Für die Abklärung dieser Gefäßprozesse eignet sich die Dopplersonographie. Gegebenenfalls muß eine Karotisangiographie, selektive Temporalisangiographie oder eine Darstellung des Aortenbogens durchgeführt werden. Soll eine Gefäßbiopsie erfolgen, kann zuvor der R. parietalis der A. temporalis superficialis dopplersonographisch exakt lokalisiert und dann ein 4 cm langes Gefäßstück biopsiert werden.

Seltener bestehen neben der Polymyalgia rheumatica eine *rheumatische*

Arthritis oder andere Erkrankungen aus dem Formenkreis der Kollagenosen, eine Mononeuritis oder Malignome (10% der Fälle). Nach letzteren, insbesondere nach Bronchus- und Kolonkarzinomen, ist in jedem Fall sehr sorgfältig zu fahnden.

Laborbefunde. Die BSG ist in der Regel auf durchschnittlich 65 mm $\pm$ 26 mm erhöht. Da sie im Krankheitsverlauf oft erheblich schwankt, sind gegebenenfalls häufige Kontrollen durchzuführen. Die Serumelektrophorese weist häufig eine Erniedrigung der Albumine und eine Erhöhung der α_1- und α_2-Globuline auf. Etwa 72% der Kranken sind anämisch. Die muskulären Serumenzyme sind in der Regel normal. Antikörper gegen Hepatitis-B-Viren sind bei der Polymyalgia rheumatica gehäuft vorhanden.

Elektromyographie. Ein großer Teil der Betroffenen zeigt elektromyographisch leichte myopathische Veränderungen, charakterisiert durch vermehrte Polyphasie und verkürzte Aktionspotentiale mit verkleinerter Amplitude.

Muskelbiopsie. In der Mehrzahl finden sich leichte Veränderungen in Form einer Typ-II-Atrophie und kleinfokaler Anomalien oxydativer Enzyme (BROOKE u. KAPLAN 1972), gelegentlich auch kleine Rundzellinfiltrate und zentrale Kerne. Auch wenn klinisch kein Hinweis für eine Arteriitis temporalis besteht, wird diese bioptisch sehr oft festgestellt – *Polymyalgia rheumatica arteriitica* (HUNDER u. Mitarb. 1969, HAMRIN 1972).

Prognose und Verlauf. Die Beschwerden können nach 6–12 Wochen spontan sistieren und nach Monaten rezidivieren. Andere Fälle zeigen chronische Myalgien über 1 Jahr. GORDON (1960) überwachte 7 Patienten, die nicht mit Corticosteroiden behandelt wurden, alle waren nach 2–4 Jahren beschwerdefrei. Unter der heute üblichen Glucocorticoidtherapie ist die Prognose sehr gut. Die Schmerzen verschwinden 2 Tage nach dem Therapieeinsatz. Ernsthafte Gefahren sind in erster Linie durch Komplikationen einer Riesenzellarteriitis gegeben, deshalb ist eine strenge Verlaufskontrolle immer notwendig.

Therapie. Bewährt hat sich die Gabe von 30–60 mg Prednison täglich. Unter dieser Medikation werden die Kranken schlagartig beschwerdefrei. Die Dosis wird bei zunächst wöchentlichen Kontrollen bei Rückgang der BSG und Besserung der subjektiven Beschwerden wöchentlich um 5 mg bis zu einer Erhaltungsdosis von 5–15 mg reduziert, diese wird über 2–3 Jahre beibehalten. Die Patienten sollen alle 4 Wochen und beim Auftreten neuer Symptome sofort den Arzt aufsuchen, um u. a. die BSG kontrollieren zu lassen. Sollte diese erneut ansteigen, ist die Prednisondosis wieder zu erhöhen. Die sorgfältige Langzeitüberwachung ist ein dringliches Gebot, weil jederzeit akut eine Arteriitis aufflackern kann und z. B. zu einer Erblindung führen kann. Bei Fällen, die nicht auf Prednison ansprechen, ist ganz besonders ein paraneoplastisches polymyalgisches Syndrom zu erwägen.

Differentialdiagnose. Die chronische Polyarthritis unterscheidet sich von der Polymyalgia rheumatica durch symmetrische chronische Synovitiden der Finger- und Zehengelenke. Bei der Polymyositis und Dermatomyositis sind klinisch, enzymatisch, elektromyographisch und bioptisch-histologisch in der Regel klare Hinweise für eine muskuläre Parenchymdegeneration nachzuweisen. Ferner besteht fast immer eine Druckdolenz der Muskeln, was bei der Polymyalgia rheumatica nur bei etwa 20% der Fälle zutrifft.

12 Myasthenia gravis und myasthenische Syndrome

Myasthenia gravis

Nachdem bereits zu Beginn der Neuzeit die ersten Mitteilungen über dieses Krankheitsbild erfolgten, hat GOLDFLAM 1893 „*Über einen scheinbar heilbaren bulbärparalytischen Symptomenkomplex mit Beteiligung der Extremitäten*" berichtet; er stellte die vorzeitige muskuläre Ermüdung als Charakteristikum dieser Erkrankung heraus. 2 Jahre später bestätigte JOLLY (1895) nach elektrischen Reizungen der Muskulatur dieses Phänomen und wählte die Bezeichnung „myasthenische Reaktion"; er nannte das Krankheitsbild Myasthenia gravis pseudoparalytica.

Pathogenese. Elektrophysiologische und pharmakologische Ergebnisse sprechen dafür, daß bei der Myasthenie die neuromuskuläre Übertragung gestört ist. In Betracht kommen eine präsynaptische oder postsynaptische Störung bzw. eine Alteration beider Synapsenanteile.

ELMQUIST u. Mitarb. gelang 1964 die intrazelluläre Ableitung der Miniatur-Endplattenpotentiale (MEPP) aus myasthenischen Interkostalmuskeln in vitro. Sie stellten eine normale Frequenz der spontanen MEPP fest, aber die Potentialamplituden waren erheblich kleiner als die gesunder Muskulatur. Bei repetitiver Reizung (über 1/sec) des zugehörigen Motoneurons lösten nur die ersten Reize Muskelfaserkontraktionen aus, danach blieben die Endplattenpotentiale unterschwellig. Aus diesen Befunden wurde geschlossen, daß bei der Myasthenia gravis zwar die Zahl der bei der Erregung von der präsynaptischen Nervenendigung ausgeschütteten Acetylcholin-Quanten normal ist, ihre Größe bzw. ihr Gehalt an Acetylcholin aber reduziert ist.

Bei der Interpretation dieser elektrophysiologischen Befunde stellte sich die Frage, ob morphologische Anomalien oder eine numerische Reduzierung der synaptischen Bläschen in den Nervenendigungen bei der Myasthenie bestehen. Nach einer sorgfältigen elektronenmikroskopischen Analyse der Endplatten von 18 Myasthenie-Patienten und 13 Kontrollen wurde bekannt, daß sowohl die Vesikeldurchmesser, die bei den Myasthenie-Patienten $586,2 \pm 4,9$ Å und bei den Kontrollen $560,8 \pm 2,8$ Å messen, als auch die Anzahl der synaptischen Vesikel/μm^2 Nervenendigung morphometrisch nicht verändert sind (SANTA u. Mitarb. 1972). Ferner wurde festgestellt, daß die Atrophie der Endplatte im postsynaptischen Anteil stärker ist als im präsynaptischen. Ein morphologisches Korrelat zu den oben skizzierten elektrophysiologischen Befunden, die als

Hinweis auf eine präsynaptische Störung interpretiert worden waren, ließ sich also nicht finden.

Zahlreiche experimentelle Untersuchungen und Beobachtungen bei der menschlichen Myasthenie haben die Hypothese einer *immunpathologischen Genese* stark in den Vordergrund gerückt.

GOLDSTEIN u. HOFMANN (1971) erzeugten durch Injektion von Thymusgewebe mit Freund-Adjuvans bei Labortieren eine Thymitis, die mit einem partiellen myasthenieartigen neuromuskulären Block einherging. Ferner waren durch die Injektion von Thymusextrakten neuromuskuläre Übertragungsstörungen direkt zu induzieren (GOLDSTEIN 1968), die nach elektromyographischen Kriterien und den Ergebnissen des Tensilontests der menschlichen Myasthenie entsprechen.

Ein großer Fortschritt in der pathogenetischen Deutung der Myasthenie gelang 1973 PATRICK u. LINDSTROM. Sie gewannen durch Extraktion das Rezeptorprotein des elektrischen Organs elektrischer Fische, das mit dem Endplattenrezeptor des menschlichen neuromuskulären Übergangs weitgehend identisch ist. Die Injektion dieses Rezeptorproteins bei Kaninchen, Affen oder Mäusen induziert die Produktion von Antikörpern gegen den Acetylcholin-Rezeptor der neuromuskulären Endplatten und erzeugt dadurch bei diesen Tieren eine Myasthenie. Inzwischen ist bekannt, daß 87% der Myasthenie-Kranken Antikörper gegen den Acetylcholin-Rezeptor haben und seine Bestimmung sich als diagnostischer Test bewährt (LINDSTROM u. Mitarb. 1976).

Für eine Schädigung des Acetylcholin-Rezeptors sprechen auch autoradiographische Ergebnisse von FAMBROUGH u. DRACHMAN (1973). Die genannten Autoren brachten das den Acetylcholin-Rezeptor blockierende Schlangengift Bungarotoxin auf bioptisch entnommene Endplatten von Myasthenie-Patienten und stellten eine Minderung der Bindungskapazität des Acetylcholin-Rezeptors für Bungarotoxin auf 20% der Kontrollwerte von Gesunden fest. Mit Hilfe von peroxydase-gekoppeltem Bungarotoxin wurden diese Befunde auch elektronenmikroskopisch bestätigt (ENGEL u. Mitarb. 1977). Ferner gelang der direkte Nachweis von Immunkomplexen an der myasthenischen Endplatte (ENGEL u. Mitarb. 1977). Alle diese letztgenannten Ergebnisse und auch die Therapieerfolge durch Thymektomie und Immunsuppressiva lassen annehmen, daß der Myasthenie eine Autoimmunreaktion gegen den postsynaptischen Acetylcholin-Rezeptor zugrunde liegt.

Da bei der Myasthenie der REM-Schlaf gestört ist und durch Prednisontherapie normalisiert werden kann, ist auch eine partielle Blockierung der zentralnervösen cholinergen Synapsen wahrscheinlich (PAPAZIAN 1976).

Muskelantikörper im Serum werden nur bei etwa 30% der Myasthenie-Patienten ohne Thymom und bei fast allen Patienten mit Thymom gefunden. Etwa 25% der Patienten mit Thymom, aber ohne klinische und elektrophysiologische Hinweise auf eine Myasthenie, haben diese Antikörper. Da die Antikörper auch mit myoiden Thymuszellen reagieren, wird ein Zusammenhang zwischen Thymusdrüse und Myasthenie angenommen. Allerdings wurde nachgewiesen, daß der Antikörper sich in der I-Bandzone der Myofibrillen niederschlägt und nicht an den Endplatten, wo der myasthenische Block lokalisiert ist (STRAUSS u. Mitarb. 1966). Die pathogenetische Bedeutung dieser Antikörper ist noch unklar.

Klinische Klassifikation

Von den verschiedenen Klassifikationen der Myasthenie erscheint die von OSSERMAN und seinem Arbeitskreis an inzwischen über 1000 Patienten erarbeitete (OSSERMAN 1958, PERLO u. Mitarb. 1966) am besten den klinischen Bedürfnissen zu entsprechen. Sie berücksichtigt die initiale Symptomatik, das Manifestationsalter und, sofern möglich, den Verlaufscharakter:

Neonatale Myasthenie

Die neonatale Myasthenie betrifft etwa 12% der Kinder von Müttern mit Myasthenie und sistiert spontan nach spätestens 6 Wochen. Wahrscheinlich ist sie durch die transplazentare Übertragung der Antikörper gegen den Acetylcholin-Rezeptor aus dem mütterlichen in das kindliche Blut verursacht. Die Neugeborenen zeigen einen maskenhaften Gesichtsausdruck; sie sind saug- und schluckschwach, schreien schwach und können asphyktisch sein. Diese Symptome treten u. U. erst einige Stunden bis zu 3 Tagen nach der Geburt auf. Soweit bis heute bekannt ist, schaden die von der Mutter eingenommenen Cholinesterasehemmer dem Kind nicht. Da Kinder mit neonataler Myasthenie in den ersten Lebenswochen eine hohe Mortalität zeigen, ist die stationäre Überwachung für die Zeit der transitorischen Myasthenie notwendig.

Die zur **Therapie** einer neonatalen Myasthenie von BERGER (1966) gewählte Prostigmin-Dosis betrug täglich $3 \times 0,2$ ml i.m.

Juvenile Myasthenie

Die juvenile Myasthenie kann irgendwann in der Zeit zwischen der Geburt und der Pubertät beginnen (WIESENDANGER u. BAASCH 1962). Die Mütter dieser Kinder zeigen keine Myasthenie. Auch einige dieser juvenilen Fälle sind, wie die Myasthenie der Erwachsenen, durch Cholinesterasehemmer nur schlecht oder gar nicht einzustellen. Nach der Lokalisation der myasthenisch reagierenden Muskelgruppen kann die juvenile Myasthenie der des Erwachsenenalters zugeteilt werden.

Erwachsenenmyasthenie

I. Okuläre Myasthenie. Sie ist durch eine ein- oder doppelseitige Ptose und/oder Augenmuskelschwäche mit Diplopie und eine sehr gute Prognose charakterisiert.

Wenn im Laufe der ersten 2 Krankheitsjahre keine Ausdehnung des Krankheitsprozesses auf andere Muskelgruppen erfolgt, ist für die große Mehrzahl der Fälle keine Progredienz mehr zu erwarten.

II a. Milde Form der generalisierten Myasthenie. Zu dieser Gruppe zählen langsam progrediente Myasthenien mit okulären, bulbären u. a., nicht jedoch respiratorischen myasthenischen Reaktionen, die gut auf Cholinesterasehemmer ansprechen und eine geringe Mortalität haben.

II b. Mittelschwere Form der generalisierten Myasthenie. Eine progrediente Initialphase, häufig mit okulärer Symptomatik, und die Ausdehnung einer mittelschweren bis schweren myasthenischen Reaktion auf andere Skelettmuskeln und bulbäre Muskeln zeichnen diese Gruppe aus. Dysarthrie, Dysphagie und Kauschwäche sind häufig. Die Atemmuskulatur ist nicht beteiligt. Die Ansprechbarkeit auf Cholinesterasehemmer ist nicht voll befriedigend. Die Patienten sind deutlich behindert. Die Mortalität ist gering.

III. Akute und rasch progrediente Myasthenie. Die zu dieser Gruppe zählenden Patienten zeigen ein akutes Einsetzen und rasches Fortschreiten einer bulbären und Skelettmuskelschwäche mit Einschluß der Atemmuskulatur in wenigen Wochen oder Monaten. Cholinesterasehemmer wirken nur sehr unbefriedigend. Thymome sind häufig. Cholinergische und myasthenische Krisen kommen oft vor. Die Mortalität ist groß.

IV. Chronische und schwere Myasthenie. Für diese Gruppe ist charakteristisch, daß zunächst eine milde Myasthenie der Gruppe I oder II bestand, dann aber im Laufe der ersten beiden Krankheitsjahre plötzlich oder rasch progredient eine starke Verschlechterung eintritt. Das Ansprechen auf Cholinesterasehemmer ist dann unbefriedigend. Die Prognose ist schlecht. Thymome sind häufig.

Manifestationsalter und Prognose. Eine Myasthenie kann jederzeit zwischen dem Säuglings- und Greisenalter einsetzen. Die Mehrzahl der weiblichen Patienten erkranken zwischen dem 15. und 35. Lebensjahr. Bei den Männern liegt der Beginn oft später (Abb. 150). Frauen erkranken häufiger als Männer (3 : 2).

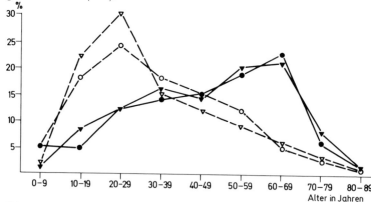

Abb. 150   Alter von 1355 Kranken zu Beginn der Myasthenie. Weiblich – – – –, männlich ———. Die Daten stammen aus 2 Kliniken und sind getrennt aufgezeichnet (nach *Perlo* u. Mitarb.)

Die vergleichsweise gutartigen Gruppen I und IIa umfassen etwa 55% und die Gruppe IIb nochmals etwa 21% der Myasthenie-Patienten, so daß in etwa 24% mit einer schweren, prognostisch ungünstigen Form (III und IV) zu rechnen ist. Die myasthenische Mortalität ist am größten in der Gruppe III, es folgen dann die Gruppen IV und II. Die Morbidität wird auf 1:10 000 bis 1:30 000 Einwohner geschätzt.

Symptomatik. Die Mehrzahl der Myasthenien zeigt eine vorzeitige und krankhafte Ermüdbarkeit der Skelettmuskulatur. Seltener ist eine permanente, durch Belastung allenfalls noch intensivierte myasthenische Muskelschwäche. Psychische Belastungen können myasthenische Reaktionen auslösen oder verschlimmern. Zu Beginn der Erkrankung klagen die Kranken häufig über Lidschwäche, Doppelbilder, eine schwache, näselnde Sprache oder Extremitätenschwäche, die nach Nachtruhe oder längeren Ruhepausen verschwinden bzw. deutlich gebessert sind und unter Belastung erneut auftreten oder sich verschlimmern. Immer wieder beobachtet man aber auch Patienten, die gerade am Morgen, nach dem Erwachen, die stärkste muskuläre Schwäche zeigen. Auch im späteren Verlauf findet sich bei der Myasthenie eine Prädilektion für bestimmte Muskelgruppen (Tab. 23), allerdings ist ein Wechsel oder eine Ausdehnung des myasthenischen Prozesses auf andere Muskelgruppen im Krankheitsverlauf oft festzustellen. Die vorzeitige Ermüdbarkeit der Extremitäten ist meistens in den proximalen Muskelgruppen stärker als in den distalen und häufiger seitengleich als unilateral betont ausgeprägt. Das Betroffensein der Gliedergürtel- und Halsmuskulatur ergibt nach rein klinischen Kriterien oft Probleme bei der differentialdiagnostischen Abgrenzung anderer Myopathien; erfahrungsgemäß wird die richtige Diagnose beim Fehlen okulopharyngealer Befunde oft erst sehr spät ge-

Tabelle 23 Lokalisation und Häufigkeit der myasthenischen Schwäche bei Beginn (Erstsymptom) und im späteren Verlauf der Erkrankung bei 213 bzw. 341 Fällen (nach *Scheidt*)

Erstsymptom	Im späteren Verlauf
Beidseitige Ptose 11 %	79 % Ptose
Einseitige Ptose 10 %	69 % Augenmuskelparesen
Augenmuskelparesen 43 %	39 % Schwäche der mimischen Muskulatur
Dysarthrie und Dysphagie 17 %	58 % Dysarthrie
Kauschwäche 4 %	53 % Dysphagie
Schwäche der Hals- und Nackenmuskulatur 2 %	39 % Kauschwäche
Schwäche der Extremitäten 30 %	56 % Schwäche der oberen Extremitäten
	30 % Schwäche der Atemmuskulatur
Allgemeine Schwäche mit Beteiligung der mimischen Muskulatur 9 %	22 % Schwäche sonstiger Rumpfmuskeln
	53 % Schwäche der unteren Extremitäten

stellt. Eine besonders sorgfältige Beachtung der Atemfunktion mit Prüfung der Thoraxbeweglichkeit bei maximaler In- und Exspiration und der Kraft eines willkürlichen Hustenstoßes sowie der Messung der Atem- und Pulsfrequenz und gegebenenfalls der Bestimmung der Vitalkapazität und der Durchführung einer Blutgasanalyse sind bei Myasthenie-Patienten notwendig.

Die Eigenreflexe sind erhalten und oft sogar sehr lebhaft auslösbar. Nur selten wird über faziomanuale Parästhesien oder eine Urin- und Stuhlinkontinenz geklagt. Wenige Patienten leiden unter Muskelschmerzen. Atrophien zuvor myasthenisch geschwächter Muskeln kommen nicht nur in der Spätphase, sondern bereits nach einem nur $1/2$–1jährigen Verlauf der Erkrankung vor; die dadurch bedingte Muskelschwäche führt sehr häufig zu einer ungerechtfertigten und gefährlichen Dosissteigerung der Cholinesterasehemmer. Die „myasthenische" Zungenatrophie ist durch eine längsgerichtete Furchenbildung charakterisiert.

„Thymitis" und Thymom. Etwa 70% der Thymusdrüsen von Myasthenie-Patienten zeigen mikroskopische Veränderungen. Diese bestehen in Vermehrung von Lymphozyten und Plasmazellen und zahlreichen großen Keimzentren. Dieses morphologische Bild veranlaßte GOLDSTEIN u. MACKAY (1969), von einer *Thymitis* zu sprechen. Das Gewicht dieser Thymusdrüsen ist normal, diesbezüglich läßt sich also nicht von einer Thymushyperplasie sprechen. Auch röntgenologisch und makroskopisch erscheinen die Thymusdrüsen mit Thymitis normal. Die Thymuslymphozyten von Myasthenie-Patienten zeigen, wie auch die der experimentellen Thymitis, eine gesteigerte Reaktion auf das Mitogen Phytohämagglutinin; auch auf diesen Befund stützt sich die Annahme einer chronischen Entzündung oder Thymitis (OPPENHEIM u. GOLDSTEIN 1969).

Ein regelrechter Thymustumor, ein *Thymom*, ist bei etwa 10%–40% der Myasthenie-Patienten nachweisbar (Abb. 151). Auch in diesen Drüsen sind histologische Veränderungen wie bei der Thymitis zu finden. Ein kleinerer Teil der Thymome penetriert, wenn er nicht rechtzeitig operiert wird, in die Pleura, das Perikard oder andere mediastinale Strukturen (VIETS u. SCHWAB 1960). Ein kleiner Teil der Thymome entgeht dem röntgenologischen Nachweis. Etwa 20% der Menschen weisen ektopisches und polytopes Thymusgewebe auf.

Altersmyasthenie

Myasthenien im Involutionsalter und Senium sind besonders bei Frauen seltener als in frühen Lebensdekaden (Abb. 150). Die Bevorzugung okulärer und bulbärer Muskelgruppen gilt auch für die Altersmyasthenien, bei denen zudem Schluck-, Kau- und Sprachstörungen oft besonders stark ausgeprägt sind. Die Altersmyasthenie neigt mehr zu einer permanenten als zu einer unter Belastung und nur passager exazerbierenden Muskelschwäche. Thymome sind häufiger als in jungen Jahren.

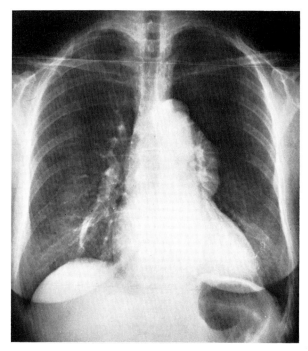

Abb. 151 Thymom bei Myasthenie, das sich in der Lungenübersichtsaufnahme in der linksseitigen Hilusregion darstellt (Prof. *Wellauer*, Röntgeninstitut der Universität Zürich)

Die **Therapie** der Myasthenie erfolgt wie bei jugendlichen Patienten, allerdings ist häufiger mit einer Resistenz gegen Cholinesterasehemmer zu rechnen. In diesen Fällen sind sehr gute Ergebnisse mit Prednison in hohen Dosen, jeden 2. Tag, oder mit Azathioprin zu erzielen. Bei über 60jährigen ist das Thymusgewebe ganz oder weitgehend involutiv verändert. Eine Thymektomie ist deshalb in diesem Lebensalter nicht indiziert. Thymome, die in der Regel mit Muskelantikörpern auftreten, sollen in jedem Fall entfernt werden (GLUTZ u. Mitarb. 1976).

Myasthenie und Gravidität

Nach einer Übersicht von 108 Fällen fand SEITZ (1966), daß nur in einem Fünftel der Fälle die Myasthenie während der ersten oder einer späteren Schwangerschaft auftrat. Etwa 30% der bestehenden Myasthenien entwickelten während der Schwangerschaft eine Remission, etwa 25% blieben stationär und die restlichen verschlechterten sich. Myasthenie-Kranke, die sich zu Beginn der Schwangerschaft verschlechtern, können sich während des 2. Trimenon wieder bessern, u. U. kann eine echte Remission einsetzen. Häufiger ist jedoch die anhaltende Verschlechterung. Bei einer 2. Schwangerschaft ist nicht dieselbe Reaktionsweise wie bei der ersten zu erwarten, jedoch soll bei ungünstiger Entwicklung während der ersten Schwangerschaft bei weiteren Schwangerschaften diese negative Tendenz überwiegen.

Schilddrüsenerkrankungen und Myasthenie

Mit der Kombination dieser Erkrankungen ist in etwa 10% der Myastheniepatienten zu rechnen. Darüber hinaus zeigte SCHIMRIGK (1966), daß von 21 euthyreoten Myasthenie-Kranken 12 im Radiojodtest eine rasch einsetzende und hoch ansteigende Jodspeicherung im Sinne eines Hyperthyreoids aufwiesen. Die klinischen und myographischen Befunde und das Ansprechen auf Cholinesterasehemmer entsprechen denen der Myasthenia gravis ohne Endokrinopathie. Über die akute, nicht-myasthenische bulbäre Muskelschwäche bei Hyperthyreose s. S. 317.

Symptomatische myasthenische Reaktionen

Recht selten werden symptomatische myasthenische Reaktionen im Zusammenhang mit anderen Grundleiden beobachtet. Diesbezüglich zu erwägen sind in erster Linie der Lupus erythematodes, die Polymyositis und Dermatomyositis sowie chronische und akute peripher-neurogene Prozesse. Diese myasthenischen Reaktionen bilden sich immer wieder zurück, wenn eine erfolgreiche Behandlung des Grundleidens möglich ist.

Neuromuskuläre Blockierung durch Antibiotika und andere Medikamente

Durch eine präsynaptische Hemmung der Acetylcholin-Ausschüttung oder eine postsynaptische Blockierung der Acetylcholin-Wirkung verursachen verschiedene Substanzen eine Behinderung der neuromuskulären Erregungsübertragung, die bei einer klinisch noch inapparenten Myasthenie erstmals eine myasthenische Reaktion oder eine myasthenische Krise auslösen können. Ferner kann durch derartige Medikamente eine bereits bekannte Myasthenie plötzlich verschlimmert werden (Tab. 24).

Diagnostik der Myasthenie

Ergibt sich aus den anamnestischen Daten und den klinischen Befunden der Verdacht auf eine Myasthenie, sind zunächst die Elektromyographie, der Tensilontest und die Antikörperbestimmung gegen den Acetylcholin-Rezeptor durchzuführen. Bestätigt sich die klinische Diagnose, so sind folgende Untersuchungen zu empfehlen.

Tabelle 24   Übersicht der Medikamente, die myasthenische Reaktionen auslösen bzw. verstärken können und Ausweichmöglichkeiten (nach *Berndt*)

Funktionsstörung verstärkende Pharmaka	Ausweichmöglichkeiten
Curare und Derivate	vertiefte Allgemeinnarkose
	Suxamethonium
Chinin, Chinoline	
Malaria-, Rheuma- und Grippemittel	Acetylsalizylsäure, Phenylbutazon
Chinidin, Ajmalin	Digitalis
Procainamid, Lidocain	Reserpin
Ganglioplegika	Reserpin, Methyl-Dopa
Äther, Trichloräthylen, (Halothan)	Barbituratkurznarkose
Morphin und Derivate	Kombination mit Lorfan WZ
Mg-haltige Verbindungen	
Abführmittel	Natriumsulfat
Tetracycline	
Aminoglykosidantibiotika (Streptomycine, Neomycine u.a.)	Cephalosporine, Chloramphenicol
Polymyxine	Erythromycine, Nitrofurane
Sulfonamide	Nalidiximsäure
Penicilline?	
Benzothiadiazine	Spironolacton, Triamteren
Kortikosteroide und ACTH	
D-Penicillamin	Acetylsalizylsäure, Phenylbutazon, Gold, Indomethazin, Fluphenamin
Hydantoine	Carbamazepin?
Depolarisierende Relaxantien	
Inhalationsanästhetika	In niedriger Dosierung und bei
Myotonolytika	sorgfältiger Überwachung erlaubt
Neuro-, Thymoleptika	
Tranquilizer (Meprobamat, Benzodiazepine)	
Sedativa, Hypnotika	

1. Röntgenaufnahmen der Lunge dorsoventral und seitlich, evtl. mediastinale und hiläre Tomographie und Thymus-Szintigraphie (Gal-
lium-citrat), Pneumomediastinographie.
2. T - und T -Test, evtl. Radiojodtest.
3. Prüfung auf das Vorhandensein von LE-Zellen und nukleären sowie
muskulären Antikörpern.

Sollten die klinischen Befunde und das EMG neben der myasthenischen
Reaktion noch Hinweise für eine Myopathie, Myositis oder einen neuro-

genen Prozeß ergeben, sind eine Muskelbiopsie und die Bestimmung der Serumenzyme notwendig.

Tensilontest. Zur Diagnose der Myasthenie ist der Tensilontest meistens unentbehrlich. Er beruht auf der sehr raschen Hemmung der Cholinesterase durch das injizierte Edrophoniumchlorid (Tensilon), das bei bestehender myasthenischer Schwäche diese nach etwa 1 Min. wesentlich und deutlich sichtbar bessert. Der zu testenden Person werden zunächst 0,2 ml (2 mg) Tensilon i.v. gegeben. Wenn innerhalb von 45 Sek. keine muscarinartigen Nebenwirkungen auftreten, werden die restlichen 0,8 ml (8 mg) Tensilon injiziert (OSSERMAN u. GENKINS 1966). Sollten muscarinartige Nebenwirkungen bemerkt werden, injiziert man 0,5 mg Atropin i.v., das für jede Tensilontestung bereitgelegt werden sollte. Der Test kann nach 30 Min. wiederholt werden. Bei Kindern bis 34 kg beträgt die Testdosis 0,1 ml (1 mg), bei höherem Gewicht 0,2 ml (2 mg), beim Säugling und Kleinkind bis zu 2 Jahren 0,05 ml (0,5 mg). Ist die i.v. Applikation nicht möglich, kann i.m. injiziert werden; der Wirkungseintritt ist dann meistens in 2–10 Min. zu erwarten, während bei der i.v. Injektion bereits nach 1 Min. die Wirkung sichtbar wird und nach etwa 5 Min. wieder nachläßt.

Wird der Tensilontest zur Überprüfung der Therapie benutzt, führt man ihn mit nur 0,2 ml (2 mg) 1 Std. nach Einnahme der Cholinesterasehemmer durch. Sollte sich dabei eine Verbesserung der Muskelkraft ergeben, wird die orale Dosis des Cholinesterasehemmers um 1/4–1/2 Tabl. erhöht; bei Verschlechterung wird die Dosis um 1/4–1/2 Tabl. reduziert; andernfalls bleibt man bei der bis dahin eingenommenen Dosis. In gewissen Fällen ist es notwendig, auch einmal eine Plazebotestung durchzuführen.

Beim Gesunden beeinflußt die Tensiloninjektion nicht die Muskelkraft, jedoch werden von vielen Patienten muscarinartige Nebeneffekte wie Hypersalivation, Tränenfluß, epigastrisches Druckgefühl und linguale sowie faziale Faszikulationen kurzzeitig geklagt.

Elektromyographie. Während beim Gesunden bei repetitiver Nervenreizung mit 2–50 supramaximalen Reizen/sec die Amplitude des vom zugehörigen Muskel abgeleiteten Summenpotentials sich nicht verändert oder initial sogar eine leichte Amplitudenzunahme zu beobachten ist, findet sich bei der myasthenischen neuromuskulären Störung folgendes Bild: Der indirekte supramaximale Einzelreiz löst ein normales Summenpotential aus. Bei repetitiver Reizung kommt es dagegen zu einem initialen Amplitudenabfall, dem sog. *myasthenischen Dekrement* (Abb. 60, s. S. 94). Zur Prüfung auf eine myasthenische Reaktion werden kurze Serien von 5–6 Reizen mit einer Frequenz von 3/sec empfohlen (STRUPPLER u. RUPRECHT 1974). Gewöhnlich eignen sich für die Untersuchung die Hypothenar- oder Thenarmuskulatur mit Reizung des N. ulnaris bzw. des N. medianus. Sind ausschließlich die Gesichts- und Augenmuskeln betroffen, kann die Prüfung am M. orbicularis oculi, M. orbicularis oris und M.

frontalis bzw. an den Augenmuskeln durchgeführt werden. OEZDEMIR u. YOUNG (1971) empfehlen auch die Testung proximaler Muskeln, z. B. des M. deltoideus, da dadurch der Nachweis der Myasthenie in einem wesentlich höheren Prozentsatz gelingt als bei ausschließlicher Testung distaler Muskeln. Untersuchungen nach Belastung oder unter Ischämie erhöhen die positiven Resultate. Ergeben die geschilderten Reizserien oder ein Ermüdungstest, bei dem die Amplituden von willkürlich induzierten Summenpotentialen beobachtet werden, den Nachweis einer myasthenischen Reaktion, werden die Untersuchungen nach i. v. Applikation von Tensilon wiederholt.

Bei Ableitungen von Willküraktionspotentialen mit konzentrischen Nadelelektroden findet sich bei der Myasthenie unter motorischer Belastung oft auch eine Amplitudenreduzierung und eine Häufung polyphasischer Potentiale. Das zunächst u.U. noch normale Interferenzmuster lichtet sich bei anhaltender Willküraktivität.

Bei schweren Myasthenien kann der neuromuskuläre Block durch Cholinesterasehemmer nicht immer korrigiert werden. In diesen und anderen Fällen kann die Nadelmyographie ein myopathisches Muster darstellen.

Wenn die klassischen Methoden keine myasthene Reaktion aufdecken, kann dies durch die Anwendung der Einzelfaserelektromyographie gelingen (STALBERG u. EKSTEDT 1973).

Muskelbiopsie. Die Muskelbiopsie hat nach klinischen Gesichtspunkten für die Diagnose der Myasthenie keinen besonderen Stellenwert. Die Mehrzahl unserer Patienten blieb ohne Biopsie. Lymphorrhagien, d. h. interstitielle Rundzellansammlungen und vereinzelte degenerative Muskelfaserveränderungen werden in einem kleineren Teil der Fälle gefunden. Ferner kommen myopathische und neurogene Gewebssyndrome sowie Typ-II-Faseratrophien und diffuse Faseratrophien vor. Mittels der intravitalen Methylenblaufärbung wurden durch COERS u. DESMEDT (1959) subterminale axonale Aussprossungen, Atrophien der Nervenendigungen und elongierte Endplattenzonen nachgewiesen.

Elektronenmikroskopische und morphologische Endplattenuntersuchungen zeigten eine Atrophie der Nervenendigungen und des Faltenapparats mit einer Verkürzung der postsynaptischen Membranlänge (SANTA u. ENGEL 1972). Ferner sind in einem kleinen Teil der Fälle ultrastrukturelle Anomalien der intramuskulären Nervenäste und der Kapillaren festzustellen (JERUSALEM u. MARTY 1977). Elektronenmikroskopisch ist der direkte Nachweis von Immunkomplexen an der Endplatte möglich (ENGEL u. Mitarb. 1977).

Provokationstest – Curaretest. In sehr seltenen Fällen reichen die klinischen, immunologischen und elektromyographischen Befunde zusammen mit dem Tensilontest nicht aus, um zu entscheiden, ob eine Myasthenie vorliegt. Das kann besonders dann der Fall sein, wenn nicht okulopharyngeale Symptome, sondern eine leichte diffuse, unter Belastung auftretende Muskelschwäche der Extremitäten- und Stammmuskulatur geklagt wird. Erscheint in einer derartigen Situation eine abwartende Haltung nicht vertretbar, können Provokationsteste angewendet werden. Unabdingbare Voraussetzung für ihren Gebrauch ist, daß im Fall einer akuten Ateminsuffizienz die künstliche Beatmung unverzüglich erfolgen kann und entsprechende Medikamente bereit sind (ROWLAND u. Mitarb. 1961, SAMLAND u. RICKER 1974). Benutzt wird eine Lösung von 3 mg (2 ml) d-Tubocurarin in 18 ml isotonischer NaCl-Lösung. Während ständiger Prüfung der Muskelkraft erhält der Patient 1 ml der Lösung/min. i.v. injiziert. Die durchschnittliche Dosis zur Provokation einer myasthenischen Reaktion liegt bei 0,6 mg d-Tubocurarin. Über eine Gesamtmenge von 4 mg soll man nicht hinausgehen. Eine Myasthenie ist unwahrscheinlich, wenn bis dahin keine entsprechende Reaktion nachweisbar ist. Bestätigt sich die Verdachtsdiagnose, beendet man den Provokationstest durch Neostigmin 0,5 mg i.v. und 0,5 mg Atropin i.v. Die Neostigmin-Dosis muß gegebenenfalls wiederholt werden. Der Patient soll anschließend noch etwa 60 Min. in der Klinik beobachtet werden.

Behandlung der Myasthenie

Zur Behandlung der Myasthenie stehen verschiedene Therapeutika zur Verfügung. In der Regel wird man zunächst erwägen, ob eine Thymektomie erfolgversprechend erscheint. Es folgt dann die Behandlung mit Cholinesterasehemmern und, wenn diese unbefriedigend wirken, der Einsatz von ACTH bzw. Prednison oder Azathioprin. Die Indikationen für eine Plasmapherese und deren Erfolgsquote sind noch nicht genügend bekannt.

Thymektomie

Statistische Ergebnisse der Thymektomie bei 267 Myasthenie-Patienten weisen nach, daß durch diese Behandlung die Mortalität sinkt, die Häufigkeit von Remissionen steigt und die Ansprechbarkeit auf Cholinesterasehemmer verbessert wird (PERLO u. Mitarb. 1971). Remissionen und Verbesserungen, die in 76% der Fälle zu erwarten sind, halten in der Regel an. Werden histologisch viele Keimzentren im Thymusgewebe gefunden, ist eine langsame Remissionstendenz im Laufe mehrerer Monate, sind nur wenige Keimzentren vorhanden, dagegen eine rasche Remissionstendenz wahrscheinlich. Eine Röntgenbestrahlung vor der Thymektomie soll die Prognose noch verbessern (PERLO u. Mitarb. 1971), Röntgenbestrahlungen ohne Thymektomien werden heute nur noch bei Patienten, denen die Operationsbelastung nicht zugemutet werden kann, durchgeführt. Allgemein besteht die Tendenz, die Thymektomie sowohl bei Frauen als auch bei Männern in den Gruppen II b, III und IV durchzuführen. Bei der Gruppe I und Gruppe II a wird die Thymektomie nicht empfohlen.

Bei Thymomen liegen die Verhältnisse anders. Hier soll wegen möglicher Malignität der Geschwulst oder ihres penetrierenden Wachstums in jedem Fall operiert werden, obwohl der günstige Einfluß auf die Myasthenie wesentlich geringer ist als bei der „Nicht-Tumor-Gruppe" (VIETS u. SCHWAB 1960). Das Vorhandensein oder Fehlen muskulärer Antikörper hat für die Indikationsstellung zur Thymektomie keine Bedeutung. Zu berücksichtigen ist, daß diese Antikörper bei über 90% der Kranken mit einem Thymom vorkommen.

Bei über 60jährigen ist das Thymusgewebe ganz oder weitgehend involutiv verändert. Eine Thymektomie ist deshalb in diesem Lebensalter nicht indiziert.

Prä- und postoperative Maßnahmen. Bei der Operationsvorbereitung ist eine gründliche Überprüfung des allgemeinen und internen Status und die Einstellung auf die kleinste, gerade noch ausreichende Dosis von Cholinesterasehemmern notwendig (ERBSLOEH u. L'ALLEMAND 1972). Man soll sich unbedingt mit dem Erreichen eines möglichst optimalen Ernährungs- und Gesundheitszustandes vor der Operation genügend Zeit lassen. Nach den Erfahrungen von PERLO u. Mitarb. (1971) ist die transzervikale Thymektomie der transsternalen vorzuziehen. Bei postoperativer respiratorischer Insuffizienz und Sekretstauung ist Intubation erforderlich, die Tracheotomie ist dadurch meistens, jedoch nicht immer zu umgehen. Cholinesterasehemmer sind in der postoperativen Phase, die im Wachsaal mit permanenter Überwachung erfolgt, zunächst vollkommen abzusetzen und dann nach wenigen Tagen wieder langsam aufzubauen. Der Patient bedarf auch nach der Entlassung aus dem Wachsaal noch sehr häufiger Kontrollen, da mit dem Einsetzen eines postoperativen Therapieerfolges die Dosis der Cholinesterasehemmer rechtzeitig zu reduzieren ist. Die Anwendung von Muskelrelaxantien ist natürlich kontraindiziert. Sollten in der postoperativen Phase Antibiotika notwendig sein, ist ein synthetisches Penicillin zu wählen, da zahlreiche andere Antibiotika myasthenische Reaktionen potenzieren können. Zur eventuellen Sedierung verwendet man Atosil (Phenergan) und Megaphen (Largactil).

In wenigen Fällen ist das Auftreten einer Myasthenie nach operativer Entfernung eines Thymoms beobachtet worden (KOCH u. Mitarb. 1970). Es wird angenommen, daß bei diesen Fällen immunologisch kompetente Thymuszellen abwandern und sich ektopisch absiedeln und weiterentwickeln. Wenn dann postoperativ die inhibitorische Funktion der Thymusdrüse ausfällt, wird die immunologische Aktivität dieser heterotopen Zellverbände nicht mehr unterdrückt, und es resultiert eine myasthenische Reaktion.

Cholinesterasehemmer

Die gebräuchlichsten Mittel zur Behandlung der Myasthenie sind das *Pyridostigminbromid* (Mestinon) mit einer Wirkdauer von etwa 3–6 Std. und besonders gutem Effekt auf die bulbäre Muskulatur, das *Neostigminbromid* (Prostigmin) mit schnell einsetzender und etwa 2–3 Std. anhaltender Wirkung und gutem Effekt auf die Extremitätenmuskulatur und das *Ambemoniumchlorid* (Mytelase) mit einer Wirkungsdauer von 6–8 Std. und ebenfalls guter Wirkung auf die Extremitätenmuskulatur (Tab. 25). Zunächst wird versucht, mit einem einzigen Medikament auszukommen; nicht selten ist die Kombination verschiedener Substanzen notwendig. Nach eigener Erfahrung gibt es viel mehr Myasthenie-Patienten, die eine zu hohe Dosis von Cholinesterasehemmern als eine zu niedrige einnehmen. Die Dosis muß bei zahlreichen Patienten bei körperlichen und psychischen Belastungen, Infektionen und während der Menstruation kurzzeitig erhöht werden. Während einer Schwangerschaft kann eine Erhöhung, aber auch eine Reduzierung der Dosis notwendig werden. Ferner muß immer mit spontanen Verschlechterungen und Remissionen der Myasthenie gerechnet und die Dosis den jeweiligen Verhältnissen angepaßt werden. Manche Patienten überbrücken eine Nachtruhe von 8 Std. ohne Schwierigkeiten, bei anderen ist abends spät Mestinon retard (180 mg) oder Mytelase notwendig, andere bedürfen einer nächtlich einzunehmenden Dosis. Da die individuelle Ansprechbarkeit auf Cholinesterasehemmer sehr unterschiedlich ist, muß für jeden Patienten durch eine sorgfältige Verlaufskontrolle die optimale Dosierung und das wirkungsvollste Medikament erarbeitet und immer wieder neu überprüft werden.

Das Mittel der ersten Wahl ist gewöhnlich *Pyridostigminbromid* (Mestinon), das als Tablette mit 10, 60 und 180 (retard) mg und als Ampulle zu 1 mg in 1 ml und Ampullenflasche zu 25 mg in 5 ml im Handel ist. Über die Äquivalenzdosen der gebräuchlichsten Medikamente orientiert Tab. 25. Das Pyridostigminbromid wirkt länger und zeigt weniger toxische Begleiterscheinungen als das Neostigminbromid. Man beginnt die Behandlung mit kleinen Dosen, z. B. 3 × 10 mg Mestinon. Dann erhöht man von Tag zu Tag langsam und, wenn eben möglich, unter Beibehaltung der gewöhnlichen körperlichen Belastung. Da die Wirkung dieses Medikamentes nur 3–6 Std. anhält, ist es notwendig, die Dosis auf 4 oder mehr Einzeldosen zu verteilen und den Lebensgewohnheiten des Betreffenden anzupassen. Oft bewährt sich folgender Zeitplan für die Tabletteneinnahme: 6.30 Uhr, 11.30 Uhr, 16.30 Uhr, 21.30 Uhr. Leichtere und mittelschwere Myastheniefälle kommen gewöhnlich mit einer täglichen Gesamtdosis von 120–360 mg aus.

Das *Neostigminbromid* (Prostigmin) ist als Tabl. zu 15 mg und als Ampulle zu 0,5 mg in 1 ml, Ampullenflasche zu 5 mg in 2 ml und als 3%ige Augentropfen im Handel. Es eignet sich wegen seiner schon nach 15–30

Tabelle 25 Orale, intravenöse und intramuskuläre Äquivalenzdosen, Wirkungseintritt und Wirkungsdauer der gebräuchlichen Cholinesterasehemmer

Medikament	Orale Dosis	i. v. Dosis	i. m. Dosis	Wirkungseintritt bei oraler Gabe (min)	Wirkungsdauer (h)
Neostigmin (Prostigmin)	15 mg	0,5 mg	1,0–1,5 mg	15–30	2–3
Pyridostigmin (Mestinon)	(10 mg) 60 mg (180 mg)	2,0 mg	2,0 mg	etwa 60	3–6
Ambenonium (Mytelase)	10 mg	–	–	etwa 60	6–8

Min. einsetzenden Wirkung besonders zur raschen Überwindung myasthenischer Reaktionen, so z.B. als erste Dosis am Morgen, um das Ankleiden und Frühstücken möglichst rasch zu ermöglichen. Entschließt man sich zur Einstellung auf das nur kürzer wirkende Neostigmin, sind Einzelgaben in Abständen von 2–3 Std. notwendig.

Ambemoniumchlorid (Mytelase) ist in Tablettenform zu 10 mg im Handel und hat eine Wirkungsdauer von 6–8 Std. Einzeldosen sind in etwa 6stündigen Abständen zu geben.

Nebenwirkungen der Cholinesterasehemmer. Neben den erwünschten therapeutischen Effekten an den Endplatten führen die Cholinesterasehemmer durch die Blockierung der Hydrolyse und Anhäufung von Acetylcholin an den parasympathischen Nervenendigungen, den präganglionären Synapsen, den Endplatten und im Zentralnervensystem zu zahlreichen unerwünschten Nebenwirkungen (Tab. 26). Für den Kliniker ist es wichtig, zwischen muscarinartigen und nicotinartigen Nebenwirkungen zu unterscheiden, da sie unterschiedlich behandelt werden. Muscarin, das Gift des Fliegenpilzes, wirkt nur an den postganglionären parasympathischen Rezeptoren, nicht jedoch an den cholinergen Ganglien und Endplatten. Um die verschiedenen Wirkungen des Acetylcholins zu unterscheiden und zu charakterisieren, nennt man die Wirkung des Acetylcholins an postganglionären parasympathischen Rezeptoren muscarinartig und an den Ganglien und Endplatten nicotinartig.

Tabelle 26   Nebenwirkungen der Cholinesterasehemmer

Muscarinartig	Nicotinartig	Zentralnervensystem
Miose	Muskelschwäche	Allgemeine Unruhe
Hypersalivation	Schwäche der Atmungsmuskulatur	Angst
Schwitzen		Schwindel
Gesteigerte tracheo-bronchiale Sekretion	Vorzeitige Ermüdbarkeit	Insomnie
Diarrhö	Faszikulieren	Kopfschmerz
Bauchkrämpfe	Muskelkrämpfe	Bewußtseinstrübung
Übelkeit	Tremor	Koma
Erbrechen	Dysarthrie	Zerebrale Krampfanfälle
Anorexie	Dysphagie	
Urin-, Stuhl-inkontinenz		
Dyspnoe		
Bradykardie		
Arterielle Hypotonie		

Muscarinartige Nebenwirkungen entwickeln sich gewöhnlich besonders zu Beginn der Therapie mit Cholinesterasehemmern, und oft verursacht die zur Besserung der Muskelkraft notwendige Dosis muscarinartige Begleiterscheinungen, die dann mit Parasympathikolytika behandelt werden müssen. Bei leichteren Nebenwirkungen geben wir 3 × 1 Tabl. Bellafolin täglich, bei stärkeren Atropin 0,5 mg i.m. oder Bellafolin 1 Amp. i.v. oder i.m. Erfahrungsgemäß lassen die muscarinartigen Nebenwirkungen der Cholinesterasehemmer im Laufe der Zeit bei vielen Patienten nach.

Die *nicotinartigen Nebenwirkungen* und zentralnervösen Intoxikationserscheinungen manifestieren sich gewöhnlich erst bei längerer Behandlung. Es ist wichtig zu wissen, daß die nicotinartigen Nebenerscheinungen durch Parasympathikolytika zunächst verdeckt und erst erkannt werden, wenn bereits eine cholinergische Krise mit der Gefahr einer Lähmung der Atemmuskulatur oder einer zentralen Atemlähmung besteht und die Ursache eines unerwarteten plötzlichen Todes sein können.

ACTH und Corticosteroide

Bei Patienten mit schwerer generalisierter Myasthenie, die durch Cholinesterasehemmer nicht befriedigend gebessert werden kann, ist unter stationärer Kontrolle der Versuch mit einer ACTH- oder Prednison-Therapie zu empfehlen.

Zu geben sind 100 E (= 1 mg) *ACTH* i.m. täglich, 10 Tage lang. Während dieser Behandlungsphase sinkt die Ansprechbarkeit auf Cholinesterasehemmer ab, die Verschlechterung kann vorübergehend so weit gehen, daß künstliche Beatmung und Tracheotomie notwendig werden. Anschließend ist bei der überwiegenden Mehrzahl der Patienten eine Verbesserung der Muskelkraft und ein verbessertes Ansprechen auf Cholinesterasehemmer festzustellen (NAMBA u. Mitarb. 1971). Die Erfolge sollen länger anhalten, wenn in 1–3wöchigen Abständen für längere Zeit 1 mg ACTH gegeben wird (GENKINS u. Mitarb. 1971). In einigen Fällen, bei denen die erste Kur nicht den gewünschten Erfolg bringt, kann nach einer 10–14tägigen Pause eine zweite 10tägige Behandlungsserie mit ACTH angeschlossen werden.

Bei der okulären Myasthenie, die erfahrungsgemäß oft auf Cholinesterasehemmer nicht anspricht, kann man bei einem Teil der Fälle durch ACTH-Behandlung Erfolge erzielen.

Mit 60 mg *Methylprednisolon* i.m. täglich über 10 Tage zeigte sich ebenfalls eine Verschlechterung in der initialen Behandlungsphase und eine anschließende Besserung der Myasthenie (BRUNNER u. Mitarb. 1972). Die Verbesserung hält länger an, wenn eine Erhaltungsdosis von 5 mg täglich oder 15 mg jeden 2. Tag angeschlossen wird.

Seit 2 Jahren ziehen wir in unserer Klinik die Behandlung mit *Prednison* vor. Wir geben jeden 2. Tag 100 mg Prednison morgens in einer Dosis. Im

Gegensatz zu anderen Autoren verordnen wir oft zusätzlich noch eine kleine Mestinondosis. 14 Tage bis 3 Monate vergehen gewöhnlich, bis eine anhaltende Besserung eintritt. So lange muß die o. g. hohe Dosis beibehalten werden. Gelegentlich ist an Prednison-freien Tagen die myasthenische Schwäche so stark ausgeprägt, das tägliche Dosen vorteilhafter sind. In diesen Fällen ist zwischen täglichen Dosen von 80 und 20 mg abzuwechseln. Stellt sich eine anhaltende Besserung ein, wird Prednison langsam bis zur Erhaltungsdosis, die gewöhnlich zwischen 30 und 50 mg jeden 2. Tag liegt, reduziert. Die Erhaltungsdosis soll nach 1 Jahr versuchsweise abgesetzt werden.

Bei etwa 80% der Kranken kommt es innerhalb der ersten Woche der Prednisonmedikation zu einer meist 3–8 Tage anhaltenden Verschlechterung der Myasthenie. Die ersten 2 Behandlungswochen sollen deshalb unter stationärer Überwachung erfolgen. Bei 17–32% der Kranken entwickeln sich während der Behandlung die bekannten ernsthaften Nebenwirkungen (Ulkusblutung, aseptische Knochennekrose, Wirbelkörperkompression, Katarakt u. a.), über deren mögliche Entwicklung wir die Patienten bei Behandlungsbeginn informieren. Gleichzeitig kann aber auch auf gute Behandlungserfolge bei 80–90% der Kranken hingewiesen werden.

Azathioprin

Wir wählen bisher zunächst Prednison als immunsuppressives Therapeutikum. Einzelne Autoren ziehen dagegen Azathioprin vor und haben bei über 80% der Behandelten gute Erfolge gesehen (MERTENS u. HERTEL 1973, MATELL u. Mitarb. 1976). Empfohlen werden täglich 150–200 mg (etwa 2 mg/kg Körpergewicht). Bei Frauen muß wegen der Möglichkeit teratogener Schäden auf eine zuverlässige Antikonzeption geachtet werden. Die Besserung der Myasthenie setzt meistens erst schleichend im 2.–6. Behandlungsmonat ein, so daß Cholinesterasehemmer, falls sie wirksam sind, beibehalten werden müssen. Die Behandlung soll 1–2 Jahre fortgesetzt werden. Wöchentliche Blutbildkontrollen sowie Untersuchungen der Transaminasen und der Nierenfunktion einmal im Monat sind erforderlich. Azathioprin sollte bei Leukozytenzahlen unter 2500–2000 vorübergehend abgesetzt werden. In einzelnen Fällen mit sehr schwerer generalisierter Myasthenie hat sich die Kombination von kleinen Dosen Prednison und Azathioprin bewährt.

Bei sehr schweren, akut sich verschlechternden Myasthenien kann als Ultima ratio eine Ductus-thoracicus-Drainage oder eine Plasmapherese (Plasmaexchange) durchgeführt werden, die zu einer sehr guten, allerdings auch nur kurzzeitigen Besserung führen sollen.

Adjuvantien

Wenn mit Cholinesterasehemmern allein keine voll befriedigende Besserung zu erzielen ist, können verschiedene Medikamente zusätzlich versucht werden. Bei schwerer Myasthenie hat sich in einigen Fällen durch die zusätzliche Gabe von 40–120 mval Kalium (1–3 Tabl. Kalinor) ein günstiger Effekt gezeigt. Entsprechende Wirkungen sind durch die Gabe von Spironolacton (Aldactone) zu erzielen. Der Serum-Kaliumspiegel bedarf bei dieser Behandlung der ständigen Kontrolle. Ferner hat gelegentlich die Kombination von Cholinesterasehemmern mit 1 Tabl. Ephedrinum hydrocloricum zu 50 mg täglich (Ephetonin, Racedrin) eine gute Wirkung. Als Nebenwirkungen sind Urinretention, Anorexie, Nervosität und Insomnie bekannt.

Therapie der myasthenischen und cholinergischen Krise

Das häufigste und schwerwiegendste Symptom im Rahmen myasthenischer und cholinergischer Krisen ist die Ateminsuffizienz (Tab. 26). Sofortige Beatmung und die Überführung des Patienten in einen Wachsaal sind die ersten, lebensrettenden Maßnahmen. Erst wenn die Beatmung mit endotrachealer Intubation gesichert ist und tracheobronchiale Sekretstauungen beseitigt sind, wird die Ursache der Krise geklärt und weiterbehandelt. Ist die Krise nicht rasch zu beherrschen, ist eine Tracheotomie notwendig. Zu unterscheiden sind

1. die myasthenische Krise,
2. die cholinergische Krise und
3. die Unempfindlichkeit der Endplatten für Acetylcholin, die sich bei Einnahme hoher Dosen von Cholinesterasehemmern entwickeln kann.

Die *myasthenische Krise* ist durch eine akute Zunahme der myasthenischen Schwäche der Atem- und laryngopharyngealen Muskulatur und/oder schwere tracheobronchiale Sekretstauung charakterisiert. Sie kann sich bei einer bereits bekannten Myasthenie oder auch unter Antibiotika oder Muskelrelaxantien bei einer Anästhesie und während akuter Infektionskrankheiten bei bis dahin gesunden Personen plötzlich und erstmals einstellen. Ist die myasthenische Krise diagnostisch gesichert, gibt man als erste i.v. Dosis 0,25 mg Neostigmin (Prostigmin) oder 1,0 mg Pyridostigmin (Mestinon) und steigert nach den gegebenen Bedürfnissen sehr vorsichtig. Bei Umstellung von i.v. auf i.m. Applikation ist die eineinhalbfache bis doppelte Dosis zu wählen.

Die *cholinergische Krise* ist durch die nicotinartige Blockierung der motorischen Endplatte bei Überdosierung mit Cholinesterasehemmern bedingt. Oft handelt es sich hier um schwer einzustellende Myasthenien, bei denen erst kurz zuvor die Dosis wegen persistierender oder zunehmender Muskelschwäche ständig erhöht wurde. Die Gefahr der Entwicklung einer zunächst unentdeckt bleibenden cholinergischen Krise ist dann besonders groß, wenn die muscarinartigen Erscheinungen der Überdosierung durch Parasympathikolytika korrigiert wurden. Es empfiehlt sich 1,0 mg Atropin i.v. zu geben; nach etwa 5 Min. kann, wenn nötig, die zweite Injektion von 0,5 mg Atropin erfolgen, dann muß die Dosis dem muscarinartigen Befund angepaßt werden. Nicotinartige Symptome, besonders die Muskelschwäche, können durch Obidoxin (Toxogonin), einem Cholinesterasereaktivator, beschleunigt gebessert werden (Grob 1961).

Die 3. Krisensituation ist wahrscheinlich durch die *vorübergehende Unempfindlichkeit der motorischen Endplatte für Acetylcholin* bei langdauernder Medikation mit Cholinesterasehemmern verursacht. Klinisch kann das Bild dann eine myasthenische oder cholinergische Krise imitieren (Grob 1961). Den pathologischen Hintergrund dieser passageren refraktären Phase gegenüber der Wirkung von Acetylcholin kennen wir noch nicht. Da sich dieser Effekt unter Absetzen aller Cholinesterasehemmer im Laufe von 10–14 Tagen gewöhnlich normalisiert und tierexperimentell durch eine Langzeitbehandlung mit Cholinesterasehemmern schwere morphologische Veränderungen des postsynaptischen Faltenapparats und eine Minderung der Amplitude der Miniaturendplattenpotentiale gefunden wurde (Engel u. Mitarb. 1973), ist anzunehmen, daß es sich hier um weitere unerwünschte Nebenwirkungen der Cholinesterasehemmer handelt. Unter ständiger Kontrolle im Wachsaal sind bei derartigen Patienten alle Medikamente für 14 Tage abzusetzen; dann beginnt, meist mit befriedigendem Erfolg, die Neueinstellung auf Cholinesterasehemmer bzw. die Behandlung mit Corticosteroiden oder Azathioprin.

Klinisch gelingt es nicht immer, die verschiedenen Krisen zu differenzieren. Hilfreich kann ein sehr vorsichtig durchgeführter Tensilontest sein. Man gibt 2 mg (= 0,2 ml) Tensilon i.v. Wird der Patient schwächer, ist ein vorübergehendes Absetzen der Therapie notwendig; verbessert sich dagegen die Muskelschwäche, so wird die Dosis erhöht. Dieses theoretisch einleuchtende Procedere hat sich in der Praxis allerdings nicht immer bewährt.

Lambert-Eaton-Syndrom

Klinik. Die Kardinalsymptome dieser myasthenieähnlichen Erkrankung sind Schwäche und vorzeitige Ermüdbarkeit der proximalen Extremitätenmuskeln, speziell des Beckengürtels und der Oberschenkelmuskulatur. Männer sind häufiger betroffen als Frauen (4,7:1). Schon bei der klinischen Prüfung läßt sich feststellen, daß die Muskelkraft zu Beginn der Prüfung zunächst sehr gering ist, dann aber stetig zunimmt und erst später eine vorzeitige Ermüdung eintritt. Ferner findet sich im Gegensatz zur Myasthenia gravis nur sehr selten eine Beteiligung der okulobulbären Muskulatur. Die Kranken klagen ferner über Mundtrockenheit, Parästhesien, Muskelschmerzen und Impotenz. Die Eigenreflexe sind gewöhnlich schwach oder fehlen. Die Besserung auf Tensilon ist nicht so gut wie bei der Myasthenia gravis.

Das Lambert-Eaton-Syndrom tritt häufig, aber nicht immer, mit einem kleinzelligen Bronchialkarzinom auf.

Im Krankengut der Mayo-Klinik wurden in 70% der Fälle Malignome gefunden. Eine sorgfältige Tumorsuche ist also in jedem Fall einzuleiten.

Elektromyographisch zeigt sich bei repetitiver indirekter Reizung (10/sec) initial eine sehr kleine Amplitude des Summenpotentials, die dann zunehmend größer wird (initiales Inkrement). Bei der Nadelmyographie sind verkürzte Potentiale und vermehrt polyphasische Potentiale zu registrieren (VOGEL 1973).

Muskelbiopsie. Bioptisch-histologisch ergab sich bei 2 oder 3 von VOGEL (1973) untersuchten Patienten der Verdacht auf eine neurogene Muskelatrophie. Endplatten von 9 Patienten mit einem Lambert-Eaton-Syndrom waren lichtmikroskopisch unauffällig; *elektronenmikroskopisch* fand sich eine Hypertrophie des postsynaptischen Faltenapparats mit einer starken Verlängerung der postsynaptischen Membran (ENGEL u. SANTA 1971).

Elektrophysiologische Untersuchungen von ELMQUIST u. LAMBERT (1968) lassen annehmen, daß beim Lambert-Eaton-Syndrom die Anzahl der Acetylcholin-Quanten und nicht deren Größe, wie bei der Myasthenia gravis, reduziert ist.

Therapie. Die symptomatische Behandlung der Muskelschwäche erfolgt mit Guanidin-HCI in einer täglichen Dosis von 30–35 mg/kg Körpergewicht, die auf 4 orale Gaben verteilt wird. Unter der Guanidin-Therapie können als Nebenwirkungen psychotische Episoden, Blutbildveränderungen, Hauterytheme, arterielle Hypotonie, Herzarrhythmie, Tremor und gastrointestinale Störungen auftreten.

Myasthenisches Syndrom mit Acetylcholinesterase-Mangel, präsynaptischer Atrophie und reduzierter Acetylcholin-Ausschüttung

Ein neues myasthenisches Syndrom, welches kurz nach der Geburt beginnt und eine generalisierte Schwäche, vorzeitige Ermüdbarkeit, Hyporeflexie und Nichtansprechen auf Cholinesterasehemmer zeigt, wurde von ENGEL u. Mitarb. (1977) beschrieben und auf eine reduzierte Acetylcholin-Ausschüttung und einen Acetylcholinesterase-Mangel zurückgeführt.

13 Paroxysmale dyskaliämische Lähmungen

Familiäre hypokaliämische periodische Lähmung

Pathogenese. Die Ursache der Erkrankung ist ungeklärt. Theoretisch könnte eine Störung der Impulsübertragung an der Endplatte, eine Alteration der Fasermembran bzw. der Impulsleitung im transversalen Tubulussystem, eine Störung der Calcium-Ausschüttung durch das sarkoplasmatische Retikulum und ein Defekt der Bindung des Calciums an Troponin vorhanden sein. Einige dieser Möglichkeiten konnten an In-vitro-Präparationen biopsierter Muskelfasern paralysierter Patienten ausgeschlossen werden. So ist eine ungestörte neuromuskuläre Erregungsübertragung aufgrund intrazellulärer Registrierungen normaler Endplattenpotentiale indirekt gereizter Muskelfasern anzunehmen (ENGEL u. LAMBERT 1969). Die Muskelfasermembran selbst zeigt dagegen kein Aktionspotential. Wenn Calcium auf biopsierte Muskelfasern paralysierter Patienten nach partieller Entfernung des Sarkolems *(skinned fibers)* appliziert wird, resultiert eine normale Kontraktion dieser elektrisch unerregbaren Faser. Nach dem Endplattenfunktion erweisen sich also auch die Einwirkung des Calciums auf den Tropomyosin-Komplex wie auch die nachfolgende Aktivierung der myofibrillären ATPase und die Bildung des Actomyosin-Komplexes als ungestört. Es muß danach angenommen werden, daß der Defekt in den zwischengeschalteten Membrankomponenten der Zelloberfläche, des transversalen Tubulussystems und des sarkoplasmatischen Retikulums zu suchen ist.

MERTENS u. Mitarb. (1969) stellten im biopsierten Muskelgewebe eine Erhöhung der Hexokinase-Aktivität fest. Die Glykogensynthese, der muskuläre Gehalt an freier Glucose, Hexose-6-phosphat, Fructose-1,6-diphosphat, Dihydroxyacetonphosphat, Pyruvat und Lactat sowie die mitochondriale oxydative Phosphorylierung sind normal (ENGEL u. Mitarb. 1967); In-vitro-Untersuchungen einer Biopsie ergaben eine geminderte Sauerstoffaufnahme der Mitochondrien paralysierter und normal funktionierender Muskeln. Heute wird angenommen, daß der Abfall des Serum-Kaliums nur ein Begleitsymptom des zugrundeliegenden Krankheitsprozesses ist.

Klinik. Es handelt sich um ein seltenes, *autosomal-dominant* vererbtes Leiden mit inkompletter Penetranz. Die Erkrankungswahrscheinlichkeit männlicher Nachkommen von Anlageträgern beträgt etwa 48% (HELWEG-LARSEN u. Mitarb. 1955). Sporadische Fälle sind bekannt. Häufigkeit und Schwere der Lähmungen sind beim männlichen Geschlecht größer und stärker als beim weiblichen. Bei der Mehrzahl der Fälle tritt die erste Lähmungsattacke im 2. Lebensjahrzehnt auf, frühere und besonders auch spätere Erstmanifestationen kommen jedoch vor. Gewöhnlich entwickelt sich die Muskelschwäche während der Nacht oder am frühen Morgen. Starke körperliche Tätigkeiten, Aufregung, eine kohlenhydratreiche oder salzreiche Mahlzeit und kalte Witterung wirken anfallsprovozierend. Die schlaffen Lähmungen sind symmetrisch und betreffen in der Regel zunächst die Stammgürtel- und die proximalen Extremitätenabschnitte. In fortgeschrittenen Anfallsstadien sind auch die distalen Extremitätenmuskeln sowie die Stamm- und Halsmuskulatur paretisch. Die Gesichtsmuskeln und das Zwerchfell bleiben dagegen in der Regel kräftig. Die Eigenreflexe sind erloschen. Im voll entwickelten Anfall ist der Kranke bewegungsunfähig, aber bewußtseinsklar. Es schreitet jedoch nicht jede Attacke bis zu einer vollkommenen Lähmung fort (Tab. 27).

Die unbehandelte paroxysmale Lähmung dauert gewöhnlich einige Stunden bis zu 3 Tagen. Die Besserung der Muskelkraft bis zur Normalisierung geht sehr langsam über Stunden bis Tage vor sich. Die Dauer der lähmungsfreien Intervalle variiert zwischen Wochen und vielen Monaten. Einzelne Kranke machen nur einen einzigen Anfall in ihrem Leben durch. Neben der Skelettmuskulatur kann auch die kardiale und intestinale Muskulatur betroffen sein. Andere neurologische Ausfälle, insbesondere auch Störungen der Sensibilität oder Klagen über Myalgien, bestehen nicht. Schwere Lähmungsattacken können mit Oligurie und Hyperhidrose verbunden sein.

Während die Mehrzahl der Fälle von paroxysmaler Lähmung im anfallsfreien Intervall völlig gesund erscheint, findet sich bei einzelnen Kranken nach mehreren paroxysmalen Lähmungsattacken eine persistierende, proximal betonte Muskelschwäche und Atrophie.

Von diagnostischer Bedeutung ist der Abfall des Serumkaliums während der paroxysmalen Lähmung. Im schweren Anfall können erniedrigte Werte von 1,7 mval/l gefunden werden. Eine absolut konstante Korrelation zwischen der Intensität der Parese und dem Ausmaß der Hypokaliämie besteht jedoch nicht.

Die Kranken bleiben in der Regel voll arbeitsfähig. Häufigkeit und Schwere der Attacken nehmen meistens mit zunehmendem Alter ab. Etwa 10% der Kranken sterben in einer Anfallsphase.

Anfallsprovokation. In zweifelhaften Fällen mag es gelegentlich notwendig sein, einen Anfall paroxysmaler Lähmung zu provozieren. Bei Kindern und Erwachsenen gibt man oral 2 g Glucose/kg Körpergewicht mit 15–20 E Insulin s.c. Die Lähmung ist in 2–3 Std. zu erwarten. Bei Erwachsenen läßt sich die Provokation potenzieren durch Salzgabe (4 × 2 g NaCl in wäßriger Lösung oral im Abstand von jeweils 1 Std.), anschließend 10–15 Min. dauernde körperliche Belastung und dann erst Glucose und Insulin. Der Provokationstest darf bei bereits hypokaliämischen Patienten nicht angewandt werden. Vor der Anwendung von Kaliumchlorid sollen Nieren- und Nebennierenfunktion geprüft werden. Weitere Mittel, mit denen Anfälle provoziert werden können, sind ACTH oder Cortison.

Tabelle 27   Differentialdiagnose der hypo- und hyperkaliämischen periodischen Lähmung (nach *Gamstorp*)

	Familiäre paroxysmale Lähmung	Adynamia episodica hereditaria
Erbgang	Autosomal-dominant mit inkompletter Penetranz	Autosomal-dominant mit vollständiger Penetranz
Erkrankungs-alter	2. Dezennium	Meistens vor dem 5. Lebensjahr
Anfallsfrequenz	klein	hoch
Symptomfreie Intervalle	Wochen, Monate, Jahre	Stunden, Tage, Wochen
Intervall zwischen Belastung und Lähmung	Stunden	Minuten
Dauer der Lähmungen	Std. bis 3 Tage	Min. oder Std., selten Tage
Beteiligung hirnnerven-ver-sorgter Muskeln	meistens fehlend	oft vorhanden
Beteiligung der Atemmuskulatur	selten	selten
Provozierende Faktoren	Ruhe nach körperlicher Belastung, Kälte, kohlen-hydratreiche Mahlzeiten, Glucose und Insulin, Adrenalin, ACTH	Ruhe nach körperlicher Belastung, Kälte, Hunger, Kaliumsalze
Maßnahmen zur Besserung der Lähmung	Kontinuierliche leichte Muskelarbeit, Kalium per os	Kontinuierliche leichte Muskelarbeit, kohlen-hydratreiche Nahrung, Calcium i. v.
Prophylaktische Behandlung	Acetazolamid, Kalium, Spironolactone	Acetazolamid Chlorothiazid Aldosteron

Elektromyographie. In der Phase der totalen Lähmung sind elektromyographisch keine Aktionspotentiale zu registrieren. Der Muskel ist weder durch direkte noch indirekte Reizungen zu erregen. Bei partieller Lähmung sind Dauer und Amplitude der Willküraktionspotentiale verkürzt bzw. erniedrigt. Intrazelluläre Ableitungen weisen ein normales oder gering erniedrigtes Membranpotential nach (CREUTZFELDT u. Mitarb. 1963).

Muskelbiopsie. Die Paraffinschnitte zeigen eine von Fall zu Fall sehr variable Anzahl von Vakuolen in den Muskelfasern. Diese Vakuolen können so groß sein, daß sie fast den gesamten Faserinhalt ausfüllen. Eine bis mehrere, meist leer oder partiell granuliert erscheinende und teilweise durch Septen unterteilte Vakuolen pro Muskelfaser sind zu zählen. Nach häufigen Lähmungsattacken und bei permanenter Myopathie sind degenerative Veränderungen, Regenerate und Faserspaltungen nachzuweisen. Beide Fasertypen sind in gleicher Weise von der vakuoligen Degeneration betroffen. Gelegentlich ist ein Überwiegen in den Typ-II-Fasern festzustellen. NADH-Dehydrogenasepositive, jedoch nicht mittels der Succinat-Dehydrogenase darstellbare Faserpartien sprechen für eine Membranakkumulation des sarkoplasmatischen Retikulums. Mittels der sauren Phosphatase-Reaktion sind in der Nachbarschaft der Vakuolen und in degenerierenden Fasern stark positive Areale darzustellen.

Elektronenmikroskopisch sind Dilatationen des sarkoplasmatischen Retikulums, Proliferationen und Dilatationen von transversalen Tubuli sowie kleine Mitochondrien- und Glykogenanhäufungen nachweisbar. Einige vom sarkoplasmatischen Retikulum gebildeten Vesikel erscheinen optisch leer, andere sind gefüllt mit einem amorphen Material oder konzentrisch aufgebauten Partikeln, die wahrscheinlich Calcium enthalten (ENGEL 1970). Ferner kommen gekammerte sowie autophagische Vakuolen mit zellulären Degradationsprodukten vor.

Therapie und Prophylaxe. Ist eine Hypokaliämie gesichert, erhält der Kranke in der Lähmungsattacke 2–7,5 g Kaliumchlorid oral in einer 10–25%igen wäßrigen ungesüßten Lösung oder 3 Tabl. Kalinor (entspricht 120 mval/l) in Wasser gelöst. Beim Ausbleiben einer befriedigenden Erholung kann die Dosis nach vorheriger Prüfung des Serum-Kaliumspiegels und des EKGs wiederholt werden. Obwohl die Atmung meistens unbehindert funktioniert, soll eine künstliche Atmung vorbereitet werden, da die Atemlähmung die häufigste Todesursache im Anfall ist. Eine Anfallsprophylaxe ist notwendig, zumal auch die Entwicklung einer persistierenden Myopathie mit zunehmender Anzahl der Anfälle zu befürchten ist. Provozierende Lebensgewohnheiten und Situationen, wie z.B. kohlenhydrat- und salzreiche Mahlzeiten, körperliche Anstrengungen, psychische Aufregungen und starke Kälteeinwirkungen sind zu vermeiden. Die o.g. Kaliumchlorid-Lösung kann auch zur Anfallsprophylaxe je nach Anfallsfrequenz und -schwere 2–4mal täglich genommen werden. Zur Vorbeugung eines Anfalls frühmorgens kann die Einnahme nachts gegen 2.00–3.00 Uhr notwendig sein. Durch die Gabe von Kaliumchlorid nach dem Essen sind gelegentlich auftretende Nausea und Diarrhö zu vermeiden. Die Serumelektrolyte sind regelmäßig zu kontrollieren. Die Kaliumchlorid-Dosis ist zu reduzieren, wenn der Serumkalium-Spiegel 6 mval/l erreicht. Eine andere prophylaktische Maßnahme beruht auf der Gabe von 100 mg Spironolactone 2mal täglich mit einer kohlenhydratarmen Kost. Nach GRIGGS u. Mitarb. (1970) ist die beste prophylaktische Wirkung durch Azetazolamid 0,25–1,5 g täglich zu erzielen.

Adynamia episodica hereditaria (Familiäre hyperkaliämische periodische Lähmung)

Klinik. Diese *autosomal-dominant,* mit großer Penetranz erbliche, von Ingrid GAMSTORP (1956) beschriebene Erkrankung ist wesentlich seltener als die hypokaliämische Form. Die ersten Lähmungsattacken ereignen sich meistens während den ersten 5 Lebensjahren, nur selten nach der Pubertät (Tab. 27). Viele Patienten haben mehrere Anfälle pro Tag oder wenigstens einen pro Woche. Die Anfälle dauern meist nur Min. bis maximal 1 Std. Sie beginnen nicht während, sondern nach körperlicher Belastung und auch nach längerer Nahrungsabstinenz sowie bei Kälte und können durch motorische Aktivität unterdrückt werden. Besonders nach Erreichen des Erwachsenenalters lernen die meisten Patienten, wie sie die periodischen Lähmungen vermeiden können. Viele sind nach dem 60. Lebensjahr anfallsfrei. Während der Schwangerschaft wird oft eine Verschlimmerung des Leidens bemerkt.

Die Lähmungen beginnen meistens in den Beinen und breiten sich nach proximal aus. Die Lähmungsintensität variiert zwischen leichten Schwächezuständen bis zur Geh- und Stehunfähigkeit und erreicht nach etwa 10–15 Min. das Maximum. Die Atemmuskulatur wird meistens verschont, jedoch sind Sprach- und Schluckmuskulatur oft beteiligt. Die Parese kann sich auf zuvor stark belastete Muskelgruppen beschränken. Im Anfall sind die Eigenreflexe erloschen oder abgeschwächt, und das Chvostek-Zeichen kann positiv sein. Ein häufiges und differentialdiagnostisch gegenüber der hypokaliämischen Lähmung wichtiges Symptom ist die myotone Reaktion, die meistens allerdings nicht sehr stark ausgeprägt ist und durch mechanische Provokation an der Zunge oder der Thenarmuskulatur gesucht werden muß (LAYZER u. Mitarb. 1967). Einige Patienten bemerken wenige Minuten vor der Lähmungsattacke periorale und distale Extremitätenparästhesien.

Im anfallsfreien Intervall sind gewöhnlich klinisch keine Muskelsymptome festzustellen. Nach gehäuften Anfällen und mehrjährigem Verlauf zeigt sich bei einigen Kranken eine persistierende proximale Myopathie.

Die Prognose der Adynamia episodica hereditaria ist gut; Todesfälle aufgrund der Erkrankung sind nicht bekannt.

Das Serumkalium ist während der Lähmungsattacken meistens erhöht, jedoch ist nicht immer eine positive Korrelation zwischen dem Schweregrad der Paresen und der Hyperkaliämie festzustellen. Außerdem manifestieren sich die Lähmungen gewöhnlich bei Serumkaliumwerten unter 7 mval/l, während bei z.B. renal bedingten Hyperkaliämien Paresen erst bei Werten von über 7–8 mval/l auftreten.

Serumenzyme. Oft sind im Intervall und während der Lähmungsattacke die Muskelenzyme im Serum, speziell die Kreatinphosphokinase, erhöht.

Anfallsprovokation. Entschließt man sich aus diagnostischen Gründen zu einem Provokationstest, so hat man mit sehr kleinen Kaliumdosen vorsichtig zu beginnen. Als erste Testdosis gibt man morgens nüchtern bei Kindern 40 mval (1 Tabl. Kalinor) und bei Erwachsenen 60 mval Kalium per os. Bei negativem Effekt kann nach 24 Std. eine höhere Dosis, im äußersten Fall 80–120 mval Kalium gegeben werden. Die Provokation kann durch vorausgehende körperliche Belastung potenziert werden.

Elektromyographisch finden sich im anfallsfreien Intervall normale Willküraktionspotentiale; im Anfallsbeginn können die Potentiale verkürzt und ihre Amplitude reduziert sein. Während schwerer Paresegrade sind nur noch wenige Motoneurone mit verlangsamter Frequenz zu registrieren. Besonders während der Schwächeepisode, aber bei einigen Patienten auch im Intervall, finden sich kurzdauernde Spontanentladungen und eine gesteigerte Einstichaktivität.

Muskelbiopsie. Die meisten Fälle zeigen keine bioptisch-histologischen Muskelveränderungen. Bei langjährigem Verlauf wurden vakuoläre Muskelfaserveränderungen wie bei der hypokaliämischen Form der periodischen Lähmungen beobachtet. Auch *elektronenmikroskopisch* sind keine Befunde, die die hyperkaliämische Form von der hypokaliämischen unterscheiden, bekannt (BRADLEY 1969).

Therapie. Eine Behandlung der akuten Lähmungsattacke ist nur selten nötig. Durch eine i.v. Calcium-Injektion kann die Dauer der Lähmung verkürzt werden. Bei hoher Anfallsfrequenz haben Acetazolamid (Diamox) 250–750 mg täglich oder Chlorotiazid 250–1000 mg täglich einen guten prophylaktischen Effekt (MCARDLE 1962). Zudem sind provozierende Faktoren wie starke körperliche Belastung, Hunger, Kälte, kaliumreiche Nahrungsmittel (Aprikosen, Orangensaft) und kaliumreiche Hustensäfte zu vermeiden.

Pathogenetische Faktoren.

Interessante gesicherte Faktoren in der Genese der hyperkaliämischen periodischen Lähmung sind die Verschiebung intrazellulärer Kaliumionen in den extrazellulären Raum und die intrazelluläre Anreicherung von Natriumionen (CREUTZFELDT 1961, BROOKS 1969). Neben diesen Konzentrationsänderungen findet sich eine Erniedrigung des Membranruhepotentials, das in der Anfallsphase so weit absinkt, daß ein Depolarisationsblock resultiert. Die Ursache dieser flukturierenden Funktionsstörung der Muskelfasermembran und der verminderten Reabsorption von Kalium ist noch unbekannt.

Normokaliämische periodische Lähmung

Wahrscheinlich handelt es sich bei dieser, ebenfalls *autosomal-dominanten* Erkrankung um eine äußerst seltene Variante der Adynamia episodica hereditaria. Die episodischen Lähmungen dauern mehrere Stunden bis zu wenigen Tagen und sind von normalen oder nur sehr gering ansteigenden Serumkaliumwerten begleitet (POSKANZER u. KERR 1961). Kaliumsalze provozieren, Natriumchlorid bessert die Lähmungsanfälle.

14 Myopathien bei speziellen Stoffwechselstörungen

Myopathie bei Mangel der sauren Maltase (1,4-Glucosidase-Mangel; Glykogenose Typ II Pompe)

Definition. Die Pompe-Krankheit ist durch eine generalisierte Glykogenspeicherung mit Kardiohepatomegalie und Makroglossie im frühen Kindesalter charakterisiert; die Kinder sterben gewöhnlich schon nach wenigen Jahren. Die Erkrankung beruht auf dem Mangel bzw. Fehlen der sauren Maltase (1, 4-Glucosidase), einem Ferment der Glykogenolyse (HERS 1963) (Abb. 65).

Inzwischen ist ein derartiger Enzymmangel auch bei Myopathien des Kindes-, Adoleszenten- und Erwachsenenalters bekannt. Diese Muskelerkrankungen werden klinisch oft als progressive Muskeldystrophien falsch klassifiziert. Die Skelettmuskulatur ist bei diesen Fällen die Hauptlokalisation der Glykogenspeicherung, während die inneren Organe und das Zentralnervensystem keine oder nur eine geringe, klinisch nicht evidente Speicherung zeigen.

Klinik. Das Manifestationsalter der *autosomal-rezessiv* vererbten Myopathie bei saurem Maltase-Mangel variiert zwischen den ersten Lebensmonaten bis zum 6. Lebensjahrzehnt (ENGEL u. Mitarb. 1973). Die Lebenserwartung ist bei älteren Kranken wesentlich höher als bei Kleinkindern, bei denen die Beteiligung innerer Organe häufiger ist und die gewöhnlich bereits nach zweijährigem Krankheitsverlauf sterben. Schulter- und Beckengürtel sowie der Stamm sind Schwerpunkte der Muskelschwäche und Atrophie. Es können aber auch die distalen Extremitätenabschnitte betroffen sein. Etwa 60% der Fälle zeigen eine Parese der Atemmuskeln. Wadenmuskelhypertrophien wie bei den progressiven Muskeldystrophien kommen vor. Die Eigenreflexe sind teilweise erloschen. Intelligenzdefekte bestehen nicht.

Serumenzyme. Alle Fälle weisen eine Erhöhung der muskulären Serumenzyme auf. Die Kreatinphosphokinase ist in der Regel leicht bis mittelschwer erhöht. Leichtere Anstiege betreffen auch die Lactatdehydrogenase und die SGOT und SGPT.

Elektromyographisch sind immer myopathische Veränderungen festzustellen. Bei Adoleszenten und Erwachsenen muß länger nach diesen Anomalien gesucht werden, da verschiedene Muskeln normale Erregungsmuster zeigen. Zusätzlich findet sich eine starke Einstichaktivität und Irritabilität bei Bewegungen der Nadelelektrode. Myotone Entladungssalven, die wiederum bei jüngeren Patienten leichter als bei älteren nachzuweisen sind, finden sich besonders in der Stammuskulatur. Ferner werden in Ruhe Fibrillationspotentiale, positive Wellen und repetitive Entladungssalven registriert.

Muskelbiopsie. Bioptisch-histologisch besteht eine vakuoläre Myopathie. Diese vakuoläre Degeneration ist entsprechend den verschiedenen Verlaufsintensitäten bei frühinfantilen Fällen stärker als bei späterer Manifestation. Die Vakuolen sind PAS-positiv und zeigen wie auch kleine nichtvakuoläre Faserpartien eine positive saure Phosphatase-Reaktion. Da die Vorbehandlung der Gefrierschnitte mit Diastase eine negative PAS-Reaktion ergibt und auch elektronenmikroskopisch Glykogen identifiziert werden kann, ist erwiesen, daß der Vakuoleninhalt wesentlich aus Glykogen besteht. Restliches PAS-positives, von der Diastase nicht abgebautes Material ist positiv mit Alzian-Blau bei pH 2,6 und Fuchsin bei pH 1,7 und reagiert metachromatisch mit saurem Cresylviolett bei pH 2,9.

Elektronenmikroskopisch findet sich eine starke intrazelluläre Glykogenspeicherung (Abb. 38). Das Glykogen liegt frei in den Muskelfasern, ferner sind membrangebundene Glykogensäcke und Glykogen in autophagischen Vakuolen vorhanden. Die Membran der Glykogensäcke stammt vom transversalen Tubulussystem und vom Golgi-Apparat.

Enzymmangelnachweis in Muskel und Fibroblasten. Der Nachweis des Fermentmangels des Gewebes wird mittels der Maltose-Hydrolysetechnik oder durch die Bestimmung der Übertragungsrate von Aktivität markierter Maltose in Glykogen durchgeführt. Mit diesen Methoden ist der saure Maltase-Mangel des Muskelgewebes und der Leber in allen Fällen nachzuweisen. Auch Muskeln normaler Kraft und mit normalem Glykogengehalt sowie Muskelgewebe von Heterozygoten zeigen den Enzymdefekt. Bei kindlichen Fällen besteht auch im Herzmuskel ein Enzymmangel (ENGEL u. Mitarb. 1973). Die neutrale Maltase des Skelettmuskels ist reduziert bei frühkindlichen, nicht jedoch bei kindlichen und adulten Fällen (ANGELINI u. ENGEL 1972). Der saure Maltase-Mangel adulter Fälle kann auch in Fibroblasten (Hautbiopsie) nachgewiesen werden. Eine pränatale Diagnose ist bei allen Fällen möglich (ANGELINI u. Mitarb. 1972).

Pathogenese. Der wesentliche ätiologische Faktor der Erkrankung ist der Mangel an saurer Maltase und die konsekutive Glykogenspeicherung. Jedoch scheinen noch andere Faktoren die Intensität des Krankheitsprozesses zu bestimmen, da in der Schwere gleichartige Enzymmängel sehr unterschiedliche Veränderungen in den verschiedenen Altersgruppen verursachen und Muskeln, Fibroblasten sowie andere Organe mit gesichertem sauren Maltase-Mangel u.U. keine Glykogenspeicherung und zytopathologische Veränderungen erkennen lassen. Für diese unterschiedlichen Ausprägungen und Verlaufsintensitäten kommen u. U. zusätzliche neutrale Maltase-Mängel, die bei infantilen Fällen, nicht jedoch bei Erwachsenen gefunden werden, und evtl. auch weitere Isoenzyme in Betracht. Jedenfalls scheint es sich bei der Glykogenose Typ II nicht ausschließlich um eine lysosomale Erkrankung zu handeln, da zwar die saure Maltase, nicht aber die neutrale Maltase in diesem Organell lokalisiert ist. Andere Enzyme der Glykolyse sind am Krankheitsprozeß nicht beteiligt.

Therapie. Aufgrund einer auf 10 Fällen basierenden Erfahrung bezüglich der Behandlung dieser Myopathie bei saurem Maltase-Mangel im „Muscle Research Laboratorium" der Mayo Clinic empfiehlt ENGEL eine diätetische Reduzierung der Kohlenhydrataufnahme auf täglich 40 g und die Injektion von 2 mg Adrenalin 2mal täglich. Diese keinesfalls voll befriedigende Therapie erzielte bei der Mehrzahl der Fälle einen Krankheitsstillstand, bei wenigen sogar eine Besserung der Muskelschwäche. Eine eiweißreiche Kost sowie der Ersatz des Rohr- und Rübenzuckers durch Fructose wurde von anderen Autoren empfohlen.

Myopathie bei Mangel der Amylo-1,6-glucosidase (Glykogenose Typ III, debranching enzyme deficiency)

Definition. Die Typ-III-Glykogenose mit Schwerpunkt des Speicherprozesses in der Leber und der Skelettmuskulatur hat eine günstigere Prognose als die Pompe-Krankheit und ist wesentlich seltener als diese. Sie beruht auf dem Mangel bzw. Fehlen des *debranching enzymes*, wodurch nur noch die Außenketten des Glykogens abgebaut werden können (Abb. 65). Eine Hepatomegalie, die sich während der Adoleszenz zurückbilden kann, eine retardierte motorische Entwicklung, Hypoglykämien und Ketose stehen im Vordergrund der Erkrankung, die meistens bereits in der frühen Kindheit einsetzt.

Klinik. Bei einigen kindlichen und erwachsenen Patienten ist zusätzlich die Muskulatur von dem Speicherprozeß so stark betroffen, daß eine progrediente Myophatie mit proximal, seltener distal betonter Schwäche und Atrophie, gelegentlich auch Hypotonie resultiert. Häufig werden diese Erkrankungen zunächst als progressive Muskeldystrophie oder spinale Muskelatrophie mißdeutet (BRUNBERG u. Mitarb. 1971, OLINER u. Mitarb. 1961). Einige Fälle bieten nicht ein ausgesprochenes Myopathiebild, sondern lediglich eine leichte generalisierte Schwäche oder nur eine allgemeine muskuläre Hypotonie.

Die muskulären **Serumenzyme** sind nicht oder nur leicht erhöht.

Elektromyographisch finden sich myopathische Veränderungen. Ferner wurde eine gesteigerte Einstichaktivität sowie das Vorkommen von Fibrillationspotentialen, positiven Wellen und pseudomyotonen Entladungen beschrieben.

Im **Ischämietest** fehlt der Lactatanstieg. Nach Adrenalin- und Glucagon-Injektionen steigt trotz der dadurch stimulierten Leber- und Muskelphosphorylase wegen des enzymatischen Defekts im Glykogenabbau der Blutzucker nicht bzw. nur vermindert an (GARANCIS u. Mitarb. 1970). Der muskuläre Glykogengehalt liegt über der Norm von 1 g Glykogen/100 g Feuchtgewicht. Die Sicherung der Diagnose erfolgt durch den Nachweis des Enzymdefekts im Muskel, gegebenenfalls auch in der Leber. Vor- und Nachteile 7 verschiedener Untersuchungsmethoden beschrieben HERS u. Mitarb. (1967). Nach einer Enzymanalyse von 45 Fällen unterscheiden die Autoren mehrere Untergruppen des Amylo-1,6-Glucosidase-Mangels und machen auf die Notwendigkeit der Anwendung verschiedener Bestimmungsmethoden aufmerksam, weil sonst ein Teil der Enzymdefekte unerkannt bleibt (VAN HOOF u. HERS 1967). Auch die Leukozyten zeigen den Enzymmangel und können zur Klärung der Krankheitsursache und zur Identifizierung heterozygoter Überträger untersucht werden (WILLIAMS u. Mitarb. 1963).

Muskelbiopsie. Bioptisch-histologisch sind eine vakuoläre Myopathie mit PAS-positivem Vakuoleninhalt und elektronenmikroskopisch eine starke, diagnostisch unspezifische intermyofibrilläre und subsarkolemmale Glykogenspeicherung nachweisbar (NEUSTEIN 1969).

Therapeutisch wird eine günstige Wirkung durch eine eiweiß- und fettreiche sowie kohlenhydratarme Diät erwartet.

Myopathie bei Amylopektinose (Typ-IV-Glykogenose, Amylo-1,4–1,6-Transglucosidase, branching enzyme)

Definition. Beim Fehlen der Amylo-1,4-1,6-Transglucosidase können keine Seitenketten am Glykogen gebildet werden (Abb. 64), so daß das Glykogen in seiner Struktur der Stärke ähnlich ist.

Klinisch steht bei dieser sehr seltenen, im frühen Kindesalter auftretenden Glykogenspeicherkrankheit die Hepatosplenomegalie und nachfolgende Leberzirrhose im Vordergrund. In einigen Fällen ist auch die Skelettmuskulatur betroffen, und es können dann myopathische Syndrome resultieren; nur bei 3 von 11 Fällen einer Übersicht von SCHOCHET u. Mitarb. (1970) war die Muskulatur am Speicherprozeß beteiligt.

Muskelbiopsie. Im Muskelgewebe zeigt sich bei HE-Färbungen ein basophiles Speichermaterial, das sich auch stark mit PAS und Alzian-Blau anfärbt.

Die **Prognose** der Erkrankung ist äußerst ungünstig; die Betroffenen sterben in früher Kindheit. Eine befriedigende therapeutische Beeinflußbarkeit des Leidens ist bisher nicht bekannt.

Mcardle-Syndrom
(Muskel-Phosphorylase-Mangel,
Glykogenose Typ V)

Nach der ersten Mitteilung dieser Erkrankung von MCARDLE (1951) ist es später SCHMID u. MAHLER (1959) und MOMMAERTS u. Mitarb. (1959) gelungen, den ursächlichen Phosphorylasemangel aufzudecken. Das Enzym spaltet von den Außenketten des Glykogens Glucosemoleküle ab (Abb. 65).

Klinik. Die Krankheit wird *autosomal-rezessiv* vererbt und manifestiert sich während der Kindheit oder Adoleszenz und nur selten im Erwachsenenalter. Männer sind etwa 3mal häufiger betroffen als Frauen.

Belastungsinduzierte Muskelschmerzen, Schwäche und Kontrakturen, die in Ruhe rasch reversibel sind, stellen die klinischen Charakteristika dar (Tab. 28). Die Belastungstoleranz ist sehr unterschiedlich; einige Kranke sind schon nach wenigen Treppenstufen durch die Beschwerden zum Ausruhen gezwungen. Andere ertragen größere Anstrengungen symptomfrei. Schmerzen, Kontrakturen, Paresen und eine eventuelle Muskelschwellung treten in der Regel noch während der motorischen Belastung auf und sind in Ruhe meistens im Laufe einiger Minuten voll reversibel. Die Schwellung kann u. U. stundenlang, die Paresen über einen Tag andauern. Betroffen sind jeweils die belasteten Muskelgruppen einschließlich der Gesichtsmuskulatur. Bei etwa der Hälfte der Betroffenen ist in Zusammenhang mit den Beschwerden eine Myoglobinurie, die in seltenen Fällen zu einer Anurie führt, festzustellen. Permanente Muskelschwächen und Atrophien finden sich vor allem bei älteren Kranken. In einem Teil der Fälle werden durch dosierte willkürliche Fortsetzung der Muskelaktivität nach dem Auftreten der ersten Symptome die Beschwer-

Tabelle 28   Häufigkeit der klinischen Symptome bei 48 Kranken mit Phosphorylasemangel (nach *Mattle* u. *Jerusalem*).

Belastungsinduzierte Steifigkeit oder Kontrakturen	98%
Belastungsinduzierte Schwäche	98%
Schmerzen	94%
Myoglobinurie nach Belastung	60%
«Second-wind»-Phänomen	48%
Muskelschwellung nach Belastung	23%
Atrophien (vorwiegend proximal und ältere Patienten)	19%
Ein- oder mehrmaliges akutes Nierenversagen im Zusammenhang mit Myoglobinurie	13%
Bewußtseinsstörungen	10%

den erleichtert und die Leistungsfähigkeit verbessert („Second-wind"-Phänomen). Selten treten nach starker Belastung Bewußtseinsstörungen oder Grand-mal-Anfälle auf. Im freien Intervall sind die Eigenreflexe normal auslösbar. Einige Fälle zeigen bei geringer Belastung eine Tachykardie, die auf den gesteigerten Blutfluß zurückgeführt wird.

Die **Serumenzyme** (Kreatinphosphokinase, Aldolase, Lactatdehydrogenase) sind meistens normal. Nach größerer Belastung können leichte, im Zusammenhang mit Muskeldegenerationen und Myoglobinurie auch starke Erhöhungen gemessen werden.

Im **Ischämietest** fehlt nach einminütiger ischämischer Arbeitsbelastung aufgrund des Phosphorylase-Mangels der Anstieg des Blutlactats. Da auch andere Enzymmangelsyndrome einen fehlenden Lactatanstieg verursachen können, ist für die definitive Diagnose der histochemische und biochemische Nachweis des Phosphorylase-Mangels in der biopsierten Muskulatur erforderlich. Leber- und Muskelphosphorylase sind Isoenzyme; ersteres kommt in der Muskulatur nicht vor und zeigt beim McArdle-Syndrom in der Leber normale Aktivität. In den roten und weißen Blutzellen ist der Phosphorylase-Mangel nicht nachweisbar.

Elektromyographisch sind während der Kontraktur keine Aktionspotentiale zu registrieren. Bei klinisch manifester Myopathie findet sich ein myopathisches Muster. Durch repetitive indirekte Reizung (18/sec und mehr) können Kontrakturen ausgelöst werden, während deren Entwicklung ein Amplitudenabfall der Aktionspotentiale bis zur elektrischen Stille zu beobachten ist (DYKEN u. Mitarb. 1967).

Muskelbiopsie. Bioptisch-histologisch sind mittels Routinefärbungen keine oder nur sehr diskrete Befunde darzustellen. In manchen Fällen zeigen sich vorwiegend subsarkolemmal gelegene Vakuolen, die eine stark positive PAS-Reaktion ergeben. Noch seltener sind Faserdegenerationen und weitere Zeichen eines myopathischen Gewebssyndroms. Der entscheidende histochemische Befund ist der negative Ausfall der Phosphorylase-Reaktion (Abb. 152 a u. b).

Für den Myopathologen ist es wichtig zu wissen, daß bei erniedrigtem zellulären Glykogengehalt die histochemische Phosphorylase-Reaktion auch deutlich schwächer ausfällt.

Elektronenmikroskopisch sind Glykogenspeicherungen und degenerative Muskelfaserveränderungen zu finden.

Therapie. Die meisten Patienten lernen selbst, die beschwerdefrei tolerierten Belastungen nicht zu überschreiten. Die Belastungstoleranz kann durch 50–100 g Glucose und Fructose per os oder Alkohol verbessert werden, jedoch zeigt sich bei diesen prophylaktischen Maßnahmen eine unerwünschte Gewichtszunahme. PERNOW u. Mitarb. (1967) berichten über eine gute Wirkung von 10–20 mg Isoproterenol sublingual. Dies hat sich auch bei anderen Patienten bestätigt.

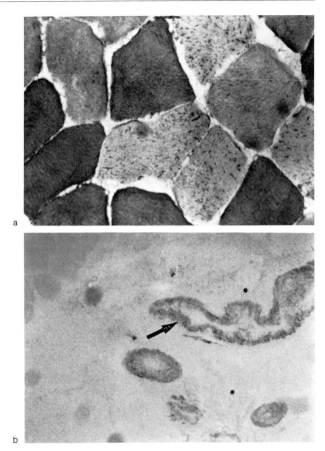

Abb. 152 a u. b   Phosphorylase-Reaktion. a) Normale Phosphorylase-Reaktion quergeschnittener Muskelfasern; b) negative Phosphorylase-Reaktion bei McArdle-Syndrom.
Die glatte Muskulatur der Gefäße (Pfeil) ist phosphorylase-positiv (aus *H. Mattle, F. Jerusalem, J. Nolte, P. Schollmeyer*: Schweiz. med. Wschr. 107 [1977] 437–442)

Offensichtlich gibt es Kranke, deren Beschwerdebild dem McArdle-Syndrom entspricht, bei denen jedoch ein normaler Ischämietest und kein Mangel der Phosphorylase und anderer glykolytischer Enzyme besteht und bei denen zur Zeit auch
kein biochemischer Hinweis auf eine Lipidstoffwechselstörung vorliegt (SLOTWI-
NER u. Mitarb. 1969, MATTLE u. Mitarb. 1977).

Phosphofructokinase-Mangel (Glykogenose Typ VII)

Klinik. Die Beschwerden beim Phosphofructokinase-Mangel entsprechen weitgehend denen des McArdle-Syndroms (Tab. 29). Die Betroffenen klagen seit der Kindheit über unter motorischer Belastung auftretende, in Ruhe rasch reversible Muskelschmerzen, Kontrakturen und Schwäche bzw. vorzeitige Ermüdbarkeit; gelegentlich werden Myoglobinurien nach einer Schmerzepisode bemerkt und während der Beschwerdephase über Nausea geklagt (TARUI u. Mitarb. 1965, LAYZER u. Mitarb. 1967, TOBIN u. Mitarb. 1973). Offensichtlich gibt es gelegentlich auch chronisch fortschreitende Myopathien als Folge eines Phosphofructokinase-Mangels (SERRATRICE u. Mitarb. 1969).

Tabelle 29   Klinische Charakteristika von 6 Patienten mit Phosphofructokinase-Mangel (nach *Mattle* u. Mitarb.)

		Anzahl der Fälle
Heredität	autosomal-rezessiv	5
Manifestationsalter	Kindheit	6
Geschlecht	männlich	5
	weiblich	1
Lokalisation	generalisiert	5
	skapulo-peroneal betont	1
Klinische Symptome	belastungsinduzierte Muskelschwäche	6
	Muskelsteifigkeit u. Krämpfe	5
	Myoglobinurie	3
	Myalgien	2
	Nausea	2
	Bewußtseinsstörungen	1
	«Second-wind»-Phänomen	1

Der Enzymmangel besteht auch in den Erythrozyten. Diese können also bei der diagnostischen Abklärung der Kranken und der Suche nach Anlageträgern untersucht werden. Heute sind bereits wenigstens 4 verschiedene Isoenzyme der Phosphofructokinase zu unterscheiden (LAYZER u. CONWAY 1970).

Die muskulären **Serumenzyme** sind leicht bis mittelgradig erhöht.

Elektromyographisch finden sich bei Nadelableitungen meistens keine Veränderungen. Nach repetitiver Reizung (40/sec) werden leichte Amplitudenabfälle registriert.

Der **Ischämietest** ergibt einen fehlenden Lactatanstieg.

Muskelbiopsie. Bioptisch-histologisch besteht eine vakuoläre Myopathie mit vorwiegend subsarkolemmalen, PAS-positiven Vakuolen und fehlenden oder nur geringen degenerativen Veränderungen. Der histochemische Nachweis des Phosphofructokinase-Mangels erfolgt mit der von BONILLA u. SCHOTLAND (1970) beschriebenen Methode. Die *elektronenmikroskopischen* Aufnahmen der betroffenen Muskelfasern zeigen eine diagnostisch unspezifische Glykogenspeicherung.

Eine befriedigende **therapeutische** Beeinflußbarkeit des Leidens ist nicht bekannt.

Reversible Muskelsymptome bei Inhibition der Phosphohexose-Isomerase

SATOYOSHI u. KOWA (1967) berichteten über 2 Brüder, die im Erwachsenenalter nach körperlicher Belastung Muskelschmerzen und Muskelsteifigkeit bemerkten, die in Ruhe rasch reversibel waren. Der Ischämietest war pathologisch. Die bei Glykogenosen bekannten Enzymmängel lagen histochemisch nicht vor, jedoch war die Phosphofructokinase auf 40% der normalen Aktivität reduziert. Die Autoren nehmen an, daß die Glykolyse auf der Stufe der Phosphohexose-Isomerase durch eine Inhibition dieses Enzyms gestört ist. Die Patienten waren nach oraler Aufnahme von jeweils 50 g Fructose symptomfrei bzw. war die Belastungstoleranz erhöht.

Belastungsmyopathie mit Lactatazidose

LARSSON u. Mitarb. (1964) berichteten über 14 Kranke in 5 Familien, die in ihrer motorischen Aktivität seit der Kindheit behindert waren. Schon bei leichten körperlichen Anstrengungen litten sie unter Herzklopfen, Dyspnoe und Müdigkeit, andere klagten über belastungsinduzierte und in Ruhe rasch reversible Myalgien, Paresen und Steifigkeit sowie z. T. auch Nausea und Erbrechen. Die Belastungstoleranz änderte sich im Laufe einiger Jahre mehrfach. Typisch waren akute Exazerbationen mit Lactatazidose, die in einem Fall durch Kreislaufversagen zum Tode führten. In einem Teil der Fälle bestand eine permanente proximale Myopathie. Die Eigenreflexe waren schwach oder fehlten. Einige der Betroffenen zeigten Wadenhypertrophien. 9 von 14 Fällen schieden wiederholt dunklen Urin aus. Bei 3 untersuchten Urinproben ergab die Spektrophotometrie Myoglobin. Herzminutenvolumen und Lactat- und Pyruvatkonzentrationen waren im Vergleich zur geleisteten Arbeit außerordentlich hoch, während die arbeitenden Muskeln nur geringe Sauerstoffmengen aufnahmen. Eine *autosomal-rezessive* Vererbung ist wahrscheinlich. Bioptisch-histologisch zeigten sich akute Muskelfasernekrosen mit Makrophagen und Lymphozyten und ebenfalls Zeichen der Muskelfaserregeneration.

Polysaccharidspeicherung im Muskel (Kardiomyopathie mit basophilen Einschlüssen)

Bei einer rasch progredienten, letalen Kardiomyopathie fanden KARPATI u. Mitarb. (1969) in den Typ-II-Muskelfasern und in der Herzmuskulatur ein PAS-positives Material. Die Speichersubstanz färbt sich im HE-Schnitt der Herz- und Skelettmuskulatur basophil, bei letzterer waren etwa 45% der Fasern betroffen.

Biochemisch handelt es sich wahrscheinlich um einen Polysaccharid-Protein-Komplex (Heteroglykan) oder ein Glykoprotein.

Elektronenmikroskopisch finden sich 50–100 å kalibrige Fibrillen in den Muskelfasern, die strukturell den Lafora-Körperchen ähneln.

Ein vermutlich identischer Fall wurde von HOLMES u. Mitarb. (1960) mitgeteilt.

Hypermetabolische mitochondriale Myopathien mit Entkoppelung der oxydativen Phosphorylierung

Klinik. 1959 berichteten ERNSTER u. Mitarb. sowie 1962 LUFT u. Mitarb. über eine Myopathie mit morphologischen und biochemischen mitochondrialen Anomalien und einem nicht-thyreoidalen Hypermetabolismus bei einer 35jährigen Frau. Sie litt seit der Kindkeit unter Hyperhidrose, Polydipsie, Polyphagie und progressiver Muskelschwäche mit Hypotonie und Areflexie. Später wurde dieses Syndrom bei einer 19jährigen Frau beobachtet (AFIFI u. Mitarb. 1972), die unter Hyperhidrose, Wärmeunverträglichkeit, Haarausfall und den o. g. Symptomen litt. Sie zeigte eine generalisierte Muskelschwäche ohne Atrophie, die Eigenreflexe waren normal. Bei beiden Patienten war der Grundumsatz stark erhöht (+ 150 bis + 300), die Schilddrüsenfunktion war jedoch normal. Diagnostisch entscheidend ist der biochemische Nachweis einer gesteigerten mitochondrialen Respirationsrate und einer Entkoppelung der Oxydationsprozesse von der oxydativen Phosphorylierung.

Das **Elektromyogramm** und die muskulären **Serumenzyme** sind nicht pathologisch verändert.

Muskelbiopsie. Bioptisch-histologisch findet sich eine Steigerung der oxydativen Enzymaktivitäten und elektronenmikroskopisch eine erhöhte Anzahl und pathologische Formvariation der Mitochondrien.

Therapie. Der hypermetabole Zustand bessert sich auf Chloramphenicol (AFIFI u. Mitarb. 1972), das man selbstverständlich nicht als Dauertherapie empfehlen kann.

Zur **Diagnose** des geschilderten Krankheitsbildes ist folgende Trias zu fordern:

1. hypermetabolischer Status,

2. Myopathie mit morphologischen und histochemischen mitochondrialen Anomalien,

3. Entkoppelung der oxydativen Phosphorylierung.

Andere Myopathien mit mitochondrialen Anomalien, partieller Entkoppelung der oxydativen Phosphorylierung, aber ohne Hypermetabolismus, gehören nicht in die genannte Gruppe. Entsprechende Beobachtungen wurden von HUDGSON u. Mitarb. 1972, SCHELLENS u. OSSENTJUK 1969, VAN WIJNGAARDEN u. Mitarb. 1967, DiMAURO u. Mitarb. 1974 mitgeteilt. Außerdem wurden unter der Annahme krankheitsspezifischer Veränderungen weitere Erkrankungen als „*mitochondrial myopathy*", „*megaconial myopathie*" und „*pleoconial myopathie*" beschrieben. Inzwischen ist jedoch gesichert, daß diesen ultrastrukturellen myopathologischen Befunden wie auch dem histochemischen Nachweis einer Steigerung oxydativer Enzyme allein keine diagnostische Signifikanz zukommt, da pathologische Häufungen, Formvariationen und diverse kristalline Einschlüsse in den Mitochondrien sowie Riesenmitochondrien bei einer sehr heterogenen Gruppe von Myopathien und neurogen Muskelatrophien vorkommen können.

Mitochondriale Myopathie mit Cytochrom-b-Mangel

Eine mitochondriale Myopathie mit einem Cytochrom-b-Mangel wurde von MORGAN-HUGHES u. Mitarb. (1977) beschrieben. Bei dem Kranken bestanden seit der Kindheit eine belastungsinduzierte, in Ruhe nach wenigen Minuten reversible Muskelschwäche und Myalgien. Im Erwachsenenalter war zudem eine leichte, permanente, proximal betonte Muskelschwäche vorhanden. Die Beineigenreflexe fehlten. Das EMG und die muskulären Serumenzyme waren normal.

Lipidspeichermyopathien

Carnitin-Mangel

Definition. Carnitin ist der Carrier für den intrazellulären Transport langkettiger Fettsäuren in die Mitochondrien (Abb. 67). Seit der Erstbeschreibung einer Carnitin-Mangel-Myopathie mit Fettspeicherung in den Typ-I-Fasern durch ENGEL u. ANGELINI (1973) sind mehrere derartige Beobachtungen bekanntgeworden (ANGELINI 1976, ISAACS u. Mitarb. 1976, CORNELIO u. Mitarb. 1977). Der Carnitin-Mangel kann auf den Muskel beschränkt sein, andere Kranke zeigen ihn auch in der Herzmuskulatur, Leber und im Plasma. Die Fettspeicherung kann auch die Leukozyten und die Nieren betreffen.

Klinik. Die sporadisch auftretende Erkrankung manifestiert sich vorwiegend im Kindes- und jungen Erwachsenenalter mit einer sehr heterogenen Lokalisation der Muskelschwäche. Neben einer proximalen Parese können auch distale Muskelgruppen, die Gesichts- und Nacken- sowie die Atemmuskulatur betroffen sein. Einige Kranke klagen über Myalgien. Spontane Fluktuationen der Schwäche sind nicht ungewöhnlich. Wir beobachteten einen Fall mit belastungsabhängigen Beschwerden und einem schubförmigen Verlauf. Auch Episoden mit Anorexie, Nausea, Erbrechen und Bewußtseinstrübung kommen vor. Außerdem gibt es rasch progrediente Verschlechterungen mit Exitus in frühen Krankheitsstadien.

Die **Serumenzyme** sind meistens erhöht.

Das **Elektromyogramm** ist myopathisch, selten neurogen verändert.

Muskelbiopsie. Bioptisch-histologisch findet sich eine Fettspeicherung (Triglyceride) in den Typ-I-Fasern (Tafel IIf, Abb. 37). Die Diagnose ist durch die biochemische Bestimmung des Carnitin-Gehalts der Muskulatur, des Serums und gegebenenfalls anderer Organe zu sichern.

Für die **Therapie** empfehlen sich zunächst ein diätetischer Versuch mit mittellangen Fettsäuren (MCT-Wander). Wenn das wirkungslos ist, kann Prednison versucht werden. Auch die Kombination von Prednison und Propranolol soll sich günstig auswirken. Carnitin per os kann wahrscheinlich nicht für alle Kranke eine günstige Wendung bringen.

Offensichtlich gibt es außer dem Carnitin- und Carnitin-Palmityl-Transferase-Mangel noch andere Lipidstoffwechselstörungen, die zu Fettspeicherungen der Muskulatur führen. Wir fanden bei 7 Fettspeichermyopathien nur einmal einen Carnitin-Mangel (GULLOTTA u. Mitarb. 1974, JERUSALEM u. Mitarb. 1975, MATTLE u. Mitarb. 1977).

Carnitin-Palmityl-Transferase-Mangel

Dieses Enzym (I) koppelt im intrazellulären Raum langkettige Fettsäuren an den Carrier Carnitin (Abb. 67). DiMauro u. DiMauro (1973) konnten den Defekt, der inzwischen auch von anderen Autoren gefunden wurde, erstmals nachweisen (BANK u. Mitarb. 1975, CUMMING u. Mitarb. 1976).

Klinik. Die Erkrankung manifestiert sich in der Adoleszenz bzw. Kindheit und ist durch rezidivierende, durch körperliche Belastung ausgelöste Schwäche, schmerzhafte Muskelkrämpfe und eine Myoglobinurie charakterisiert. Die Symptome zeigen sich etwa 1–4 Std. nach Muskelarbeit und sind im Laufe von einigen Tagen reversibel.

Die **Serumenzyme** sind während der Attacke stark erhöht.

In der **Muskelbiopsie** ist eine Fettspeicherung in Typ-I-Fasern nachweisbar. Die definitive Diagnose kann nur durch den biochemischen Nachweis des Enzymmangels in der Muskulatur gemacht werden.

Durch die **prophylaktische** Einnahme einer kohlenhydratreichen Mahlzeit können die Attacken gewöhnlich verhütet werden.

Eine Fettspeicherung in der Darm- und Magenschleimhaut, Leber, Muskulatur und in den Leukozyten mit Ichthyosis und myopathischen EMG-Veränderungen wurde von CHANARIN u. Mitarb. (1975) beschrieben.

Eine Muskellipidspeicherung mit einem hereditären Mangel an Pyruvatdecarboxylase wurde bei einem Jungen gefunden, der nach Fieber oder Aufregungen unter intermittierenden und wenige Tage anhaltenden Attacken von Ataxie und Choreoathetose litt (BLASS 1971). Eine Muskelschwäche bestand nicht.

Idiopathische paroxysmale Myoglobinurie

Klinik. Dieses häufiger sporadisch als familiär auftretende (Tab. 30), seltene Leiden setzt gewöhnlich in der Kindheit oder zwischen der Pubertät

Tabelle 30   Häufigste Formen und Ursachen der Myoglobulinurie

- Hereditäre oder sporadische Formen unbekannter Ätiologie
- Phosphorylase-Mangel (McArdle)
- Phosphofructokinase-Mangel
- Myopathie mit Lactatazidose
- Carnitin-Palmityl-Transferase-Mangel
- Maligne Hyperthermie
- Progressive Muskeldystrophie
- Polymyositis
- Myotonia congenita
- Central-core-Krankheit
- Chronische Hypokaliämie
- Crush-Syndrom
- Elektrounfall
- Status epilepticus
- Tetanus
- Muskelinfarkt
- Tibialis-anterior-Syndrom
- Verschiedene Komata
- Haff-Krankheit
- Alkoholismus
- Amphotericin B
- Plasmocid
- Petrol
- Kohlenmonoxyd
- Barbiturate
- Narkotika
- Heroin
- Succinylcholin

und dem 25. Lebensjahr, seltener im späteren Erwachsenenalter ein. Im Anschluß an einen fieberhaften Infekt oder nach körperlichen Belastungen treten im Laufe von Minuten bis zu mehreren Stunden akut Muskelschmerzen und partielle, meist proximal betonte oder generalisierte Lähmungen auf; wenige Stunden später ist makroskopisch eine tiefbraune Urinverfärbung (Myoglobinurie) festzustellen. Oft ist die Muskulatur verkrampft und ödematös geschwollen. Eine hypokalzämische Tetanie und Hyperphosphatämie können bestehen (Savage u. Mitarb. 1971). Die Körpertemperatur, die Senkungsreaktion und die Leukozytenwerte können erhöht sein. In der Regel verschwinden die Muskelparesen und die Myoglobinurie nach einigen Stunden bis wenigen Tagen. Nur in wenigen Fällen bleiben Muskelschwächen zurück.

Gefahrenmomente während der Myoglobinurie sind insbesondere die Folgen des Nierenversagens, die Ateminsuffizienz und die Hyperkaliämie. Bei etwa der Hälfte der Kinder kommt es nur zu 1 oder 2 Anfällen, jedoch bedürfen diese Kranken einer sorgfältigen Überwachung und Beratung, da gerade die kindlichen postinfektiösen Fälle auch heute noch mit einer recht hohen Letalität belastet sind.

Bei adoleszentem oder späterem Krankheitsbeginn überwiegt das männliche Geschlecht; die Anfälle wiederholen sich wesentlich häufiger als im Kindesalter und werden meistens durch körperliche Belastung ausgelöst; die Prognose ist günstiger als bei den infantilen, postinfektiösen Fällen (Rowland u. Mitarb. 1964, Rowland u. Penn 1972).

Bei rotbrauner Urinverfärbung kommen neben der Myoglobinurie eine Porphyrie und Hämoglobinurie **differentialdiagnostisch** in Betracht (Tab. 31). Sowohl Myoglobin als auch Hämoglobin im Urin ergeben positive Benzidinproben; die Kombination von einem klaren Blutserum und benzidinpositivem Urin ist verdächtig auf eine Myoglobinurie, da die Nierenschwelle für Hämoglobin bei so hohen Konzentrationen liegt, daß

Tabelle 31   Differentialdiagnose der Myoglobinurie

	Myoglobinurie	Hämoglobinurie	Porphyrie
Urin	braun	rotbraun	rotbraun
Benzidinprobe	+	+	∅
Porphobilinogen (Watson-Schwartz)	∅	∅	+
Serum	klar	gelb-braun	klar
CPK	erhöht	normal	normal
Myalgie	+	∅	∅
Myopathie	+	∅	∅
Neuropathie	∅	∅	+

auch das Blutserum gelbbraun verfärbt ist, was bei der Myoglobinurie nicht der Fall ist. Die exakte Identifizierung des Myoglobins im Urin erfolgt spektrophotometrisch. Als Screening-Verfahren eignet sich die Blonheim-Reaktion.

Wegen der Gefahr eines Nierenschadens kommt eine Anfallsprovokation zur Sicherung der Diagnose unklarer Fälle nicht in Betracht.

Die Serum-Kreatinphosphokinase ist wie auch andere muskuläre **Serumenzyme** während der Lähmungsattacken erhöht.

Elektromyographisch finden sich myopathische Veränderungen und im Stadium der Regeneration zahlreiche Fibrillationspotentiale.

Muskelbiopsie. Bioptisch-histologisch sind von Fall zu Fall stark variierende Muskelfasernekrosen und, wenn nicht in der frühesten Phase biopsiert wurde, intensive Regenerationszeichen vorhanden. Bei einigen Fällen bestehen zusätzlich leichte polynukleäre und Rundzellinfiltrate oder hyperreaktive Fasern. Eine Lokalisation des Myoglobins ist histochemisch möglich (Morita u. Cassens 1969).

Elektronenmikroskopisch fanden wir bei 2 Fällen stellenweise Ablagerungen eines amorphen Materials, starke myofibrilläre Degenerationen und mitochondriale sowie sarkotubuläre Anomalien.

Pathogenese. In erster Linie ist eine Störung des Kohlenhydratstoffwechsels als Ursache zu erwägen, da Fasten oder eine kohlenhydratarme Nahrung Anfälle auslösen und kohlenhydratreiche Mahlzeiten solche verhüten können; zudem kommt es bekanntlich zu Myoglobinurien bei Phosphorylase- und Phosphofructokinase-Mangel (Hed 1955, Kontos 1963). Hinz u. Mitarb. (1965) fanden erhöhte Milchsäurewerte im Blut nach Belastung und diskutieren eine Anomalie des Krebs-Zyklus.

Therapie. Die wichtigsten Behandlungsziele während der Myoglobinurie sind eine Steigerung der Diurese durch Mannitol und eine Alkalisierung des Urins. Gegebenenfalls ist eine Dialyse erforderlich (Penn u. Mitarb. 1972). Eine künstliche Beatmung kann notwendig werden. Die Serum-Kaliumwerte müssen überwacht und bei Anstieg entsprechend behandelt werden.

Bei fortbestehender und progredienter Myopathie nach paroxysmalen Myoglobinurien kann eine Prednison-Medikation versucht werden.

Zur **Prophylaxe** empfiehlt man den Patienten, exzessive körperliche Belastungen zu vermeiden und vor besonderen körperlichen Aktivitäten Nahrung zu sich zu nehmen.

Prolongierte Muskelrelaxation

Bei dem Krankheitsbild der prolongierten Muskelrelaxation ist der Rücktransport des Ca^{2+} in das sarkoplasmatische Retikulum verlangsamt. 1969 wurde von Brody der erste sporadische Fall und 1973 von Esslen u. Jerusalem der zweite, ebenfalls sporadische Fall mitgeteilt.

Klinik. Die Beschwerden setzen schon in der Kindheit ein, können jedoch bis zur Adoleszenz unbeachtet bleiben. Charakteristisch sind schmerzlose Muskelkontrakturen, die unter forcierter Muskelarbeit auftreten und sich in Ruhe im Laufe weniger Sekunden deutlich verzögert lösen. Bei der Untersuchung ist dieses Phänomen z.B. durch anhaltendes rasches Beugen und Strecken des Ellbogens im M. biceps brachii zu provozieren und durch Kälte zu potenzieren. Subjektiv wird eine symmetrische Steifheit der quergestreiften Muskulatur bei flottem Tanzen, schnellem Bergsteigen, Schwimmen im kalten Wasser, Holzsägen usw. bemerkt. Außer Kälte und Muskelarbeit sind bisher keine provokativen Faktoren bekannt. Kauen und Schlucken von harten Speisen machen keine Beschwerden.

Der neurologische, internistische und ophthalmologische Befund ist normal. Auch finden sich keine Anomalien der Serumfermente, des Blutbildes, der Serumelektrolyte, der Serumelektrophorese, der Blutsenkung und des Urinstatus.

Eine wirkungsvolle **Therapie** ist bisher nicht bekannt. Alle Fälle sind arbeitsfähig und bei gewöhnlichen alltäglichen Verrichtungen nicht behindert. Prognostische Aussagen über die Entwicklung des Krankheitsbildes mit zunehmendem Alter und über die Lebenserwartung sind noch nicht möglich.

Das **Elektromyogramm** in Ruhe und bei leichter Willküraktivität zeigt nichts Pathologisches. In der Phase der Kontraktur herrscht „elektrische Stille". Das *Photomechanogramm* des Achillessehnenreflexes läßt eine normale Kontraktions- und Relaxationsphase erkennen. Erst bei repetitiver supramaximaler Reizung eines Nerven wird eine zunehmende Verlangsamung der Relaxationsphase im zugehörigen Muskel sichtbar.

Muskelbiopsie. Licht- und elektronenmikroskopisch war der Fall von BRODY (1969) normal, während bei unserem eine partielle Typ-II-Faseratrophie bei sonst normalem Mosaikmuster der verschiedenen Muskelfasertypen besteht und sich ultrastrukturell eine leichte fokale, subsarkolemmale und intermyofibrilläre Anhäufung von Mitochondrien und Glykogen findet.

Pathogenese. Die Verlangsamung der Relaxation ist auf eine stark verzögerte Calcium-Aufnahme des sarkoplasmatischen Retikulums zurückzuführen (Abb. 153), das nach zehnminütiger Exposition 15mal weniger Ca^{2+} speichert als das von gesunden Kontrollen. Das spricht dafür, daß die prolongierte Muskelrelaxation durch den verzögerten Abtransport des Ca^{2+} aus dem sarkoplasmatischen Raum verursacht ist, wo das Ca^{2+} durch die Aktivierung der myofibrillären ATPase und die Bindung an den Troponin-Tropomyosin-Komplex in bestimmten Konzentrationen die Kontraktion der Myofibrillen induziert und eine Relaxation verhindert. Welche Störung der verzögerten Ca^{2+}-Aufnahme des sarkoplasmatischen Retikulums zugrunde liegt, entzieht sich vorläufig noch unserer Kenntnis. Die Enzyme der anaeroben Glykolyse, der Glykogengehalt des Muskels und das Serumlactat liegen bei unserem Fall im Normbereich, während BRODY (1969) eine Erhöhung des Serum-Lactatspiegels feststellte.

Maligne Hyperthermie

Heute sind über 200 Fälle bereits in der Literatur mitgeteilt, bei denen es bei Kindern, Jugendlichen und Erwachsenen während oder unmittelbar nach einer Anästhesie unter Temperaturanstieg und Rigidität zum Exitus kam. Man rechnet mit einer derartigen Komplikation auf 14 000 pädiatrische Vollnarkosen und mit einer Mortalität von etwa 70% bei dieser *dominant-erblichen* Anomalie (BRITT u. KALOW 1970). Verschiedene Narkotika und Muskelrelaxantien, besonders Halothane und Suxamethonium, können die maligne Hyperthermie auslösen.

Klinik. Das erste Symptom kann eine Kontraktur der Kiefermuskulatur sein, an die sich eine generalisierte Rigidität des Muskeltonus anschließt. Etwa 20% der betroffenen Patienten zeigen keine Tonuserhöhung (ISAACS u. BARLOW 1973). Bei allen Patienten kommt es während oder kurz nach der Anästhesie zu einer im Verlaufe einiger Stunden langsam oder in wenigen Minuten sehr rasch zunehmenden Hyperthermie bis zu maximal 44 °C in einigen Fällen. Tachykardie, Myoglobinurie und andere Symptome können das Krankheitsbild begleiten.

Sippen, deren Mitglieder maligne Hyperthermien unter Vollnarkose entwickeln, bieten oft spezielle körperliche Stigmata: Kyphoskoliose, hoher Gaumen, Hernien, dislozierte Patella und Schultern, Ptose und Strabismus sowie eine subklinische oder klinisch manifeste Myopathie mit Erhöhung der Serum-Kreatinphosphokinase. Letztere ist auch bei Konduktoren der Erkrankung nachweisbar. ZSIGMOND u. Mitarb. (1972) fanden die Kreatinphosphokinase bei 9 von 11 untersuchten Mitgliedern einer Sippe erhöht und empfehlen die Enzymbestimmung vor der Narkose, um gefährdete Personen zu identifizieren. Ein Teil der Anlageträger weist myopathische EMG-Veränderungen und bioptisch-histologisch ein myopathisches Gewebssyndrom auf.

DENBOROUGH u. Mitarb. (1973) sowie ENG u. Mitarb. (1978) beobachteten eine Disposition zur malignen Hyperthermie bei einer Central-core-Krankheit. SCHILLER u. MAIR (1974) fanden kristalline Einschlüsse mit einem Durchmesser von 140 Å in Muskelfasern von 2 letalen Fällen.

Wegen der Gefahr einer malignen Hyperthermie muß bei Kindern, die zur Abklärung einer neuromuskulären Erkrankung in Vollnarkose biopsiert werden, der Anästhesist auf das mögliche Vorhandensein einer Disposition zu dieser gefährlichen Narkosekomplikation aufmerksam gemacht werden.

Bekannt ist das Auftreten starker Muskelrigidität unter Succinylcholin bei Myotonia congenita.

Die **Pathogenese** der malignen Hyperthermie ist noch nicht geklärt. Wahrscheinlich kommt einem sarkoplasmatischen Calciumanstieg mit Aktivierung der Phosphorylase und myofibrillären ATPase, der Entkoppelung der oxydativen Phosphorylierung und der überschießenden Bildung von Troponin-Calcium-Komplexen pathophysiologische Bedeutung zu.

Die *Rhabdomyolyse mit Myoglobinurie durch Suxamethonium und Halothan* ist eine andere ernsthafte Narkosekomplikation, die bei verschiedenen, z. T. klinisch inapparenten Myopathien auftreten kann (SCHAER u. Mitarb. 1977).

Xanthinoxydase-Mangel

Der Xanthinoxydase-Mangel ist eine seltene hereditäre Erkrankung des Purinstoffwechsels. Der Harnsäurespiegel im Blut ist erniedrigt und die Konzentration von Xanthin und Hypoxanthin im Blut und Urin erhöht, weil der Mangel des Enzyms die Oxydation von Hypoxanthin zum Xanthin und von diesem zu Harnsäure blockiert. Die betroffenen Kranken klagen über eine leichte Muskelschwäche und krampfartige Myalgien bei körperlicher Belastung. Bioptisch sind in der Muskulatur neben diskreten, diagnostisch unspezifischen Veränderungen Xanthin- und Hypoxanthinkristalle nachweisbar (BERMAN u. SOLOMON 1975).

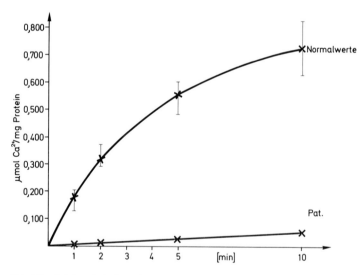

Abb. 153   Calcium-Aufnahme des sarkoplasmatischen Retikulums der quergestreiften Skelettmuskulatur von 11 Kontrollpersonen und einem Kranken mit prolongierter Muskelrelaxation (Priv.-Doz. Dr. *Seiler*, Poliklinik Heidelberg)

15 Muskelerkrankungen bei Endokrinopathien

Thyreotoxische Myopathie

Bereits in den ersten klinischen Beschreibungen der Hyperthyreose von GRAVES und BASEDOW ist die Muskelschwäche als häufiges Symptom mit aufgeführt. 62–82% der Kranken mit einer Schilddrüsenhypertrophie leiden unter Muskelschwäche (RAMSEY 1965), und bei etwa 90% werden elektromyographische Veränderungen gefunden (HAVARD u. Mitarb. 1963). Es besteht jedoch keine konstante Korrelation zwischen der Schwere der Endokrinopathie und den verschiedenen Myopathien (Tab. 32), vielmehr können auch sehr leichte oder klinisch noch inapparente Schilddrüsenüberfunktionen bereits Muskelsymptome zeigen. Es gibt Fälle, die schon in den ersten Wochen der endokrinen Erkrankung Muskelsymptome bieten, und andere, bei denen diese erst nach Monaten oder Jahren auftreten. Frauen sind häufiger betroffen als Männer. Der Erkrankungsgipfel liegt zwischen dem 40. und 60. Lebensjahr, jedoch gibt es auch Manifestationen bei jüngeren und älteren Menschen.

Tabelle 32   Muskelerkrankungen bei Hyperthyreose und Hypothyreose

Hyperthyreose
1. Akute und chronische hyperthyreote Myopathie
2. Thyreotoxische periodische Lähmung
3. Myasthenie bei Hyperthyreose
4. Ophthalmoplegischer Exophthalmus bei Hyperthyreose
5. Akute okulo-fazio-bulbäre Myopathie

Hypothyreose
1. Hypertrophische Myopathie
2. Atrophische Myopathie
3. Okuläre Myopathie
4. Myalgie und krampusartige Kontraktionen
5. Pseudomyotones Syndrom
6. Myasthenisches Syndrom

Klinik. Isolierte proximale Muskelschwächen mit Beschwerden beim Treppensteigen und Aufrichten aus der Hocke sowie auch beim Erheben der Arme, z.B. beim Kämmen, sind wesentlich häufiger als die Kombination proximaler und distaler Paresen. Die mimische, die Kau- und

Schluckmuskulatur ist in der Regel nicht betroffen. Es gibt Fälle mit hochgradiger Muskelatrophie (Abb. 154), bei anderen besteht eine bemerkenswerte Diskrepanz zwischen schwerer Parese und weitgehend normal erscheinender Muskeltrophik. Spontane Myalgien sind nicht vorhanden, wohl klagen einzelne Patienten nach Belastung unter Muskelkater und Krampi. In der Regel sind die Eigenreflexe normal oder lebhaft auslösbar.

Selten entwickeln sich bei Hyperthyreosen akute okulo-fazio-bulbäre Myopathien, die leicht mit myasthenischen Reaktionen verwechselt werden (KAMMER u. HAMILTON 1974).

Zur endokrinologischen Abklärung eignet sich in erster Linie der T_3- und T_4-Test sowie das Radiojodstudium.

Die **Therapie** der hyperthyreoten Myopathie richtet sich gegen das endokrinologische Grundleiden. Thyreostatische Medikation, Radiojodbehandlung oder Operation normalisieren in der Regel auch die Myopathie.

Das **Elektromyogramm** registriert in etwa 90% der Fälle von Hyperthyreose verkürzte Willküraktionspotentiale und vermehrt polyphasische Potentiale, dagegen meistens keine Spontanaktivität (Tab. 33). Mit Nor-

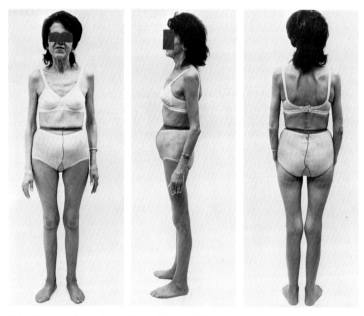

Abb. 154 Hyperthyreotische Myopathie mit diffuser, jedoch proximal stärker ausgeprägter Muskelschwäche und Atrophie

malisierung der Hyperthyreose verringern sich und verschwinden schließlich diese Veränderungen. Thyreotoxische Patienten zeigen eine deutliche Verkürzung der maximalen *recovery period* von H-Reflexen (Satoyoshi u. Kinoshita 1970).

Tabelle 33 Gegenüberstellung von Befunden bei Über- und Unterfunktion der Schilddrüse

	Hyperthyreose	Hypothyreose
CPK	oft normal	66 % erhöht
EMG	90 % pathologisch	92 % normal
Muskelhypertrophie	∅	+
Kontraktions- und Relaxationszeit	verkürzt	verlängert

Die muskulären **Serumenzyme** sind bei der hyperthyreotischen Myopathie meistens nicht erhöht.

Muskelbiopsie. Bioptisch-histologisch finden sich im Lichtmikroskop bei etwa der Hälfte der Fälle keine myopathologischen Veränderungen; die restlichen zeigen eine muskuläre Lipomatose, Muskelfaseratrophien, fokale Degenerationen und histochemisch fokale Anhäufungen eines PAS-positiven Materials und diffuse wie auch fokale Aktivitätssteigerungen oxydativer Enzyme. Bei tierexperimenteller Thyreotoxikose wurde biochemisch eine Steigerung der Glycerophosphat-Dehydrogenase in roten Muskelfasern gefunden; diese war histochemisch vorwiegend in den subsarkolemmalen Mitochondrien lokalisiert (Kubista u. Mitarb. 1971).

Elektronenmikroskopisch sind zottig-papilläre Veränderungen der Muskelfaseroberfläche, fokale myofibrilläre Degenerationen, subsarkolemmale Glykogenablagerungen und fokale Dilatationen des transversalen Tubulussystems sowie mitochondriale Hypertrophien und Anomalien beschrieben worden (Engel 1966). Ein spezifischer histochemischer, licht- oder elektronenmikroskopischer Befund ist bei der hyperthyreoten Myopathie nicht bekannt.

Biochemische Befunde und Pathogenese. Eine deutliche Abnahme des muskulären Kreatins, des Kreatinphosphats, der ATP, des Wassergehalts und des intrazellulären Kaliums und eine Zunahme des intrazellulären Natriums, eine gesteigerte Aktivität der Hexokinase und der Glycerophosphat-Dehydrogenase in roten Muskeln ist mitgeteilt worden (Satoyoshi u. Mitarb. 1963, Kubista u. Mitarb. 1971). Ungeklärt ist, ob es sich um pathogenetisch bedeutende oder sekundäre Phänomene handelt. In einer späteren Studie wurde der muskuläre Kaliumgehalt normal gefunden (Stafflurth u. Thompson 1965).

Klinische Zeichen für einen Hypermetabolismus und der elektronenmikroskopische Nachweis einer Hypertrophie der Mitochondrien ließen annehmen, daß das Schilddrüsenhormon eine Entkoppelung der oxydativen Phosphorylierung und

Steigerung des muskulären Sauerstoffverbrauchs bewirkt (HOCH u. LIPMANN 1954). Tatsächlich ist der mitochondriale Sauerstoffverbrauch in der thyreotoxischen Phase erhöht (TAPLEY 1964), jedoch konnte bei der menschlichen thyreotoxischen Myopathie keine Entkoppelung der oxydativen Phosphorylierung nachgewiesen werden (STOCKER u. Mitarb. 1968).

Tierexperimentell und am humanen Muskel sind elektrophysiologische Befunde erhoben worden, die eine Anomalie der Kontraktionsvorgänge annehmen lassen: Schnellere Kontraktionen, jedoch schwächere und kurzdauernde Spannungs- und Kontraktionskräfte (DENYS u. HOFMANN 1972, TAKAMORI u. GUTMANN 1971). Daraus ist auf Regulationsstörungen in der muskulären Energieversorgung zu schließen. Jedenfalls ist bei der häufig festzustellenden Diskrepanz zwischen klinisch vorhandener Muskelschwäche und fehlenden oder nur leichten myopathologischen Veränderungen der myofibrillären und sarkotubulären Strukturen eine metabolische, im einzelnen noch ungeklärte Ursache der hyperthyreotischen Myopathie anzunehmen. Die vorhandene mitochondriale Hypertrophie erklärt selbst nicht die Muskelschwäche. Sie kann jedoch als Hinweis auf eine evtl. kompensatorische Steigerung der muskulären Oxydationsvorgänge aufgefaßt werden.

Hyperthyreote periodische Lähmung

Klinik. Klinisch-phänomenologisch unterscheidet sich die hyperthyreote periodische Lähmung, die vorwiegend bei Orientalen beobachtet wurde, nicht wesentlich von dem primären Typ der hypokaliämischen periodischen Lähmung. Die paroxysmalen muskulären Schwächeanfälle dauern etwa 15 Min. bis zu mehreren Tagen und betreffen nur einzelne, besonders unmittelbar zuvor belastete Muskelgruppen oder sind generalisiert. Allerdings ist die Gesichts-, Sprach- und Schluckmuskulatur sowie das Diaphragma immer ausgespart. Schwächeattacken können durch starke motorische Belastungen und nachfolgende Ruhe oder durch Kälte, kohlenhydrat- und salzreiche Mahlzeiten provoziert und drohende Anfälle durch leichte körperliche Aktivität verhindert werden (ENGEL u. Mitarb. 1965). Während der Attacken fällt der Serum-Kaliumspiegel ab, jedoch nicht immer unter den normalen unteren Grenzwert. Ferner werden Retentionen von Natrium, Kalium, Chlor sowie eine Oligurie, Hyperhidrose und Obstipation beobachtet.

Mit der erfolgreichen Behandlung der Hyperthyreose sistieren auch die Lähmungsattacken.

Elektromyographisch ist während der vollständigen Lähmung keine elektrische Aktivität abzuleiten. Der Muskel ist dann auch galvanisch und faradisch nicht erregbar.

Muskelbiopsie. Bioptisch-histologisch findet sich im Gegensatz zur primären hypokaliämischen periodischen Lähmung nur selten eine vakuoläre Myopathie. *Elektronenmikroskopisch* sind dagegen Proliferationen und fokale Dilatationen des sarkoplasmatischen Retikulums und des transversalen Tubulussystems bei dieser symptomatischen wie auch bei der primären Form nachzuweisen.

Ein Unterschied in der **Pathogenese** der hyperthyreoten und primären Form der periodischen Lähmung ist anzunehmen, da eine mit Trijodthyronin oder Thyreotropin erzeugte Hyperthyreose bei einem Patienten mit einer primären periodischen Lähmung keine Verschlechterung ergab (ENGEL 1961) und auch kleine intraarterielle Dosen von Adrenalin im lähmungsfreien Intervall bei der primären Form der hypokaliämischen periodischen Lähmung eine prompte Lähmung in Form einer Amplitudenreduktion des evozierten Aktionspotentials ergeben, während die symptomatische Form dadurch nicht provoziert wird (ENGEL 1972).

Interessante Befunde zur Pathogenese der Erkrankung haben AU u. YEUNG (1972) vorgelegt, die eine periodische Anomalie der Calciumpumpe des sarkoplasmatischen Retikulums fanden. Da zudem während der Attacken die Zellmembran des Muskels elektrisch unerregbar ist, kann als primärer Angriffspunkt des Krankheitsprozesses eine rezidivierende reversible Anomalie der Muskelfasermembran vermutet werden.

Myasthenie bei Hyperthyreose

Etwa 1% der Patienten mit Schilddrüsenüberfunktion zeigt eine Myasthenie, und zwar tritt diese neuromuskuläre Störung häufiger bei Frauen als bei Männern auf (etwa 4 : 1) und findet sich in der Mehrzahl der Fälle (70–80%) erst nach oder zugleich mit der klinischen Manifestation der Endokrinopathie (MILLIKAN u. HAINS 1953).

Die **klinische** Symptomatik unterscheidet sich nicht von der der Myasthenia gravis.

Elektromyographisch findet sich eine typische myasthenische Reaktion. **Therapie.** Die myasthenischen Symptome bessern sich schlagartig auf Tensilon. Mit der therapeutischen Korrektur des Hyperthyreoidismus normalisiert sich die myasthenische Reaktion in der Mehrzahl der Fälle, jedoch sind ein Fortbestehen und auch eine Verschlechterung der Myasthenie nach endokrinologischer Behandlung möglich. Diese wird mit den bei Myasthenie üblichen Cholinesterasehemmern kombiniert. Eine sorgfältige Überwachung und Überprüfung der notwendigen Dosis ist erforderlich, um cholinergische Krisen, die mit Besserung der Endokrinopathie und Myasthenie rasch auftreten können, zu vermeiden.

Vergleichend erscheint die **Prognose** bei der Kombination von Thyreotoxikose und Myasthenie schlechter als beim isolierten Auftreten der Myasthenie.

Der **pathogenetische** Zusammenhang zwischen Myasthenie und Hyperthyreose ist nicht geklärt. Entgegen früherer Auffassungen steht heute fest, daß die Verabreichung von Schilddrüsenhormonen an euthyreote Myasthenie-Patienten die Myasthenie verschlechtert. Offensichtlich kommt die pathogenetische Wirkung dem Thyroxin und nicht dem Thyreotropin zu (ENGEL 1961).

Ophthalmoplegischer Exophthalmus und Thyreotoxikose

Nur bei etwa der Hälfte der Fälle entwickelt sich der Exophthalmus mit Entstehung oder bei bereits vorhandener Hyperthyreose, während die restliche Hälfte vor der klinischen Manifestation der Endokrinopathie auftritt (BRAIN 1959). Außerdem kann sich der Exophthalmus während euthyreoter oder gar hypothyreoter Phasen verschlimmern.

Klinisch findet sich ein beidseitiger, z. T. seitenunterschiedlicher, seltener einseitiger und meist schmerzhafter Exophthalmus sowie in fortgeschrittenen Stadien Augenmuskelparesen mit Diplopie. Bevorzugt sind die vertikalen Bulbusbewegungen nach oben betroffen. Zusätzlich können ein Papillenödem und eine Chemosis bestehen.

Bei der euthyreoten Form der Ophthalmopathie läßt sich die endokrinhypophysäre Genese an dem gesteigerten intrathyreoidalen Jodumsatz (erhöhtes ^{131}J-PBJ), am gestörten hypophysären Reglermechanismus (negativer Suppressionstest) und dem Vorhandensein des *exophthalmous producing factor* (EPF) im Serum nachweisen (OBERDISSE u. KLEIN 1967).

Hypothyreote Myopathie

Die **klinischen** Leitsymptome der Hypothyreose sind: Allgemeine psychomotorische Verlangsamung, Kälteempfindlichkeit, Kopfschmerzen, Hypakusis, rauhe Stimme, trockene, blasse, verdickte Haut, Hyper- oder Amenorrhö und Bradykardie. Oft sind diese Symptome mit einer leichtgradigen allgemeinen Muskelschwäche und Myalgie kombiniert. Darüber hinaus gibt es sowohl bei der spontanen und hypophysären Hypothyreose als auch im Anschluß an Thyreoidektomien oder Radiojodtherapie stark ausgeprägte Myopathien. Einzelne Fälle entwickeln Muskelsymptome, bevor klinisch die Zeichen der Hypothyreose deutlich in Erscheinung treten.

Man unterscheidet das *Kocher-Debré-Semelaigne-Syndrom* des Kindesalters und das *Hoffmann-Syndrom* des Erwachsenenalters (Abb. 155). Die hypothyreote Myopathie betrifft vorwiegend die Becken- und Oberschenkelmuskulatur, seltener auch den Schultergürtel und die distalen Extremitätenabschnitte. Häufig besteht eine Diskrepanz zwischen der geminderten Kraft und der bei Inspektion herkulisch erscheinenden Muskulatur. Nur selten wird eine atrophische Form der hypothyreoten Myopathie beobachtet. Die Kontraktion und Relaxation sind deutlich verlangsamt. Dieses Phänomen läßt sich im Photomechanogramm des

---

Abb. 155 Hypothyreote okuläre Myopathie. Leichtes Lidödem. Ptose rechts mehr als links, Parese des M. rectus inf. rechts und M. obliquus sup. rechts. Nach endokrinologischer Korrektur der Hypothyreose bildete sich die Myopathie vollständig zurück

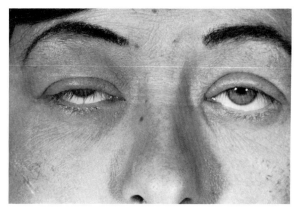

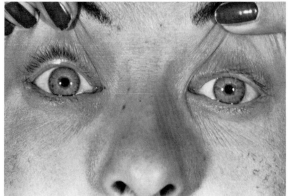

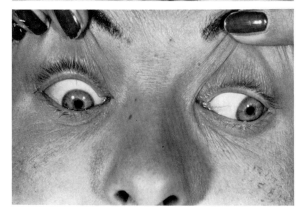

Achillessehnenreflexes objektivieren. Das Beklopfen des Muskels mit dem Perkussionshammer führt zu einem passageren Muskelwulst. Zur bereits erwähnten Myalgie, die speziell nach starker körperlicher Beanspruchung auftreten kann (WILSON u. WALTON 1959), gesellen sich bei Erwachsenen oft Steifigkeit und Muskelkrampi. Selten besteht bei der hypothyreoten Myopathie eine Myasthenie (PEARCE u. AZIZ 1969). Zur endokrinologischen Abklärung eignen sich der T_3-, T_4- und Radiojodtest, die Bestimmung des proteingebundenen Jods, des Cholesterins und des Grundumsatzes.

Die **Serumenzyme** sind oft auch ohne eine klinisch manifeste Myopathie erhöht (Tab. 32). Speziell die Serum-Kreatinphosphokinase zeigt in über 66% der Fälle pathologische Werte.

Elektromyographisch fanden SCARPALEZOS u. Mitarb. (1973) bei 51 Hypothyreosen des Erwachsenenalters ohne klinische Zeichen einer Myopathie nur 4mal lokale oder generalisierte myopathische Veränderungen; 18mal wurden vermehrt polyphasische Potentiale und einmal Fibrillationspotentiale registriert. Die Nervenleitgeschwindigkeit war bei 37% der Fälle verlangsamt. Die klinisch manifesten hypothyreoten Myopathien zeigen ein typisches myopathisches Muster im EMG. Etwa 73% der Hypothyreosen haben ein verlangsamtes *EEG* und/oder Krampfpotentiale.

Muskelbiopsie. Bioptisch-histologisch finden sich bei lichtmikroskopischer Betrachtung keine oder nur leichte myopathologische Veränderungen, u. a. mit sarkoplasmatischen Massen bzw. saure Mucosaccharide enthaltende subsarkolemmale Halbmonde (KIRCHHEIMER 1962). Gelegentlich besteht auch eine Vakuolisierung und fokale Basophilie der Muskelfasern. Spezielle histochemische Anomalien sind nicht bekannt. Die Muskelfaserkaliber können weit über dem Durchschnitt liegen. Im Gegensatz zu spärlichen lichtmikroskopischen Veränderungen zeigt die *Elektronenmikroskopie* deutliche, aber unspezifische, vorwiegend die Faserperipherie betreffende myofibrilläre, mitochondriale und sarkotubuläre Anomalien (GODET-GUILLAIN u. FARDEAU 1970).

Therapie. Erfahrungsgemäß sprechen alle angeführten Muskelsymptome auf die endokrinologische Behandlung der Hypothyreose sehr gut an. Im euthyreoten Zustand kommt es nicht mehr zu Rezidiven der Myopathie. Die Myasthenie bei Hypothyreose bessert sich meistens nicht befriedigend auf Cholinesterasehemmer.

Die **Pathogenese** der hypothyreoten Myopathie ist unklar. Die verzögerte Kontraktion und Relaxation der Skelettmuskulatur beruht auf einer Anomalie der intrazellulären Kontraktions- und Relaxationssteuerung. In Betracht kommen insbesondere eine Funktionsstörung des sarkoplasmatischen Retikulums mit verlangsamter Konzentrationsänderung des sarkoplasmatischen Ca^{2+}-Gehaltes, eine Ca^{2+}-Troponin-Koppelungsstörung, eine verzögerte Bildung und Lösung des Actomyosin-Komplexes bzw. eine quantitative oder qualitative Anomalie der beteiligten Ionen, Enzyme und Proteine. Direkte Auswirkungen des Thyroxinmangels auf die Membran des sarkoplasmatischen Retikulums und die myofibrillären Proteine sind anzunehmen, nachdem eine Abhängigkeit der Synthese von Phospholipiden und Protein vom Schilddrüsenhormon bewiesen ist (KERKHOF u. TATA 1967). Bei hypothyreoten Ratten konnte FANBURG (1968) eine verzögerte Ca^{2+}-Aufnahme des sarkoplasmatischen Retikulums nachweisen.

Myopathie bei Hyperparathyreoidismus

Klinik. Bei der Kombination einer proximalen Muskelschwäche mit Nierensteinen, Harngrieß, Zysten und Schmerzen des Skelettsystems, Spontanfrakturen, Ulcus pepticum, Nausea, Erbrechen, Anorexie, psychische Veränderungen, Hyperkalzämie und Hypophosphatämie sowie ungeklärter Erhöhung der alkalischen Phosphatase ist in erster Linie eine Myopathie bei Hyperparathyreoidismus zu erwägen. Differentialdiagnostisch kommen bei Hyperkalzämie eine Muskelsarkoidose, eine paraneoplastische oder eine hypothyreote Myopathie in Betracht.

Bei etwa einem Viertel der Patienten mit Hyperparathyreoidismus besteht eine Muskelschwäche (GUTMAN u. Mitarb. 1934). Bei einzelnen Fällen ist diese das erste Symptom (MURPHY u. Mitarb. 1960). Die Muskelschwäche und -atrophie manifestiert sich bevorzugt in der Schulter- und Beckengürtelmuskulatur. Die Gesichts-, Sprach- und Schluckmuskulatur bleibt ausgespart. Es bestehen eine allgemeine muskuläre Hypotonie, vorzeitige Ermüdbarkeit, Myalgien, Rücken- und Extremitätenschmerzen. Die Eigenreflexe sind lebhaft.

Elektromyographisch und **bioptisch-histologisch** sind myopathische Veränderungen nachgewiesen worden (BISCHOFF u. ESSLEN 1965, FRAME u. Mitarb. 1968).

Mit der operativen **Therapie** des Hyperparathyreoidismus bessert sich prompt die Myopathie.

Die **Pathogenese** der Muskelsymptome bei Hyperparathyreoidismus ist ungeklärt. Auswirkungen von Ca^{2+}-Konzentrationsstörungen auf die Nerven- und Endplattenfunktion, die intrazelluläre Regulierung der Kontraktion und Relaxation sowie die Enzymtätigkeit und den Zellmetabolismus sind bekannt und spielen wahrscheinlich eine bedeutende Rolle bei der Entstehung der Muskelsymptome. Die muskuläre Hypotonie ist vermutlich durch hyperkalzämisch verursachte Störungen des Membrantransports von Natrium, Kalium und anderer Ionen zwischen dem extrazellulären und intrazellulären Raum verursacht.

Auf das Vorkommen einer proximalen Myopathie bei Osteomalazie haben SMITH u. STERN (1967) sowie BOUDOURESQUES u. Mitarb. (1977) aufmerksam gemacht.

Myopathie bei hypophysärer Akromegalie

Bei 6 von 11 Fällen mit Akromegalie beschrieben MASTAGLIA u. Mitarb. (1970) eine leichte proximale Myopathie. Andererseits sind auch generalisierte Muskelschwächen, Muskelhypertrophien und vorzeitige Ermüdbarkeit bei den Kranken zu beobachten. Die Kombination neurogener und myogener Veränderungen bei hypophysärem Gigantismus wurde von Lewis (1972) mitgeteilt. Die Kreatinphosphokinase ist in einem Teil der Myopathien bei Akromegalie erhöht.

Das **Elektromyogramm** zeigt myopathische Veränderungen an. Diese können auch bei klinisch fehlenden Muskelsymptomen vorhanden sein. Zusätzlich oder auch isoliert können neurogene Veränderungen registriert werden.

Muskelbiopsie. Leichte, aber diagnostisch unspezifische myopathische Veränderungen finden sich in der Biopsie bei etwa der Hälfte der Kranken. Es wurde sowohl eine Hypertrophie als auch eine Atrophie beider Fasertypen und auch eine selektive Typ-II-Muskelfaseratrophie beschrieben. Histochemisch und auch elektronenmikroskopisch ist ein erhöhter Glykogengehalt der Muskelfasern nachweisbar. Ultrastrukturelle myopathische Befunde verbessern weder die Diagnostik noch tragen sie zur Klärung der Pathogenese bei (Mastaglia 1973).

Mit der erfolgreichen **Therapie** des hormonellen Grundleidens bildet sich die Muskelschwäche zurück.

Es sind zwar detaillierte Einzelheiten über die Stimulation der Proteinsynthese und Einwirkung auf den Kohlenhydrat- und Fettmetabolismus sowie über eine Proliferationssteigerung des Mesenchyms und der Zellkerne durch das somatotrope Hormon bekannt, aber ob diese und gegebenenfalls in welcher Weise diese hormonell induzierten Prozesse die Pathogenese der Myopathie erklären, ist unbekannt.

Steroid-Myopathie

Durch eine pathologisch gesteigerte Sekretion von endogenen Nebennierenrindenhormonen und auch durch die therapeutische Anwendung von Glucocorticoiden kann bei Erwachsenen und Kindern eine Myopathie entstehen. Cushing-Syndrome weisen muskuläre Symptome auf. Durch eine Behandlung mit Steroiden ausgelöste Myopathien sind seltener und gewöhnlich auch milder als die bei endogenem Hyperkortizismus. Eine Korrelation zwischen der Schwere der iatrogenen Myopathie und der Steroiddosis, Applikationsart und Dauer der Medikation ist nicht immer festzustellen (Moser u. Mitarb. 1974).

Klinik. Schwäche und Atrophie der Steroid-Myopathie betreffen vorwiegend die proximalen Muskelgruppen der unteren Extremitäten und die Beckenmuskulatur. Seltener sind der Schultergürtel und die distalen Muskelgruppen geschwächt. Einzelne Patienten klagen über eine starke vorzeitige, muskuläre Ermüdbarkeit unter körperlicher Belastung sowie über Myalgien und Krampi (Abb. 156, Tab. 34).

Die muskulären **Serumenzyme** sind bemerkenswert selten pathologisch verändert. Insbesondere ist auch die Kreatin-Phosphokinase in der Mehrzahl der Fälle normal.

Elektromyographisch findet sich ein myopathisches Aktivitätsmuster. Nur in vereinzelten Fällen werden Fibrillationspotentiale und positive scharfe Wellen registriert. Bemerkenswert ist, daß ein pathologisches EMG bei klinisch normalem Muskelstatus vorkommen kann (MOSER u. LUDIN 1973). Es läßt sich also in Einzelfällen die Entwicklung der Myopathie unter Cortison-Medikation im präklinischen Stadium elektromyographisch erfassen. SATOYOSHI u. KINOSHITA (1970) beschrieben ein Dekrement der durch indirekte repetitive Reizung (10–20/sec) ausgelösten Aktionspotentiale. Dieses Phänomen läßt sich durch Cholinesterasehemmer nicht korrigieren.

Muskelbiopsie. Bioptisch-histologisch besteht eine pathologische Kalibervariation der quergeschnittenen Muskelfasern mit Hypertrophie. Bei

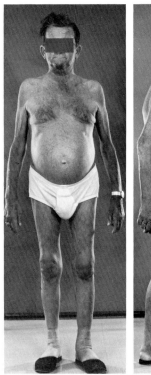
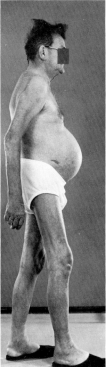
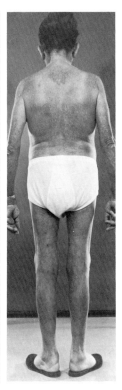

Abb. 156 Proximal und im Beckengürtel betonte Steroid-Myopathie bei mehrjähriger Prednison-Behandlung. Der Kranke ist nicht mehr in der Lage, sich selbständig von der Hocke aufzurichten

Tabelle 34   Symptome und Befunde (in Prozent) beim Cushing-Syndrom (nach *Plotz* u. Mitarb.)

Adipositas	97
Hirsutismus	73
Hypertonie	84
Mensesstörungen, Impotenz	86
Plethora	89
Schwäche und Kreuzschmerzen	83
Striae	60
Psychische Anomalien	67
Schlechte Wundheilung	42
Akne, Pigmentation, Erythem	82
Purpura	60
Knöchelödeme	60
Kopfschmerzen	58
Neurologische Befunde	39
Polydipsie und Polyurie	39
Virilismus	9
Exophthalmus	6

der histochemischen Fasertypisierung zeigt sich oft eine selektive Atrophie der Typ-II-Fasern. Regenerative und degenerative Veränderungen, zentrale Kerne sowie eine Zunahme des Binde- und Fettgewebes sind gewöhnlich nur gering ausgeprägt. Nur in vereinzelten Fällen finden sich kleinherdige Infiltrate. Bei adrenalektomierten Cushing-Syndromen beschrieben PRINEAS u. Mitarb. (1968) eine Neutralfettzunahme in den Muskelfasern.

Elektronenmikroskopisch sind eine Zunahme des intermyofibrillären und subsarkolemmal gelagerten Glykogens sowie leichte myofibrilläre und mitochondriale Anomalien und Lipid- sowie Myelinfiguren nachweisbar. Nach tierexperimentellen Ergebnissen unterscheiden TICE u. ENGEL (1967) eine 1. Phase mit mitochondrialer Proliferation und eine zweite mit reduzierter Anzahl von Mitochondrien.

Die **Therapie** der Steroid-Myopathie richtet sich gegen das endokrine Grundleiden. Nicht immer verschwinden die Muskelsymptome mit der erfolgreichen Therapie des Hyperkortizismus. Bei iatrogener Auslösung der Muskelerkrankung ist das Nebennierenrindenpräparat abzusetzen. Wenn fluorierte Steroide benutzt wurden und ein Cortisonderivat weitergegeben werden muß, genügt es oft, das fluorierte Präparat durch ein nicht-fluoriertes zu ersetzen.

Ein **pathogenetischer** Faktor der Steroid-Myopathie ist wahrscheinlich die katabole und antianabole Wirkung der Cortisonderivate. PARSON u. Mitarb. (1952) gewannen Hinweise für eine gesteigerte Proteindegradation und verminderte Proteinsynthese. Bullock u. Mitarb. (1968) wiesen eine reduzierte Inkorporation von Aminosäuren durch isolierte Ribosomen bei unphysiologisch hohen Cortisondosen nach. Ob die muskuläre Glykogenanreicherung durch eine Enzymstimulierung der Glykogensynthese oder Inhibition des Glykogenabbaus verursacht ist, kann noch nicht beurteilt werden. Experimentell ist durch Cortison eine Vermehrung des Glykogens und eine Minderung der Muskel-Phosphorylase zu erzielen. Dieser Effekt kann durch Adrenalin verhindert werden (Kerppola 1952).

Neben iatrogen, adrenal und hypophysär ausgelösten Myopathien können solche auch durch eine *ACTH-artige Sekretion bösartiger Tumoren* verursacht sein. Myopathien mit raschem Gewichtsverlust, Ödemen, abnormer Pigmentierung, Hypokaliämie, hypokaliämischer Alkalose, Diabetes mellitus, verminderter Infektresistenz und Hirsutismus sind auf einen „paraneoplastischen Hyperkortizismus" verdächtig.

Bei lokaler Injektion von fluorierten und anderen Cortisonpräparaten können umschriebene Muskelnekrosen entstehen.

Periodische Muskelschwäche und Myopathie bei primärem Aldosteronismus (Conn-Syndrom)

Episodisch verstärkte oder permanente Muskelschwäche und Hypokaliämie zählen zu den häufigsten Symptomen des im Erwachsenenalter und in der Adoleszenz vorkommenden primären Aldosteronismus (Tab. 35). Heute läßt sich noch nicht sagen, wie oft diese episodischen oder permanenten Muskelschwächen allein auf biochemischen Anomalien der Muskelzellen beruhen und wie oft zusätzlich morphologische Veränderungen bestehen.

Sambrook u. Mitarb. (1972) berichteten über eine seit 5 Jahren progrediente proximale Myopathie eines 47jährigen Mannes, bei dem die Muskelschwäche eine fluktuierende und besonders nach Belastung gesteigerte Intensität zeigte. Eine be-

Tabelle 35   Symptome und Befunde (in Prozent) bei 103 Fällen mit primärem Aldosteronismus (nach *Conn* u. Mitarb.)

Arterielle Hypertonie	100
Hypokaliämie	100
Muskelschwäche	73
Polyurie, Nykturie	72
Kopfschmerzen	51
Polydipsie	46
Kardiomegalie	41
Parästhesien	24
Sehstörungen	21
Periodische Lähmungen	21
Tetanie	21
Ermüdbarkeit	19

lastungsabhängige passagere Schwäche machte sich auch in distalen Muskelgruppen bemerkbar.

Die muskulären **Serumenzyme** waren erhöht.

Elektromyographisch wurden myopathische Veränderungen und bei indirekter Reizung (20/sec) ein fluktuierender Amplitudenabfall registriert, der durch Edrophonium nicht zu korrigieren war.

Muskelbiopsie. Bioptisch-histologisch waren leichte myopathische Veränderungen nachweisbar.

Unter der Behandlung mit Spironolactone (300 mg täglich) normalisierte sich die Muskelkraft.

Morbus Addison und Myopathie

Klinik. Obligate und frühe Symptome bei Unterfunktion der Nebennierenrinde sind eine generalisierte Muskelschwäche und eine vorzeitige Ermüdbarkeit. Seltener sind schwere Myopathien mit Geh- und Stehunfähigkeit und Klagen über Muskelschmerzen. Die Muskelschwäche betrifft auch die Gesichtsmuskulatur. Gelegentlich werden muskuläre Kontrakturen beobachtet (LABHARDT, 1971). In der Regel sind die Funktionsstörungen der Muskulatur mit einer Hyperkaliämie und arteriellen Hypotonie und weiteren Symptomen, die auf das endokrine Grundleiden hindeuten, verbunden (Tab. 36). Über ausgesprochen episodisch auftretende hyperkaliämische Lähmungen bei Morbus Addison, die sich besonders nach körperlichen Belastungen manifestieren, berichteten VAN DELLEN u. PURNELL (1969). Alkohol, Kälte und Kaliumaufnahme provozieren diese periodischen Lähmungen, die auch die Sprach-, Schluck- und Atemmuskulatur betreffen können. Bemerkenswert ist der günstige Einfluß körperlicher Aktivität auf die Muskelschwäche während der initialen Lähmungsphase.

Tabelle 36   Klinische Symptome (%) bei Morbus Addison. (N = 94; nach *Thorn,* 1951)

Schwäche und Ermüdbarkeit	100
Gewichtsabnahme	100
Hyperpigmentation	94
Appetitlosigkeit	90
Erbrechen	84
Übelkeit	81
Bauchschmerzen	32
Verstopfung	28
Diarrhoe	21
Salzverlangen	19
Muskelschmerzen	16

Therapeutisch ist die einfache Rindenatrophie durch hormonelle Substitution befriedigend einzustellen; auf diese Weise lassen sich auch die muskulären Symptome bessern. Thorn (1953) weist darauf hin, daß sich die Muskelsymptome unter der Behandlung durch Natriumretention und Kaliumverlust verschlechtern können, was dann irrtümlich zu einer Steigerung der Hormondosis und dadurch zu einer Verschlechterung der muskulären Symptomatik führen kann.

In der Genese der Muskelerkrankung sollen Störungen der Elektrolytbilanz und des Kohlenhydratstoffwechsels beteiligt sein.

Literatur

Afifi, A. K., R. A. Bergman, H. Zellweger: A possible role for electron microscopy in detection of carriers of Duchenne type muscular dystrophy. J. Neurol. Neurosurg. Psychiat. 36 (1973) 643–650

Afifi, A. K., J. W. Smith, H. Zellweger: Congenital non progressive myopathy. Central core disease and nemaline myopathy in one family. Neurology (Minneap.) 15 (1965) 371–381

Afifi, A. K., M. Z. Jbrahim, R. A. Bergman, N. A. Haydar, J. Mire, N. Bahuth, F. Kaylani: Morphologic features of hypermetabolic mitochondrial disease. J. Neurol. Sci. 15 (1972) 271–290

Angelini, C.: Lipid storage myopathies. A review of metabolic defect and of treatment. J. Neurol. 214 (1976) 1–11

Angelini, C., A. G. Engel, J. L. Titus: Adult acid maltase deficiency. Abnormalities in fibroblasts cultured from patients. New Engl. J. Med. 287 (1972) 948–951

Angelini, C., S. Luecke, F. Cantarutti: Carnitine deficiency of skeletal muscle: report of a treated case. Neurology (Minneap.) 26 (1976) 633–637

Armstrong, C.: The triadic junction in frog muscle fibers. J. Cell Biol. 39 (1968) 6a

Armstrong, R. M., M. H. Fogelson, D. H. Silberberg: Familial proximal spinal muscular atrophy. Arch. Neurol. (Chic.) 14 (1966) 208–212

Armstrong, R. M., R. Koenigsberger, J. Mellinger, R. E. Lovelace: Central core disease with congenital hip dislocation: study of two families. Neurology (Minneap.) 21 (1971) 369–376

Arts, W. F., J. Bethlem, W. S. Volkers: Further investigations on benign myopathy with autosomal dominant inheritance. J. Neurol. 217 (1978) 201–206

Au, K. S., R. T. T. Yeung: Thyrotoxic periodic paralysis: periodic variation in the muscle calcium pump activity. Arch. Neurol. (Chic.) 26 (1972) 543–546

Bancroft, J. D.: An Introduction to Histochemical Technique. Butterworth, London 1967

Bank, W., S. Di Mauro, E. Bonilla, D. Capuzzi, L. Rowland: A disorder of muscle lipid metabolism and myoglobinuria: Abscence of carnitine-palmityl-transferase. New Engl. J. Med. 292 (1975) 443–449

Barbeau, A.: The syndrome of hereditary late onset ptosis and dysphagia in French Canada. In: Progressive Muskeldystrophie, Myotonie, Myasthenie, hrsg. von E. Kuhn. Springer, Berlin 1966 (S. 102–109)

Barka, T.: Histochemistry: a simple azo – dye method for histochemical demonstration of acid phosphatase Nature (Lond.) 187 (1960) 248–249

Becker, P. E: Dystrophia musculorum progressiva. Thieme, Stuttgart 1953

Becker, P. E.: Humangenetik, Bd. III/1. Thieme, Stuttgart 1964

Becker, P. E.: Zur Genetik der Myotonien. In: Progressive Muskeldystrophie, Myotonie, Myasthenie, hrsg. von E. Kuhn. Springer, Berlin 1966 (S. 247–255)

Becker, P. E., F. Kiener: Eine neue x-chromosomale Muskeldystrophie. Arch. Psychiat. Nervenkr. 193 (1955) 427–448

Becker, P. E., F. Lenz: Zur Schätzung der Mutationsrate der Muskeldystrophien. Z. menschl. Vererb.-u. Konstit.-Lehre 33 (1955) 42–56

Becker, P. E.: Myotonia congenita and syndromes associated with myotonia. Thieme, Stuttgart 1977

Beckmann, R.: Myopathien. Genetik, Biochemie, Pathologie, Klinik und Therapie unter besonderer Berücksichtigung des Kindesalters. Thieme, Stuttgart 1965

Beckmann, R., G. Scheuerbrandt, A. Antonik, St. Antonik: Neuer CPK-Massen-Screenig-Test zur Früherfassung von Muskelerkrankungen. Fortschr. Med. 92 (1974) 1348–1353

Bekeny, G.: Über das Neuromyositis-Syndrom. Klassifikation der Neuromyositiden an Hand von fünf eigenen Beobachtungen. Dtsch. Z. Nervenheilk. 193 (1968) 324–350

Bennett, H. St.: The structure of striated muscle as seen by the electron microscope. In: The Structure and Function of Muscle, Bd. I, hrsg. von G. H. Bourne, Academic Press, New York 1960 (S. 137–181)

Berger, H.: Die Besonderheiten der Myotonien aus der Sicht des Pädiaters. In: Progressive Muskeldystrophie, Myotonie, Myasthonie, hrsg. von E. Kuhn. Springer, Berlin 1966 (S. 437–443)

Berman, L. L. Solomon: Xanth ne gout. Crystal deposition in skeletal muscle in an case of xanthinurie. Rhumatologie 5 (1975) 253–256

Berndt, S. F.: Pharmakologie der motorischen Endplatte. In: Myasthenia gravis und andere Störungen der neuromuskulären Synapse, hrsg. von G. Hertel, H. G. Mertens, K. Ricker, K. Schimrigk. Thieme, Stuttgart 1977 (S. 174–182)

Bharucha, E. P., S. S. Pandya, D. K. Dastur: Arthrogryposis multiplex congenita. Part. I. Clinical and electromyographic aspects. J. Neurol. Neurosurg. Psychiat. 35 (1972) 425–434

Biemond, A.: Myopathia distalis juvenilis hereditaria. Acta psychiat. scand, Suppl. 30 (1955) 25–38

Bioerck, G.: On myoglobin and its occurance in man. Acta med. scand, 226 (1949) 7–216

Birks, R. J.: The sarcoplasmic reticulum of twitch fibres in the frog sartorius muscle. In: Muscle, hrsg. von W. M. Paul. E. E. Daniel, C. M. Kay, G. Monchton. Pergamon Press, Oxford 1965 (S. 199–216)

Birnberger, K. L., A. Weindl, A. Struppler, J. Schinko, D. Pongratz: Ophthalmoplegia externa progressiva. Z. Neurol. 205 (1973) 323–340

Bischoff, A., E. Esslen: Myopathy with primary hyperparathyroidism. Neurology (Minneap.) 15 (1965) 64–68

Black, J. T., R. Garcia-Mullin, E. Good, St. Brown: Muscle rigidity in a new born due to continuous peripheral nerve hyperactivity. Arch. Neurol. (Chic.) 27 (1972) 413–425

Blass, J. P., R. A. P. Kark, W. K. Engel: Clinical studies of a patient with pyruvate decarboxylase deficiency. Arch. Neurol. (Chic.) 25 (1971) 449–460

Blomfield, L. B.: Intramuscular vascular pattern in man. Proc. roy. Soc. Med. 38 (1945) 617–618

Bobowick, A. R., J. A. Brody: Epidemiology of motor-neuron diseases. New Engl. J. Med. 288 (1973) 1047–1055

Boddie, H. G., E. G. Stewart-Wynne: Quadriceps myopathy – entity or syndrome? Arch. Neurol. (Minneap.) 31 (1974) 60–62

Bodensteiner, J. B., A. G. Engel: Intracellulär calcium accumulation in Duchenne dystrophy and other myopathies: a study of 567'000 muscle fibers in 114 biopsies. Neurology (Minneap.) 28 (1978) 439–446

Bodechtel, G., A. Schrader: Die Erkrankungen des Rückenmarkes einschließlich multipler Sklerose und Neurofibromatose Recklinghausen. In: Handbuch der inneren Medizin, Bd. V/2, hrsg. von G. von Bergmann, W. Frey, H. Schwiegk. Springer, Heidelberg 1953 (S. 300–776)

Bonilla, E., D. L. Schotland: Histochemical diagnosis of muscle phosphofructokinase deficiency. Arch. Neurol. (Chic.) 22 (1970) 8–12

Bourne, G. H., M. N. Golarz: Human muscular dystrophy as an aberration of the connective tissue. Nature (Lond.) 183 (1959) 1741–1743

Bradley, W. G.: Ultrastructural changes in adynamia episodica hereditaria and normokalaemic familial periodic paralysis. Brain 92 (1969) 379–390

Bradley, W. G., P. Hudgson, D. Gardner-Medwin, J. N. Walton: Myopathy associated with abnormal lipid metabolism in skeletal muscle. Lancet 1969 I, 495–498

Bradley, W. G., P. Hudgson, D. Gardner-Medwin, J. N. Walton: The syndrome of myosclerosis. J. Neurol. Neurosurg. Psychiat. 36 (1973) 651–660

Brain, W. R.: Pathogenesis and treatment of endocrine exophthalmos. Lancet 1959 I, 109–115

Brandt, S.: Course and symptoms of progressive infantile muscular atrophy. A follow – up study of 112 cases in Denmark. Arch. Neurol. Psychiat. (Chic.) 63 (1950) 218–228

Britt, B. A., W. Kalow: Maglignant hyperthermia: a statistical review. Canad. Anaesth. Soc. J. 17 (1970) 293–315

Brody, J. A.: Muscle contracture induced by exercise. A syndrome attributable to decreased relaxing factor. New Engl. J. Med. 281 (1969) 187–192

Brooke, M. H.: Congenital fiber type dysproportion. In: Clinical Studies in Myology, hrsg. von B. A. Kakulas. Excerpta Media Foundation, Amsterdam 1973 (S. 147–159)

Brooke, M. H., W. K. Engel: The histographic analysis of human muscle biopsies with regard to fiber types. Myotonias, myasthenia gravis and hypokalemic periodic paralysis. Neurology (Minneap.) 19 (1969) 469–477

Brooke, M. H., H. Kaplan: Muscle pathology in rheumatoid arthritis polymyalgia rheumatica, and polymyositis. Arch. Path. 94 (1972) 101–119

Brooke, M. H., H. E. Neville: Reducing body myopathy. (Abstr.) Neurology (Minneap.) 22 (1972) 829

Brooks, J. E.: Hyperkalemic periodic paralysis. Arch. Neurol. (Chic.) 20 (1969) 13–18

Brunberg, J. A., W. F. McCormick, S. S. Schochet: Type III glycogenosis. An adult with diffuse weakness and muscle wasting. Arch. Neurol. (Chic.) 25 (1971) 171– 178

Brunner, N. G., T. Namba, D. Grob: Corticosteroids in management of severe generalized myasthenia gravis. Neurology (Minneap.) 22 (1972) 603–610

Buchanan, W. E., T. B. Schwartz: Lysosomal enzyme activity in heart and skeletal muscle of cortisone-treated rats. Amer. J. Physiol. 212 (1967) 732–736

Buchthal, F.: Einführung in die Elektromyographie. Urban & Schwarzenberg, München 1958

Buchthal, F., C. Guld, P. Rosenfalck: Multielectrode study of a motor unit. Acta physiol. scand. 39 (1957) 83–104

Bullock, G., A. M. White, J. Worthington: The effects of catabolic and anabolic steroids on amino acid incorporation by skeletal-muscle ribosomes. Biochem. J. 108 (1968) 417–425

Bundey, S.: Detection of heterozygotes for myotonic dystrophy. Clin. Genet. 5 (1974) 107–109

Campell, M. J., J. J. Rebeiz, J. N. Walton: Myotubular, centronuclear or peri-centronuclear myopathy. J. Neurol. Sci. 8 (1969) 425–443

Cancilla, P. A., K. Kalyanaraman, M. A. Verity, T. Munsat, C. M. Pearson: Familial myopathy with probable lysis of myofibrils in type I fibers. Neurology (Minneap.) 21 (1971) 579–593

Caraceni, T., S. Negri: Electromyographic study of congenital paramyotonia: In: Muscle Diseases. Proceedings of an International Congress, hrsg. von J. N. Walton, N. Canal, G. Scarlato. Excerpta Medica Foundation, Amsterdam 1970 (S. 181–185)

Carpenter, S., G. Karpati: Virus-like filaments and phospholipid accumulation in skeletal muscle. Neurology (Minneap.) 20 (1970) 889–902

Carpenter, S., G. Karpati, A. Eisen, F. Andermann, G. Watters: Childhood dermatomyositis and familial collagen disease (Abstr.). Neurology (Minneap.) 22 (1972) 425

Casanova, G., F. Jerusalem: Myopathology of myotonic dystrophy. A morphometric study. Acta Neuropathol. (Berl.) im Druck

Caughey, J. E., N. C. Myrianthopoulos: Dystrophia Myotonica and Related Disorders. Thomas, Springfield/Ill. 1963

Chanarin, J., A. Patel, G. Slavin, B. J. Willis, T. M. Andrews, G. Stewart: Neutral lipid storage disease. A new disorder of lipid metabolism. Brit. med J. 1975 I, 553–555

Chase, T. N., J. A. Schnur, J. A. Brody, E. K. Gordon: Parkinsonism-dementia and amyotrophic lateral sclerosis of guam: effect of probenecid on monamine catabolite levels in cerebrospinal fluid. Arch. Neurol. (Chic.) 25 (1971) 9–13

Chou, S. H.: Myxovirus – like structures and accompanying nuclear changes in chronic polymyositis. Arch. Path. 86 (1968) 649–658

Chou, S. M.: „Megaconial" mitochondria observed in a case of chronic polymyositis. Acta neuropath. (Berl) 12 (1969) 68

Church, S. C.: The heart in myotonia atrophica. Arch. intern. Med. 119 (1967) 176–181

Churg, J., L. Strauss: Allergic granulomatosis, allergic angiitis and periarteriitis nodosa. Amer. J. Path. 27 (1951) 277–301

Cochrane, C. G., F. J. Dixon: Cell and tissue damage through antigen antibody complexes. In: Textbook of Immunopathology, Bd. I, hrsg. von P. A. Mischer, H. J. Müller-Eberhard. Grune & Stratton, New York 1968

Coers, C., J. E. Desmedt: Mise en évidence d'une malformation caractéristique de la jonction neuromusculaire dans la myasthénie. Acta neurol. belg. 59 (1959) 539–561

Coers, C., A. L. Woolf: The Innervation of Muscle. Blackwell, Oxford 1959

Cohen, H. J., G. E. Molnar, L. T. Taft: The genetic relationship of progressive muscular dystrophy (Duchenne type) and mental retardation. Develop. Med. Child Neurol. 10 (1968) 754–765

Coleman, R. F., A. W. Nienhuis, W. J. Brown, Th. L. Munsat, C. M. Pearson: New myopathy with mitochondrial enzyme hyperactivity. J. Amer. med. Ass. 199 (1967) 624–630

Conn, J. W., R. F. Knopf, R. M. Nesbit: Clinical characteristics of primary aldosteronism from analysis of 145 cases. Amer. J. Surg. 107 (1964) 159–172

Cornelio, F., S. Didonato, D. Peluchetti, A. Bizzi, B. Bertagnolio, A. d'Angelo, U. Weismann: Fatal cases of lipid storage myopathy with carnitine deficiency. J. Neurol. Neurosurg. Psychiat. 40 (1977) 170–178

Cotter, M., O. Hudlicka, D. Pette, H. Straudte, G. Vrbova: Changes in capillary density and enzyme pattern in fast rabbit muscles during long-term stimulation. J. Physiol. (Lond.) 230 (1973) 34–35

Cottin, E., M. F. Naville: Myopathies tardive à début périphérique. Encéphale 7 (1912) 401–416

Creutzfeldt, O.: Die episodische Adynamie (Adynamia episodica hereditaria Gamstorp) eine familiäre hyperkaliämische Lähmung. Fortschr. Neurol. Psychiat. 29 (1961) 529–550

Creutzfeldt, O., B. C. Abbott, W. M. Fowler, C. M. Pearson: Muscle membrane potentials in episodic adynamia. Electroenceph. clin. Neurophysiol. 15 (1963) 508–519

Cumming, W. J. K., M. Hardy, P. Hudgson, J. Walls: Carnitine-palmityl-transferase deficiency. J. Neurol. Sci. 30 (1976) 247–258

Currie, S., M. Saunders, M. Knowles, A. E. Brown: Immunological aspects of polymyositis. The in vitro activity of lymphocytes on incubation with muscle antigen and with muscle cultures. Quart. J. Med. 40 (1971) 63–84

Dahl, D., F. W. Klutzow: Congenital rod disease. Further evidence of innervational abnormalities as the basis for the clinicopathologie features. J. Neurol. Sci. 23 (1974) 371–385

Danta, G., R. C. Hilton, P. G. Lynch: Chronic progressive external ophthalmoplegia. Brain 98 (1975) 473–492

Dastur, D. K., Z. A. Razzak, E. P. Bharucha: Arthrogryposis multiplex congenita Part 2: Muscle pathology and pathogenesis. J. Neurol. Neurosurg. Psychiat. 35 (1972) 435–450

Decourt, J.: Les troubles endocriniens de la dystrophie myotoniqui (Maladie de Steinert). In: Progressive Muskeldystrophie, Myotonie, Myasthenia, hrsg. von E. Kuhn. Springer, Berlin 1966 (S. 265–280)

De Jong, J. G. Y.: Myotonia levior. In: Progressive Muskeldystrophie, Myotonie, Myasthenie, hrsg. von E. Kuhn. Springer, Berlin 1966 (S. 255–259)

Denborough, M. A., X. Dennett, R. Mc D. Anderson.: Central core disease and malignant hyperpyrexia. Brit. med. J. 1973 I, 272–273

Denys, E. H., W. W. Hofmann: An in vitro study of biomechanical changes produced by hypermetabolism and hypometabolism in skeletal muscle. Neurology (Minneap.) 22 (1972) 22–31

Devere, R., W. G. Bradley: Polymyositis: its presentation, morbidity and mortality. Brain 98 (1975) 637–666

Di Mauro, A.: Satellite cell of skeletal muscle fibers. J. biophys. biochem. Cytol. 9 (1961) 493–494

Di Mauro, S., P. Di Mauro: Muscle carnitine-palmityl-transferase deficiency and Myoglobinuria. Science 182 (1973) 929–931

Di Mauro, S., C. Angelini, C. Catani: Enzymes of the glycogen cycle and glycolysis in various human neuromuscular disorders. J. Neurol. Neurosurg. Psychiat. 30 (1967) 411–415

Di Mauro, S., D. L. Schotland, L. P. Rowland: Ocular myopathy, glycogen storage, and abnormal mitochondria. Neurology (Minneap.) 21 (1971) 412 (Abstr.)

Di Mauro, S., D. L. Schotland, E. Bonilla, C. P. Lee, P. M. Di Mauro, A. Scarpa: Mitochondrial myopathies: which and how many? In: Exploratory Concepts in Muscular Dystrophy, Bd. II, hrsg. von A. T. Milhorat. Excerpta Medica Foundation, Amsterdam 1974 (S. 506–515)

Dische, Z.: The pattern of the chemical structure of basement membranes. In: Diabetes, hrsg. von J. Ostman. Excerpta Medica Foundation, Amsterdam 1969

Dobkin, B., M. A. Verity: Familial progressive bulbar and spinal muscular atrophy. Neurology (Minneap.) 26 (1976) 754–763

Drachman, D. A.: Neurological complications of Wegener's granulomatosis. Arch. Neurol. (Chic.) 8 (1963) 145–155

Drachman, D. A.: Ophthalmoplegia plus, the neurodegenerative disorders associated with progressive external ophthalmoplegia. Arch. Neurol. (Chic.) 18 (1968) 654–674

Drachman, D. B.: Discussion on mechanisms in myasthenia gravis. In: Exploratory Concepts in Muscular Dystrophy, Bd. II, hrsg. von A. T. Milhorat. Excerpta Medica, Elsevier, New York 1974 (S. 502–503)

Dreyfus, J. C., G. Schapira, F. Schapira, J. Démos: Nature of the carrier state in progressive muscular dystrophy. In: Muscle Diseases. Proceedings of an International Congress, hrsg. von J. N. Walton, N. Canal, G. Scarlato. Excerpta Medica Foundation, Amsterdam 1970 (S. 417–423)

Drucker, W. D., L. P. Rowland, K. Sterling, N. P. Christy: On the function of the endocrine glands in myotonic muscular dystrophy. Amer. J. Med. 31 (1961) 941–950

Dubois, E.: Lupus erythematosus, 2. Aufl. University of Southern California Press, Berkeley/Kalif. 1974

Dubowitz, V.: Infantile muscular atrophy. A prospective study with particular reference to a slowly progressice variety. Brain 87 (1964) 707–718

Dubowitz, V.: The Floppy Infant. Spastics International Medical Publications in association with Heinemann, London 1969

Dubowitz, V., M. H. Brooke: Muscle Biopsy: A Modern Approach. Saunders, London 1973

Dubowitz, V., L. Crome: The central nervous system in Duchenne muscular dystrophy. Brain 92 (1969) 805–808

Dubowitz, V., M. Platts: Central core disease of muscle with focal wasting. J. Neurol. Neurosurg. Psychiat. 28 (1965) 432–437

Dubowitz, V., S. Roy: Central core disease of muscle: clinical, histochemical and electron microscopic study of an affected mother and child. Brain 93 (1970) 133–146

Dyck, P. J., E. H. Lambert: Lower motor and primary sensory neuron diseases with peroneal mscular atrophy. Arch. Neurol. (Chic.) 18 (1968) 619–625

Dyken, M. L., D. M. Smith, R. L. Peake: An electromyographic diagnostic screening test in Mc Ardle's disease and a case report. Neurology (Minneap.) 17 (1967) 45–50

Ebashi, S., M. Endo: Calcium and muscle contraction. In: Progress in Biophysics and Molecular Biology, hrsg. von J. A. V. Butler, Ed. D. Noble. Pergamon Press, New York 1968 (S. 123–183)

Ebashi, S., M. Endo, J. Ohtsuki: Control of muscle contraction. Quart. Rev. Biophys. 2 (1969) 351–384

Ekstedt, J.: Human single muscle fiber action potentials. Acta physiol scand. 61, Suppl. 226 (1964) 1–96

Elmquist, D., E. H. Lambert: Detailed analysis of neuromuscular transmission in a patient with the myasthenic syndrome sometimes associated with bronchogenic carcinoma. Proc. Mayo Clin. 43 (1968) 689–713

Elmquist, D., W. W. Hofmann, J. Kugelberg, D. M. Quastel: An electrophysiological investigation of neuromuscular transmission in myasthenia gravis. J. Physiol.(Lond.) 174 (1964) 417–434

Emery, A E.: The nosology of the spinal muscular atrophies. J. med. Genet. 8 (1971) 481–495

Emery, A. E. H.: Abnormalities of the electrocardiogram in hereditary myopathies. J. med. Genet. 9 (1972) 8–12

Engel, A. G.: Thyroid function and periodic paralysis. Amer. J. Med. 30 (1961) 327–333

Engel, A. G.: Thyrotoxic and corticosteroid induced myopathies. Proc. Mayo Clin. 41 (1966a) 785–796

Engel, A. G.: Late onset rod myopathy (a new syndrome?): Light and electron microscopic observations in two cases. Proc. Mayo Clin. 41 (1966b) 713–741

Engel, A. G.: Locating motor end plates for electron microscopy. Proc. Mayo Clin. 45 (1970a) 450–454

Engel, A. G.: Evolution and content of vacuoles in primary hypokalemic periodic paralysis. Proc. Mayo Clin. 45 (1970b) 774–814

Engel, A. G.: Neuromuscular manifestations of Graves' disease. Proc. Mayo Clin. 47 (1972) 919–925

Engel, A. G., C. Angelini: Carnitine deficiency of human skeletal muscle with associated lipid storage myopathy: a new syndroma. Science 173 (1973) 899–902

Engel, A. G., A. J. Dale: Autophagic glycogenosis of late onset with mitochondrial abnormalities: light and electron microscopic observations. Proc. Mayo Clin. 43 (1968) 233–279

Engel, A. G., M. R. Gomez: Nemaline (Z disk) myopathy: observations on the origin, structure, and solubility properties of the nemaline structures. J. Neuropath. exp. Neurol. 26 (1967) 601–619

Engel, A. G., E. H. Lambert: Calcium activation of electrically inexcitable muscle fibers in primary hypokalemic periodic paralysis. Neurology (Minneap.) 19 (1969) 851–858

Engel, A. G., T. Santa: Histometric analysis of the ultrastructure of the neuromuscular junction in myasthenia gravis and in the myasthenic syndrome. Ann. N. Y. Acad. Sci. 183 (1971) 46–63

Engel, A. G., T. Santa: New development in EMG and clinical neurophysiology, hrsg. von E. Desmedt. Karger, Basel (1973) 196–228

Engel, A. G., R. G. Siekert: Lipid storage myopathy responsive to prednisone. Neurology (Minneap.) 27 (1972) 174–181

Engel, A. G., C. Angelini, M. Gomez: Fingerprint body myopathy. A newly recognized congenital muscle disease. Proc. Mayo Clin. 47 (1972) 377–388

Engel, A. G., M. R. Gomez, R. V. Groover: Multicore disease. A recently recognized congenital myopathy associated with multi focal degeneration of muscle fibers. Proc. Mayo Clin. 46 (1971) 666–681

Engel, A. G., E. H. Lambert, M. R. Gomez: A new myasthenic syndrome with end-plate acetylcholinesterase deficiency, small nerve terminals and reduced acetylcholine release. Ann. Neurol. 1 (1977) 315–330

Engel, A. G., E. H. Lambert, J. W. Rosevear: Clinical and electromyographic studies in a patient with primary hypokalemic periodic paralysis. Amer. J. Med. 38 (1965) 626–640

Engel, A. G., E. H. Lambert, T. Santa: Study of long-term anticholinesterase therapy. Neurology (Minneap.) 23 (1973 a) 1273–1281

Engel, A. G., C. S. Potter, J. W. Rosevear: Studies on carbohydrate metabolism and mitochondrial respiratory activities in primary hypokalemic periodic paralysis. Neurology (Minneap.) 17 (1967) 329–337

Engel, A. G., M. Tsujihata, F. Jerusalem: Quantitative assessment of motor endplate ultrastructure in normal and diseased human muscle. In: Peripheral Neuropathy, Bd. II, hrsg. von P. J. Dyck, P. K. Thomas, E. H. Lambert. Saunders, Philadelphia 1975

Engel, A. G., M. R. Gomez, M. E. Seybold, E. H. Lambert: The spectrum and diagnosis of acid maltase deficiency. Neurology (Minneap.) 23 (1973 b) 95–106

Engel, W. K., G. G. Cunningham: Rapid examination of muscle tissue. An improved trichrome method for fresh-frozen biopsy sections. Neurology (Minneap.) 13 (1963) 919–923

Engel, W. K., J. S. Resnick: Late-onset rod myopathy: A newly recognized, acquired, and progressive disease. Neurology (Minneap.) 16 (1966) 308–309

Engel, W. K., D. W. Bischop, G. G. Cunningham: Tubular aggregates in type II muscle fibers: Ultrastructural and histochemical correlation. J. Ultrastruct. Res. 31 (1970 a) 507–525

Engel, W. K., N. A. Vick, C. J. Glueck, R. J. Levy: A skeletal-muscle disorder associated with intermittent symptoms and a possible defect of lipid metabolism. New Engl. J. Med. 282 (1970 b) 697–704

Engel, W. K., J. B. Foster, B. P. Hughes, H. E. Huxley, R. Mahler: Central core disease. An investigation of a rare muscle cell abnormality. Brain 84 (1961) 167–185

Engel, W. K., L. A. H. Hogenhuis, W. J. Collis, D. S. Schalch, M. H. Barlow, G. N. Gold, J. D. Dorman: Metabolic studies and therapeutic trials in amyotrophic lateral sclerosis. In: Motor Neuron Diseases, hrsg. von F. H. Norris, L. T. Kurland. Grune & Stratton, New York (1969) 199–208

Erbslöh, F., H. L'Allemand: Indikation, präoperative Vorbereitung, Narkoseführung und postoperative Nachsorge bei Patienten mit krisengefährdeter Myasthenia gravis pseudoparalytica. In: Anaesthesiologie und Wiederbelebung, Bd. 56, hrsg. von K. Hutschenreuter. Springer, Berlin (1972) 60–66

Erbslöh, F., W. D. Baedeker: Lupus Myopathie. Eine klinische, elektromyographische und bioptische Studie. Dtsch. med. Wschr. 87 (1962) 2464–2470

Ernster, L., D. Ikkos, R. Luft: Enzymatic activities of human skeletal muscle mitochondria: a tool in clinical metabolic research. Nature (Lond.) 184 (1959) 1851–1854

Esiri, M., I. MacLennan, B. L. Hazleman: Lymphocyte sensitivity to skeletal muscle in patients with polymyositis and other disorders. Clin. exp. Immunol. 14 (1973) 25–35

Esslen, E., F. Jerusalem: Accumulative inhibition of muscle relaxation in myopathy with deficient resorption of sarcoplasmic Ca^{++} in the tubular system. Internat. Congr. Series Nr. 256. Excerpta Medica Foundation, Amsterdam (1973) 129–130

Esslen, E., W. Papst: Die Bedeutung der Elektromyographie für die Analyse von Mobilitätsstörungen der Augen. Karger, Basel (1961)

Eulenburg, A.: Über eine familiäre durch 6 Generationen verfolgbare Form congenitaler Paramyotonie. Neurol. Zbl. 5 (1886) 265–272

Fambrough, D. M., D. B. Drachman: Neuromuscular junction in myasthenia gravis: decreased acetylcholine receptor. Science 182 (1973) 293–295

Fanburg, B. L.: Calcium transport by skeletal muscle sarcoplasmic reticulum in the hypothyroid rat. J. clin. Invest. 47 (1968) 2499–2506

Farber, E., W. H. Sternberg, C. D. Dunlap: Histochemical localization of specific oxidative enzymes I. Tetrazolium stains for diphosphopyridine nucleotide diaphorase and triphosphopyridine nucleotide diaphorase. J. Histochem. Cytochem. 4 (1956) 254–265

Fardeau, M.: Etude d'une nouvelle observation de Nemaline Myopàthy. Acta neuropath. (Berl.) 13 (1969) 250–266

Fauci, A. S., S. M. Wolff: Wegener's granulomatosis: studies in eighteen patients and a review of the literature. Medicine (Baltimore) 52 (1973) 535–561

Fawcett, D. W.: The Cell, Its Organelles and Inclusions. Saunders, Philadelphia 1966

Fenichel, G. M.: Cerebral influence on muscle fiber typing. Arch. Neurol. (Chic.) 20 (1969) 644–649

Fenichel, G. M., E. S. Emery, P. Hunt: Neurogenic atrophy simulating facioscapulohumeral dystrophy: a dominant form. Arch. Neurol. (Chic.) 17 (1967) 257–260

Fernandez-Morau, H.: Subunit organization of mito-chondrial membranes. Science 140 (1963) 381

Fidzianska, A.: Ultrastructural changes in muscle in spinal muscular atrophy – Werdnig-Hoffmann's disease. Acta neuropath. (Berl.) 27 (1974) 247–256

Fiehn, W., J. B. Peter, D. Seiler, E. Kuhn: Abnormalities of the sarcolemma in myopathies. In: Structure and Function of Normal and Diseased Muscle and Peripheral Nerve, hrsg. von I. Hausmanowa-Petrusewicz, H. Jedrzejowska. Polish Medical Publishers, Warschau 1974

Fowler, W. M., R. B. Layzer, R. G. Taylor, E. D. Eberle, G. E. Sims, Th. L. Munsat, M. Philippart, B. W. Wilson: The „Schwartz-Jampel" syndrom. Its clinical, physiological and histological expressions. J. neurol. Sci. 22 (1974) 127–146

Frame, B., E. G. Heinze, M. A. Block, G. A. Manson: Myopathy in primary hyperparathyroidism: observations in three patients. Ann. intern. Med. 68 (1968) 1022–1027

Franzini-Armstrong, C., K. R. Porter: The myofibril disc of skeletal muscle fibrils. Z. Zellforsch. 61 (1964 a) 661–672

Franzini-Armstrong, C., K. R. Porter: Sarcolemmal invaginations constituting the T-system in fish muscle fibers. J. Cell Biol. 22 (1964 b) 675–696

Frayha, R. A.: Polymyositis with biological false-positive serological test for syphilis. A case report. Brit. J. vener. Dis. 52 (1976) 415–416

French, E. B., R. Kilpatrick: A variety of paramyotonia congenita. J. Neurol. Neurosurg. Psychiat. 20 (1957) 40–46

Friedländer, H. Z., G. W. Westin, W. L. Wood: Arthrogryposis multiplex congenita. A review of 45 cases. J. Bone Jt. Surg. 50-A (1968) 89–112

Fritz, I. B., D. G. Davis, R. H. Holtrop, H. Dundee: Fatty acid oxidation by skeletal muscle during rest and activity. Amer. J. Physiol. 194 (1958) 379–386

Frohnert, P. P., S. G. Sheps: Long-term follow-up study of periarteritis nodosa. Amer. J. Med. 43 (1967) 8–14

Fullmer, H. M., G. Lazarus, W. A. Gibson: Collagenolytic activity of the skin associated with neuromuscular diseases including amyotrophic lateral sclerosis. Lancet 1966/I, 1007–1009

Furukawa, T., J. B. Peter: Muscular dystrophy and other myopathies. Troponin activity of natural actomyosin from skeletal muscle. Arch. Neurol (Chic.) 26 (1972) 385–390

Furukawa, T., H. Tsukagoshi, H. Sugita, Y. Toyokura: Neurogenic muscular atrophy simulating facioscapulohumeral muscular dystrophy. J. neurol. Sci. 9 (1969) 389–397

Gallup, B., V. Dubowitz: Failure of „dystrophic" neurones to support functional regeneration of normal or dystrophic muscle in culture. Nature (Lond.) 243 (1973) 287–289

Gamstorp, J.: Adynamia episodica hereditaria. Acta paediat. scand. 108 (1956) 100–126

Gamstorp, J.: Adynamia episodica hereditaria and myotonia. Acta neurol. scand. 39 (1963) 41–58

Gamstorp, J.: Intermittierende Muskellähmungen und Kaliumstoffwechsel. Nervenarzt 43 (1972) 1–8

Garaneis, J. C., R. R. Panares, T. A. Good, J. F. Kuzma: Type III glycogenosis. A biochemical and electron microscopic study. Lab. Invest. 22 (1970) 468–477

Garcin, R., M. Legrain, P. Rondof, M. Fardeau: Etude clinique et métabolique congénitale d'Eulenburg. Documents ultrastructuraux concernant la biopsie musculaire. Rev. neurol. 115 (1966) 295–311

Genkins, G., P. Kornfeld, K. E. Osserman, T. Namba, D. Grob, N. G. Brunner: The use of ACTH and corticosteroids in myasthenia gravis. Ann. N. Y. Acad. Sci. 183 (1971) 369–374

Gerber, N.: Polymyalgia rheumatica. Ein Teilaspekt der Riesenzellarteriitis. Ergebn. inn. Med. und Kinderheilk. Springer, Berlin 1978 (S. 85–149)

Gerber, N., E. Esslen, F. Regli: Ocular muscle dystrophy. Intern. Congr. Series Nr. 199. Excerpta Medica Foundation, Amsterdam (1969) 603–608

Gergely, J., M. A. Gouvea, D. Karibian: Fragmentation of myosin by chymotrypsin. J. biol. Chem. 212 (1955) 165–177

Gibbs, C. J., D. C. Gajdusek: Ruru – a prototype subacute infections disease of the nervous system as a model for the study of amyotrophic lateral sclerosis. In: Motor Neuron Diseases, hrsg. von F. H. Norris, L. T. Kurland. Grune & Stratton, New York 1969

Glutz, L., F. Jerusalem, M. Mumenthaler: Myasthenia gravis im Präsenium und Senium. Eine retrospektive klinische Studie von 58 Patienten. Schweiz. med. Wschr. 106 (1976) 1001–1005

Godet-Guillain, J., M. Fardeau: Hypothyroid myopathy. Histological and ultrastructural study of an atrophic form. In: Muscle Diseases. Proceedings of an International Congress, hrsg. von J. N. Walton, N. Canal, G. Scarlato. Excerpta Medica Foundation, Amsterdam (1970) 512–515

Goebel, H. H., J. Muller, H. W. Gillen, A. D. Merritt: Autosomal dominant „spheroid body myopathy". Muscle and Nerve 1 (1978) 14–26

Goldstein, G.: The thymus and neuromuscular function. A substance in thymus which causes myositis and myasthenic neuromuscular block in guinea-pigs. Lancet 1968/II, 119–122

Goldstein, G., W. W. Hofmann: Experimental myasthenia gravis. In: Immunological Disorders of the Nervous System, hrsg. von L. P. Rowland. Williams & Wilkins, Baltimore 1971

Gomez, M. R., J. P. Bernstein: Progressive bulbar paralysis in childhood (Fazio-Londe's disease). Arch. Neurol. (Chic.) 6 (1962) 317–323

Gonzales, A. A., A. Fraga, G. Mintz: Submicroscopic alterations in capillaries of skeletal muscle in polymyositis. Amer. J. Med. 45 (1968) 873–879

Goodman, R. M.: Genetic Disorders of Man. Little, Brown & Co., Boston 1970

Gordon, G. B., H. M. Price, J. M. Blumberg: Electron microscopic localization of phosphatase activities within striated muscle fibers. Lab. Invest. 16 (1967) 422–435

Gordon, J.: Polymyalgia rheumatica: a clinical study of 21 cases. Quart. J. Med. 29 (1960) 473–488

Gowers, W. R.: A lecture on myopathy and a distal form. Brit. med. J. 1902/II, 89–92

Grieshaber, E., A. Vogel: Die Feinstruktur normaler und entzündlicher Blutkapillaren. Zbl. Phlebol. 7 (1968) 42–59

Griggs, R. C., W. K. Engel, J. S. Resnick: Acetazolamide treatment of hypokalemic periodic paralysis. Prevention of attacks and improvement of persistent weakness. Ann. intern. Med. 73 (1970) 39–48

Grob, D.: Myasthenia gravis: a review of pathogenesis and treatment. Arch. intern. Med. 108 (1961) 615–638

Gullotta, F., Th. R. Payk, A. Solbach: Sudanophile (mitochondriale) Myopathie. Z. ges. Neurol. Psychiat. 206 (1974) 309–326

Gutman, A. B., P. C. Swenson, W. B. Parsons: The differential diagnosis of hyperparathyroidism. J. Amer. med. Ass. 103 (1934) 87–94

Hallen, O.: Über Schädelveränderungen bei der myotonischen Dystrophie. Dtsch. Z. Nervenheilk. 172 (1954) 467–481

Hallen, O.: Das Verteilungsschema der scapulo-humeralen Formen chronisch progressiver myatrophischer Erkrankungen. Dtsch. Z. Nervenheilk. 188 (1966 a) 1–11

Hallen, O.: Über die Dystrophia muscularis progressiva retrahens. In: Progressive Muskeldystrophie, Myotonie, Myasthenie, hrsg. von E. Kuhn. Springer, Berlin (1966 b) 86–95

Hallen, O., T. Brusis, H. Pfister: Die Myatrophia spinalis postpoliomyelitica chronica. Dtsch. Z. Nervenheilk. 195 (1969) 333–343

Hamrin, B.: Polymyalgia arteritica. Acta med. scand., Suppl. 530–538 (1972) 7–131

Hansen, J. Z., K. R. Meyers, R. Green, H. Golomb: The occurrence of a congenital neuromuscular disease with „myotubes" and fiber hypotrophy in siblings. In: II. International Congress on Muscle Diseases, Perth, Australia 1971, hrsg. von B. A. Kakulas. Excerpta Medica Foundation, Amsterdam (1973) 52 (Abstr)

Hanson, J., H. E. Huxley: Quantitative studies on the structure of cross-striated myofibrils. II. Investigation by biochemical techniques. Biochem., biophys. Acta (Amst.) 23 (1957) 250–260

Hanson, J., J. Lowy: The structure of F-actin and of actin filaments isolated from muscle. J. molec. Biol. 6 (1963) 46–60

Hanson, P. A., L. P. Rowland: „Möbius" syndrome and facioscapulohumeral muscular dystrophy. Arch. Neurol. (Chic.) 24 (1971) 31–39

Harper, P. S.: Presymptomatic detection and genetic counselling in myotonic dystrophy. Clin. Genet. 4 (1973) 134–140

Harper, P.: Congenital myotonic dystrophy in Britain. Arch. Dis. Child 50 (1975) 505–521

Hathaway, P. W., W. K. Engel, H. Zellweger: Experimental myopathy after microarterial embolization. Arch. Neurol. (Chic.) 22 (1970) 365–378

Hausmanowa-Petrusewicz, I., H. Jedrzejowska: Correlation between electromyographic findings and muscle biopsy in cases of neuromuscular disease. J. neurol. Sci. 13 (1971) 85–106

Hausmanowa-Petrusewicz, I., W. Askanas, B. Badurska, B. Emeryk, A. Fidziańska, W. Garbalińska, L. Hetnarska, H. Jedrzejowska, Z. Kamieniecka, I. Niebrój-Dobosz, J. Prot, E. Sawicka: Infantile and juvenile spinal muscular atrophy. J. neurol. Sci. 6 (1968) 269–287

Havard, C. W. H., E. D. R. Campell, H. B. Ross, A. W. Spence: Electromyographic and histological findings in the muscle of patients with thyrotoxicosis. Quart. J. Med. 32 (1963) 145–163

Hed, R.: Myoglobinuria in man, with special reference to a familial form. Acta med. scand. 303 (1955) 100–107

Heene, R.: Fasertypen des Skelettmuskels. Nervenarzt 43 (1972) 323–326

Heene, R.: Histological and histochemical findings in muscle spindles in dystrophia myotonica. J. neurol. Sci. 18 (1973) 369–372

Helweg-Larsen, H. F., M. Hauge, U. Sagild: Hereditary transient muscular paralysis in Denmark. Genetic aspects of family periodic paralysis and family periodic adynamia. Acta genet. (Basel) 5 (1955) 263–280

Hennekeuser, H. H., K. Pabst, W. Poeplau, W. Gerok: Zur Klinik und Therapie der Trichinose. Dtsch. med. Wschr. 93 (1968) 867–873

Hers, H. G.: α-Glucosidase deficiency in generalized glycogen storage disease (Pompe's disease). Biochem. J. 86 (1963) 11–16

Hers, H. G., W. Verhne, F. van Hoof: The determination of amylo-1,6-glucosidase. Europ. J. Biochem. 2 (1967) 257–264

Heyck, H., G. Laudahn: Die progressiv-dystrophischen Myopathien. Springer, Berlin. New York 1969

Heyck, H., C. J. Lueders, M. Wolter: Über eine kongenitale distale Muskeldystrophie mit benigner Progredienz. Nervenarzt 39 (1968) 549–552

Hinz, C. F., W. R. Druecker, J. Lamer: Idiopathic myoglobinuria. Amer. J. Med. 39 (1965) 49–57

Hoch, F. L., F. Lipmann: The uncoupling of respiration and phosphorylation by thyroid hormones. Proc. nat. Acad. Sci. (Wash.) 40 (1954) 909–921

Hoffmann, P.: Untersuchungen über die Eigenreflexe (Sehnenreflexe) menschlicher Muskeln. Springer, Berlin 1922

Hofmann, W. W., W. Alston, G. Rowe: A study of individual neuromuscular junctions in myotonia.

Electroenceph. clin. Neurophysiol. 21 (1966) 521–537

Holmes, J. M., C. R. Houghton, A. L. Woolf: A myopathy presenting in adult life with features suggestive of glycogen storage disease. J. Neurol. Neurosurg. Psychiat. 23 (1960) 302–311

Howard, F. M.: A new and effective drug in the treatment of the „Stiff-Man" syndrome. Preliminary report. Proc. Mayo Clin. (1963) 203–212

Hudson, P., F. L. Mastaglia: Ultrastructural studies of diseased muscle. In: Disorders of Voluntary Muscle, 3. Aufl., hrsg. von J. N. Walton. Churchill, London u. Livingstone, Edinburgh 1974 (S. 360–416)

Hudson, P., W. G. Bradley, M. Jenkison: Familial „mitochondrial" myopathy. J. neurol. Sci. 16 (1972) 343–370

Hudlicka, O.: Muscle Blood Flow. Swets & Zeitlinger, Amsterdam 1973

Hunder, G. G., Th. F. Disney, L. E. Word: Polymyalgia rheumatica. Mayo Clin. Proc. 44 (1969) 849–875

Huxley, H. E.: Electron microscope studies of natural and synthetic protein filaments from striated muscle. J. molec. Biol. 7 (1963) 281–308

Huxley, H. E.: Evidence for continuity between the central elements of the triads and extracellular space in frog sartorius muscle. Nature (Lond.) 202 (1964) 1067–1071

Huxley, H. E.: The fine structure of striated muscle and its functional significance. Harvey Lect. 60 (1965) 85–118

Huxley, H. E., W. Brown: The low-angle x-ray diagram of vertebrate striated muscle and its behavior during contraction and rigor. J. molec. Biol. 30 (1967) 383–434

Imbach P.: Wegener'sche Granulomatose. Ergebn. inn. Med. Kinderheilk. 39 (1977) 33–54

Ingold, W., F. Jerusalem: Polymyositis-elektronenmikroskopische Biopsiebefunde von 12 Fällen. Fortschr. Neurol. Psychiat. 40 (1972) 500–513

Isaacs, H.: A syndrom of continuous muscle fibre activity. J. Neurol. Neurosurg. Psychiat. 24 (1961) 319–325

Isaacs, H., M. B. Barlow: Malignant hyperpyrexia during anaesthesia: ponible association with subclinical myopathy. Brit. med. J. 1970 I, 275–277

Isaacs, H., J. Heffron, M. Badenhorst, A. Pickering: Weakness associated with the pathological presence of lipid in skeletal muscle: a detailed study of a patient with carnitine deficiency. J. Neurol. Neurosurg. Psychiat. 39 (1976) 1114–1123

Jacobs, H., H. W. Heldt, M. Klingenberg: High activity of creatine kinase in mitochondria form muscle and brain and evidence for a separate mitochondrial isoenzyme of creatine kinase. Biochem. biophys. Res. Commun. 16 (1964) 516–521

Jennekens, F. G., B. E. Tomlinson, J. N. Walton: Data on the distribution of fiber types in five human limb muscles. An autopsy study. J. neurol. Sci. 14 (1971) 245–257

Jerusalem, F.: Paraneoplastische Syndrome und Krankheitsbilder. Nervenarzt 43 (1972) 169–175

Jerusalem, F.: Hypotheses and recent findings concerning aetiology and pathogenesis of the muscular dystrophies. J. Neurol. 213 (1976) 155–162

Jerusalem, F., R. Bischhausen: Zur Technik der Muskelbiopsie. Nervenarzt 46 (1975) 42–48

Jerusalem, F., E. Freund-Moelbert: Elektronenmikroskopische myopathologische Biopsiebefunde bei Hypercorticismus durch ein ACTH-aktives Lebercarcinom. Dtsch. Z. Nervenheilk. 197 (1970) 203–212

Jerusalem, F., H. R. Hirt: MLG – Myopathie. Unpublizierte Beobachtung 1975

Jerusalem, F., P. Imbach: Granulomatöse Myositis und Muskelsarkoidose. Klinische und bioptisch-histologische Diagnose. Dtsch. med. Wschr. 95 (1970) 2184–2190

Jerusalem, F., T. Marty: Ultrastruktur der Nerven, Endplatten, Kapillaren und Muskelfasern. In: Myasthenia gravis und andere Störungen der neuromuskulären Synapse, hrsg. von G. Hertel, H. G. Mertens, K. Ricker, K. Schimrigk. Thieme, Stuttgart 1977 (S. 46–55)

Jerusalem, F., G. Baumgartner, R. Wyler: Virus-ähnliche Einschlüsse bei chronischen neuro-muskulären Prozessen. Elektronenmikroskopische Biopsiebefunde von 2 Fällen. Arch. Psychiat. Nervenkr. 215 (1972) 148–166

Jerusalem, F., A. G. Engel, M. Gomez: Sarcotubular myopathy. A newly recognized, benign, congenital, familial muscle disease. Neurology (Minneap.) 23 (1973 a) 897–906

Jerusalem, F., A. G. Engel, M. R. Gomez: Duchenne dystrophy. I. morphometric study of the muscle microvasculature. Brain 97 (1974 a) 115–122

Jerusalem, F., A. G. Engel, M. R. Gomez: Duchenne dystrophy. II. morphometric study of motor endplate fine structure. Brain 97 (1974 b) 123–130

Jerusalem, F., H. Goetze, M. Mumenthaler: Zur diagnostischen Spezifität von nemaline-Strukturen. Z. ges. Neurol. Psychiat. 200 (1971) 148–157

Jerusalem, F., H. Spiess, G. Baumgartner: Lipid storage myopathy with normal carnitine levels. J. neurol. Sci. 24 (1975 a) 273–282

Jerusalem, F., C. Angelini, A. G. Engel, R. V. Groover: Mitochondria-lipid-glycogen (MLG) disease of muscle. A morphologically regressive congenital myopathy. Arch. Neurol. (Chic.) 29 (1973 b) 162–169

Jerusalem, F., A. Harder, K. Hess, M. Meyer: Unpublizierte Beobachtung 1975 b

Jerusalem, F., A. G. Engel, H. A. Peterson: Human muscle fiber fine structure: Morphometric data on controls. Neurology (Minneap.) 25 (1975 c) 127–134

Jerusalem, F., M. Rakusa, A. G. Engel, R. D. Macdonald: Morphometric analysis of skeletal muscle capillary ultrastructure in inflammatory myopathies. J. neurol. Sci. 23 (1974 c) 391–402

Jerusalem, F., H. P. Ludin, A. Bischoff, G. Hartmann: Cytoplasmic body neuromyopathy presenting as respiratory failure and weight loss. J. neurol. Sci. in press

Johnson, M. A., J. J. Fulthorpe, P. Hudgson: Lipid storage myopathy: a recognizable clinicopathological entity? Acta neuropath. (Berl.) 24 (1973 a) 97–106

Johnson, M. A., J. Polgar, D. Weightman, D. Appleton: Data on the distribution of fibre types in thirty-six human muscles. An autopsy study. J. neurol. Sci. 18 (1973 b) 111–129

Jolly, F.: Über Myasthenia gravis pseudoparalytica. Berl. klin Wschr. 32 (1895) 1–7

Jolly, S. S., C. Pallis: Muscular pseudohypertrophy due to cysticercosis. J. neurol. Sci. 12 (1971) 155–162

Jones, K.: The aetiology of Duchenne muscular dystrophy. The genetic view point. In: Recent advances in myology. Ed. W. G. Bradley, D. Gardner-Medwin, J. N. Walton. Excerpta Medica, Amsterdam 1975

Kaeser, H. E.: Scapuloperoneal muscular atrophy. Brain 88 (1965) 407–418

Kaeser, H., F. Corbat: Neuromyotonie où la maladie des fasciculations. Rev. neurol 120 (1969) 430–432

Kaeser, H. E., J. Ulrich, F. Jerusalem: Late onset myopathy with central cores and initial features of the „Eaton-Lambert" syndrome. Internat. Congr. Series Nr. 334. Excerpta Medica Foundation, Amsterdam 1974 (S. 178) (Abstr)

Kagen, L. J., A. C. Kimball, C. L. Christian: Serologie evidence of toxoplasmosis among patients with polymyositis. Amer. J. Med. 56 (1974) 186–191

Kammer, G. M., C. R. Hamilton: Acute bulbar muscle depfunction and hyperthyroidism. A study of four cases and review of the literature. Amer. J. Med. 56 (1974) 464–470

Karpati, G., S. Carpenter, F. Andermann: A new concept of childhood nemaline myopathy. Arch. Neurol. (Chic.) 24 (1971) 291–304

Karpati, G., S. Carpenter, A. A. Eisen: Experimental core-like lesions and nemaline rods. Arch. Neurol. (Chic.) 27 (1972) 237–251

Karpati, G., S. Carpenter, L. S. Wolfe, A. Sherwin: A peculiar polysaccharide accumulation in muscle in a case of cardioskeletal myopathy. Neurology (Minneap.) 19 (1969) 553–564

Kearns, T. P.: External ophthalmoplegia, pigmentary degeneration of the retina and cardiomyopathy: a newly recognized syndrome. Trans. Amer. ophthal. Soc. 63 (1965) 559–625

Kelly, D. E.: The fine structure of skeletal muscle triad junctions. J. Ultrastruct. Res. 29 (1969) 37–49

Kennedy, W. R.: Innervation of normal human muscle spindels. Neurology (Minneap.) 20 (1970) 463–475

Kennedy, W. R., M. Alter, J. H. Sung: Progressive proximal spinal and bulbar muscular atrophy of late onset: a sex-linked recessive trait. Neurology (Minneap.) 18 (1968) 671–680

Kerkof, P. R., J. R. Tata: Simultaneous acceleration in vivo of the formation of thyroid ribonucleic acid, phospholipid and iodoprotein by thyroid stimulating hormone. Biochem. biophys. Res. Commun. 28 (1967) 111–116

Kerppola, W.: Inhibition of phosphorylase with cortisone and its activation with adrenaline in the rabbit. Endocrinology 51 (1952) 192–202

Ketelsen, U. P.: The plasma membrane of human skeletal muscle cells in the pathological state. Freeze-etch studies. In: Recent Advances in Myology, hrsg. von W. G. Bradley, D. Gardner-Medwin, J. N. Walton. Excerpta Medica Foundation, Amsterdam u. American Elsevier, New York 1975 (S. 446–454)

Keul, J., E. Doll, D. Keppler: Energy Metabolism of Human Muscle. Karger, Basel 1972

Keul, J., E. Doll, H. Steim, U. Fleer, H. Reindell: Über den Stoffwechsel des Herzens bei Hochleistungssportlern. Z. Kreisl.-Forsch. 55 (1966) 477–488

Kiloh, L. G., S. Nevin: Progressive dystrophy of the external ocular muscles (Ocularmyopathy). Brain 74 (1951) 115–143

Kinoshita, M., E. Satoyoshi, Y. Suzuki: Atypical myopathy with myofibrillar aggregates. Arch. Neurol. (Chic.) 32 (1975) 417–420

Kirchheiner, B.: Specific muscle lesions in pituitary-thyroid disorders. Acta. med. scand. 172 (1962) 539–543

Klein, D.: La dystrophie myotonique (Steinert) et la myotonie congenitale (Thomsen) en Suisse. J. Génét hum. 7 (1958) 100–368

Klug, H., N. Sönnichsen: Elektronenmikroskopische Untersuchungen an der Muskulatur bei Lupus erythematodes. Derm. Mschr. 159 (1973) 577–593

Knappeis, G. G., F. Carlsen: The ultrastructure of the Z disc in skeletal muscle. J. Cell Biol. 13 (1962) 323–335

Knappeis, G. G., F. Carlsen: The ultrastructure of the M line in skeletal muscle. J. Cell Biol. 38 (1968) 202–211

Koch, F., F. Regli, E. Reinle: Myasthenia gravis nach Thymektomie. Schweiz. med. Wschr. 100 (1970) 65–68

Kontos, H. A., E. L. Harley, A. J. Wasserman, J. J. Kelly, J. H. Magle: Exertional idiopathic paroxysmal myoglobinuria: evidence for a defect in skeletal muscle metabolism. Amer. J. Med. 35 (1963) 283–292

Kubista, V., J. Kubistova, D. Pette: Thyroid hormone included changes in the enzyme activity pattern of energy-supplying metabolism of fast (white), slow (red), and heart muscle of the rat. Europ. J. Biochem. 18 (1971) 553–560

Kuhn, E.: Studien zur Pathogenese der myotonischen Dystrophie. Springer, Berlin 1961

Kuhn, E.: Myotonia congenita und Dystrophia myotonica. In: Progressive Muskeldystrophie, Myotonie, Myasthenie, hrsg. von E. Kuhn. Springer, Berlin 1966 (S. 235–247)

Kuhn, E.: Myotonia: A lecture. In: Clinical Studies in Myology. International Congress Series, Nr. 295, Excerpta Medica Foundation, Amsterdam 1971 (S. 471–480)

Kuhn, E., D. Seiler: Biochemische Besonderheiten und Unterschiede der antrosomal dominant und autosomal recessiv vererbten Myotonia congenita. Klin. Wschr. 48 (1970) 1134–1136

Kurland, L. T., D. W. Mulder: Epidemiologie investigations of amyotrophic lateral sclerosis. Part I and II. Neurology (Minneap.) 5 (1955) 182–196, 249–268

Labhart, A.: Klinik der inneren Sekretion, 2. Aufl. Springer, Berlin 1971

Lapresle, J., M. Fardeau, M. J. Godet-Guillain: Myopathie distale et congenitale, avec hypertrophic des mollets. J. neurol. Sci. 17 (1972) 87–102

Larsson, L. E., H. Linderholm, R. Mueller, T. Ringqwist, R. Sömäs: Hereditary metabolic myopathy with paroxysmal myoglobinuria due to abnormal glycolysis. J. Neurol. Neurosurg. Psychiat. 27 (1964) 361–380

Layzer, R. B., M. M. Conway: Multiple isoenzymes of human phosphofructokinase. Biochem. biophys. Res. Commun. 40 (1970) 1259–1265

Layzer, R. B., R. E. Lovelace, L. P. Rowland: Hyperkalemic periodic paralysis. Arch. Neurol. (Chic.) 16 (1967 a) 455–472

Layzer, R. B., L. P. Rowland, H. M. Ranney: Muscle phosphofructokinase deficiency. Arch. Neurol. (Chic.) 17 (1967 b) 512–523

Lehninger, A. L.: The Mitochondrion. Benjamin, New York 1964

Leth, A., B. Sigurd, J. Christoffersen: Cardiac involvement in Duchenne's progression muscular dystrophy. Dan. med. Bull. 20 (1973) 137–140

Lewis, P. D.: Neuromuscular involvement in pituitary gigantism. Brit. med. J. 1972/II, 499–500

Lewis, P. D., C. Pallis, A. G. E. Pearse: „Myopathy" with tubular aggregates. J. neurol. Sci. 13 (1971) 381–388

Lillie, R. D., L. L. Ashburn: Zit. nach J. D. Bancroft 1967

Lindstrom, J. M., M. E. Seybold, V. A. Lennon, S. Whittingham, D. D. Duane: Antibody to acetylcholine receptor in myasthenia gravis. Neurology (Minneap.) 26 (1976) 1054–1059

Lipicky, R. J., S. H. Bryant, J. H. Salmon: Cable parameters, sodium, potassium, chloride and water content, and potassium efflux in isolated external intercostal muscle of normal volunteers and patients with myotonia congenita. J. clin. Invest. 50 (1971) 2091–2103

Liversedge, L. A., M. J. Campbell: Motor neurone diseases. In: Disorders of Voluntary Muscle, 3. Aufl. hrsg. von J. N. Walton. Churchill, London u. Livingstone, Edinburgh 1974 (S. 775–803)

Lound, A. V.: A method for the quantitive estimation of cytoplasmic structures. J. Cell Biol. 15 (1962) 181–187

Ludin, H.-P.: Pathophysiologische Grundlagen elektromyographischer Befunde bei Neuropathien und Myopathien. Thieme, Stuttgart 1973; 2. Aufl. 1977

Ludin, H.-P.: Elektromyographie der Extremitäten- und Rumpfmuskeln. In: Elektromyographie hrsg. von H. C. Hopf, A. Struppler. Thieme, Stuttgart 1974 (S. 1–36)

Luft, R., D. Ikkos, G. Palmiri, L. Ernster, B. Afzelius: A case of severe hypermetabolism of non thyroid origin with a defect in the maintenance of mitochondrial respiratory control: a correlated clinical, biochemical, and morphological study. J. clin. Invest. 41 (1962) 1776–1804

Lütschg, J., F. Jerusalem, H.-P. Ludin, M. Mumenthaler, F. Vasella: The syndrome of continuous muscle fiber activity. Arch. Neurol. 35 (1978) 198–205

Mc Ardle, B.: Myopathy due to a defect in muscle glycogen breakdown. Clin. Sci. 10 (1951) 13–35

Mc Ardle, B.: Adynamia episodica hereditaria and its treatment. Brain 85 (1962) 121–148

Mc Comas, A. J., K. Mrozek, W. G. Bradley: The nature of the electrophysiological disorder in adynamia episodica. J. Neurol. Neurosurg. Psychiat. 31 (1968) 448–452

Mc Comas, A. J., R. E. Sica, S. J. Currie: Muscular dystrophy: evidence for a neural factor. Nature (Lond.) 226 (1970) 1263–1264

Mc Donald, R. D., A. G. Engel: Observations on organization of Z-disc components and on rod-bodies of Z-disc origin. J. Cell Biol. 48 (1971) 431–507

Mc Leold, J. G., A. K. Lethlean: Centronuclear myopathy with autosomal dominant inheritance. In: II International Congress on Muscle Diseases, Perth, Australia 1971, hrsg. von B. A. Kakulas. Excerpta Medica Foundation, Amsterdam 1973 (S. 53) (Abstr)

Magee, K. R., N. De Jong: Hereditary distal myopathy with onset in infancy. Arch. Neurol. (Chic.) 13 (1965) 387–390

Manson, S. E., H. H. Reese: A previously inreported myopathy in patients with schistosomiasis. Neurology (Minneap.) 14 (1964) 355–361

Martonosi, A.: Studies on actin VII. Ultracentrifugal analysis of partially polymerized actin solutions. J. biol. Chem. 237 (1962) 2795–2803

Mastaglia, F. L.: Pathological changes in skeletal muscle in acromegaly. Acta neuropath. (Berl.) 24 (1973) 273–286

Mastaglia, F. L., J. N. Walton: Histological and histochemical changes in skeletal muscle form cases of chronic juvenile and early adult spinal muscular atrophy, „The Kugelberg-Welander" syndrome. J. neurol. Sci 12 (1971) 15–44

Mastaglia, F. L., D. D. Barwick, R. Hall: Myopathy in acromegaly. Lancet 1970 II, 907–909

Matell, G., K. Bergstroem, A. K. Lefvert, E. Moeller, G. von Reis, E. Smith: Effects of some immunosuppressive procedures on myasthenia gravis. Ann. N. Y. Acad. Sci. (Wash.) 274 (1976 a) 659

Matell, G., K. Bergstroem, C. Franksson, L. Hammarstroem, A. K. Lefvert, E. Moeller, G. von Reis, E. Smith: Effects of some immunosuppressive procedures on myasthenia gravis. Ann. N. Y. Acad. Sci. (Wash.) 274 (1976 b) 659

Mattle, H., F. Jerusalem: Belastungsinduzierte Muskelschwäche, Myalgien und Kontrakturen. I. Eine klinische Übersicht. Schweiz. med. Wschr. 107 (1977) 428–436

Mattle, H., F. Jerusalem, J. Nolte, P. Schollmeyer: Belastungsinduzierte Muskelschwäche, Myalgien und Kontrakturen. II. Ein kasuistischer Beitrag. Schweiz. med. Wschr. 107 (1977) 437–442

Meadows, J. C., C. D. Marsden, D. G. Harriman: Chronic spinal muscular atrophy in adults. II Other forms. J. neurol. Sci. 9 (1969) 551–556

Mendell, J. R., W. K. Engel, E. C. Derrer: Duchenne muscular dystrophy: functional ischemia reproduces its characteristic lesions. Science 172 (1971) 1143–1145

Mertens, H. G.: Gespräch über die Therapie der Myotonie. In: Progressive Muskeldystrophie, Myotonie, Myasthenie, hrsg. von E. Kuhn. Springer, Berlin 1966 (S. 301–307)

Mertens, H. G., G. Hertel: Immunodepressive Behandlung von Myasthenie und Polymyositis. Med. Welt 24 (N. F.) (1973) 955–963

Mertens, H. G., K. Ricker: Übererregbarkeit der γ-Motoneurone beim „Stiff-man"-Syndrom. Klin. Wschr. 46 (1968) 33–42

Mertens, H. G., St. Zschoeke: Neuromyotonie. Klin. Wschr. 43 (1965) 917–925

Mertens, H. G., M. Lurati, D. Schimrigk, J. Tühr, S. Hofer, D. Pette: Untersuchungen über den energieliefernden Stoffwechsel der Muskeln bei periodischer Lähmung. Klin. Wschr. 47 (1969) 448–461

Merton, P. A.: Significance of the „silent period" of muscles. Nature (Lond.) 166 (1950) 733–734

Metzger, A. L., A. Bohan, L. S. Goldberg, R. Bluestone, C. M. Pearson: Polymyositis and dermatomyositis: combined methotrexate and corticosteroid therapy. Ann. intern. Med. 81 (1974) 182–189

Meyers, K. R., D. H. Gilden, Ch. F. Rinaldi, J. L. Hansen: Periodic muscle weakness, normokalemia, and tubular aggregates. Neurology (Minneap.) 22 (1972) 269–279

Michalowski, R., J. Kudejko: Electron microscope observations on skeletal muscle in diffuse scleroderma. Brit. J. Derm. 78 (1966) 24–28

Milhorat, A. T., H. G. Wolff: Progressive muscular dystrophy of atrophic distal type, report on a family, report of autopsy. Arch. Neurol. Psychiat. (Chic.) 49 (1943) 655–664

Millikan, C. H., S. F. Haines: The thyroid gland in relation to neuromuscular disease. Arch. intern. Med. 92 (1953) 5–39

Mittelbach, F.: Die Begleitmyopathie bei neurogenen Prozessen. Springer, Heidelberg 1966

Moersch, F. P., H. W. Woltman: Progressive fluctuating muscular frigidity and spasm („Stiff-man" Syndrom). Report of a case and some observations in 13other cases. Proc. Mayo Clin. 31 (1956) 421–427

Mokri, B., A. G. Engel: Duchenne dystrophy: Electron microscopic findings pointing to a basic or early abnormality in the plasma membrane of the muscle fiber. Neurology (Minneap.) 25 (1975) 1111–1120

Mommaerts, W. F. H. M., B. Illingworth, C. M. Pearson, R. J. Guillory, K. Seraydarian: A functional disorder of muscle associated with the absence of phosphorylase. Proc. nat. Acad. Sci. (Wash.) 45 (1959) 791–797

Moosa, A., V. Dubowitz: Spinal muscular atrophy in childhood. Two dues to clinical diagnosis. Arch. Dis. Child. 48 (1973) 386–388

Morgan-Hughes, J. A., W. G. P. Mair, P. T. Lascelles: A disorder of skeletal muscle associated with tubular aggregates. Brain 93 (1970) 873–880

Morgan-Hughes, J. A., P. Darveniza, S. N. Kahn, D. N. Landon, R. M. Sherratt, J. M. Land, J. B. Clark: A mitochondrial myopathy characterized by a deficiency in reducible cytochrome b. Brain 100 (1977) 617–640

Morita, S., R. G. Cassens, R. J. Bruskey: Histochemical localization of myoglobin in skeletal muscle of rabbit, pig and ox. J. Histochem. Cytochem. 18 (1969) 364–366

Morton, N. E., C. S. Chung: Formal genetics of muscular dystrophy. Amer. J. hum. Genet. 11 (1959) 360–379

Moser, H., A. E. H. Emery: The manifesting carrier in Duchenne muscular dystrophy. Clin. Genet. 5 (1974) 271–284

Moser, H., H.-P. Ludin: Steroid myopathy in childhood. In: Some Problems of Muscle Disease. Proceedings of the 2nd conference on myopathies at Janské. Lazne (CSSR) Avicenum Zdravotnicke Nakladatelstvi, Prag 1973

Moser, H., J. Vogt: Follow-up study of serum-creatinekinase in carriers of Duchenne muscular dystrphy. Lancet 1974 II, 661–662

Moser, H., R. Fiechter, H.-P. Ludin, F. Jerusalem: Die Steroidmyopathie im Kindesalter. Z. Kinderheilk. 118 (1974) 177–196

Mukoyama, M., Y. Matsuoka, H. Kato, J. Sobue: Multicore disease. Clin. Neurol. (Tokyo) 13 (1973) 221–227

Mulder, D. W., R. E. Espinosa: Amyotrophic lateral sclerosis: comparison of the clinical syndrome in Guam and the United States. In: Motor Neuron Diseases, hrsg. von F. H. Norris, L. T. Kurland. Grune & Stratton, New York (1969) 12–19

Mulder, D. W., R. A. Rosenbaum, D. D. Layton: Late progression of poliomyelitis or form fruste amyotrophic lateral sclerosis. Mayo Clin. Proc. 47 (1972) 756–761

Müller-Jensen, A., W. Bernhardt: Unsere Erfahrungen bei der myatrophischen Lateralsklerose. Nervenarzt 44 (1973) 143–149

Mumenthaler, M.: Myopathy in neuropathy. In: Muscle Diseases. Proceedings of an International Congress, hrsg. von J. N. Walton, N. Canal, G. Scarlato. Excerpta Medica Foundation, Amsterdam (1970) 585–598

Mumenthaler, M., T. Bosch, E. Katzenstein, F. Lehner: Über den isolierten Befall des M. quadriceps femoris bei der Dystrophia musculorum progressiva. Confin neurol. (Basel) 18 (1958) 416–441

Munsat, T. L.: A neuromuscular syndrome of scapuloperoneal distribution. Bull. Los Angeles neurol. Soc. 35 (1969) 47–57

Munsat, T. L., L. R. Thompson, R. F. Coleman: Centronuclear („myotubular") myopathy. Arch. Neurol. (Chic.) 20 (1969) 120–131

Munsat, T. L., H. Farb, T. Bell, T. Roschak: Alterations in blood lactate with ischemic forarm exercise. In: Muscle Diseases. Proceedings of an International Congress, hrsg. von J. N. Walton, N. Canal, G. Scarlato. Excerpta Medica Foundation, Amsterdam (1970) 337–340

Munsat, T. L., D. Piper, P. Cancilla, J. Mednick: Inflammatory myopathy with facioscapulohumeral distribution. Neurology (Minneap.) 22 (1972) 335–347

Murphy, Th. R., W. H. R. Mine, M. K. Burbank: Hyperparathyroidism: report of a case in which parathyroid adenoma presented prinarily with profound muscular weakness. Proc. Mayo Clin. 35 (1960) 629–634

Mussini, J., S. Di Mauro, C. Angelini: Early ultrastructural and biochemical changes in muscle in dystrophia myotonica. J. neurol. Sci. 10 (1970) 585–604

Namba, T., D. C. Aberfeld, D. Grob: Chronic proximal spinal muscular atrophy. J. neurol. Sci. 11 (1970) 401–423

Namba, T., N. G. Brunner, M. S. Shapiro, D. Grob: Corticotropin therapy in myasthenia gravis: effects, indications, and limitations. Neurology (Minneap.) 21 (1971) 1008–1018

Neustein, H. B.: Fine structure of skeletal muscle in type III glycogenosis. Arch. Path. 88 (1969) 130–136

Neville, H. E., M. H. Brooke: Central core fibers: structured and unstructured. In: IInd International Congress of Muscle Disease, Perth, Australia 1971, hrsg. von B. A. Kakulas. Int. Congr. Ser. No. 237. (Abstr.) Excerpta Medica Foundation, Amsterdam 1973

Nickel, E., E. Grieshaber: Elektronenmikroskopische Darstellung der Muskelkapillaren im Gefrierätzbild. Z. Zellforsch. 95 (1969) 445–461

Norton, W. L., F. R. Hurd, D. C. Lewis, M. Ziff: Evidence of vascular injury in scleroderma and systemic lupus erythermatosus: quantitative study of the microvascular bed. J. Lab. clin. Med. 71 (1968) 919–933

Oberdisse, K., E. Klein: Die Krankheiten der Schilddrüse. Thieme, Stuttgart (1967) 595

Ohtsuki, J., T. Masaki, Y. Nonomura: Periodic distribution of tropomin along the thin filament. J. Biochem. 61 (1967) 817–819

Oliner, Z., M. Schulman, J. Larner: Myopathy associated with glycogen deposition resulting from generalised lack of amylo-1,6-glucosidase. Clin. Res. 9 (1961) 243 (Abstr.)

Olson, W., W. K. Engel, G. O. Walsh, R. Einaugler: Oculocraniosomatic neuromuscular disease with „Ragged-Red" fibers. Arch. Neurol. (Chic.) 26 (1972) 193–211

Oppenheim, H., R. Cassirer: Ein Beitrag zur Lehre von der sogenannten progressiven neurotischen Muskelatrophie. Dtsch. Z. Nervenheilk. 10 (1897) 143–164

Oransky, W.: Über einen hereditären Typus progressiver Muskeldystrophie. Dtsch. Z. Nervenheilk. 99 (1927) 147–155

Osserman, K. E.: Myasthenia gravis. Grune & Stratton, New York 1958

Osserman, K. E., G. Genkins: Critical reappraisal of the use of edrophonium (Tensilon) chloride tests in myasthenia gravis and significance of clinical classification. Ann. N. Y. Acad. Sci. 135 (1966) 312–326

Özdemir, C., R. R. Young: Electrical testing in myasthenia gravis. Ann. N. Y. Acad. Sci. 183 (1971) 287–302

Padykula, H. A., E. Herman: The specificity of the histochemical method for adenosine triphosphatase. J. Histochem. Cytochem. 3 (1955) 170–183

Panayiotopoulos, C. P., S. Scarpalezos, Th. Papapetropoulos: Electrophysiological estimation of motor units in Duchenne muscular dystrophy. J. neurol. Sci. 23 (1974) 89–98

Papazian, O.: Rapid eye movement sleep alterations in myasthenia gravis. Neurology (Minneap.) 26 (1976) 311–316

Parson, W., K. R. Crispell, A. Ebbert: Abnormalities in N^{15} excretion rates after ingestion of tagged glycine in Cushing's syndrome and following ACTH administration. J. clin. Invest. 31 (1952) 548–554

Patrick, J., J. Lindstroem: Autoimmune response to acetylcholine receptor. Science 180 (1973) 871–872

Paulson, O. B., A. G. Engel, M. R. Gomez: Muscle blood flow in Duchenne type muscular dystrophy, limb-givelle dystrophy, polymyositis, and in normal controls. J. Neurol. Neurosurg. Psychiat. 37 (1974) 685–690

Peachey, L. D.: The sarcoplasmic reticulum and transverse tubules of the frog's sartorius. J. Cell Biol. 25 (1965) 209–231

Pearce, G. W.: Electron microscopy in the study of muscular dystrophy. Ann. N. Y. Acad. Sci. 138 (1966) 138–150

Pearce, J., G. Aziz: The neuromyopathy of hypothyroidism. J. neurol. Sci. 9 (1969) 243–253

Pearn, J. H., J. Wilson: Acute Werdnig-Hoffmann disease. Arch. Dis. Child. 48 (1973) 425–430

Pearse, A. G.: Direct relationship of phosphorylase and mitochondrial-glycerophosphate dehydrogenase activity in skeletal muscle. Nature (Lond.) 191 (1961) 504

Pearson, C. M.: Polymyositis, clinical forms, diagnosis and therapy. Postgrad. Med. 31 (1962) 450–458

Pearson, C. M.: Polymyositis. Ann. Rev. Med. 17 (1966) 63–82

Pena, C. E.: Virus linke particles in amyotrophic lateral sclerosis: electron microscopical study of a case. Ann. Neurol. 1 (1977) 290–297

Penn, A. S., R. A. Cloak, L. P. Rowland: Myosin from normal and dystrophic human muscle. Immunochemical and electrophoretic studies. Arch. Neurol. (Chic.) 27 (1972) 159–173

Perkoff, G. T., R. L. Hill, F. H. Tyler: Abnormal myoglobin chromatography in childhood muscular dystrophy. J. clin. Invest. 41 (1962) 1391–1392 (Abstr.)

Perlo, V. P., D. C. Poskanzer, R. S. Schwab, H. R. Viets, K. E. Osserman, G. Genkins: Myasthenia gravis: evaluation of treatment in 1355 patients. Neurology (Minneap.) 16 (1966) 431–439

Perlo, V. P., B. Arnason, D. Poskanzer, B. Castleman, R. S. Schwab, K. E. Osserman, A. Papatestis, L. Alpert, A. Kartz: The role of thymectomy in the treatment of myasthenia gravis. Ann. N. Y. Acad. Sci. 183 (1971) 308–315

Pernow, B., R. J. Havel, D. B. Jennings: The second wind phenomenon in McArdle's syndrome. Acta med. scand., Suppl. 472 (1967) 294–307

Peter, J. B., M. Worsfold: Muscular dystrophy and other myopathies: sarcotubular vesicles in early disease. Biochem. Med. 2 (1969) 364–371

Peter, J. B., K. Stempel, J. Armstrong: Biochemistry and electron microscopy of mitochondria in muscular and neuromuscular diseases. In: Muscle Diseases. Proceedings of an International Congress, hrsg. von J. N. Walton, N. Canal, G. Scarlato. Excerpta Medica Foundation, Amsterdam (1970) 228–235

Pilz, H., A. Prill, E. Volles: Kombination von myotonischer Dystrophie mit „idiopathischer" Neuropathie. Z. ges. Neurol. Psychiat. 206 (1974) 253–265

Plotz, C. M., A. J. Knowlton, C. Ragan: The natural history of Cushing's syndrome. Amer. J. Med. 13 (1952) 597–614

Polgar, J. G., W. G. Bradley, A. R. M. Upton, J. Anderson, J. M. L. Howat, F. Petito, D. F. Roberts, J. Scopa: The early detection of dystrophia myotonica. Brain 95 (1972) 761–776

Pongratz, D., M. Heuser, Ch. Koppenwallner, G. Huebner: Central core disease mit „structured cores" in Typ II Fasern. Klin. Wschr. 54 (1976) 117–122

Porter, K. R.: Conference on biology and chemistry of extracellular matrices at Arden House, N. Y. 1964. Zit. nach Z. Dische 1969

Porter, K. R., G. E. Palade: Studies on the endoplasmic reticulum. J. biophys. biochem. Cytol. 3 (1957) 269–299

Poskanzer, D. C., D. N. S. Kerr: A third type of periodic paralysis with normokalemia and favourable response to sodium chloride. Amer. J. Med. 31 (1961) 328–342

Price, H. M.: The skeletal muscle fiber in the light of electron microscope studies. Amer. J. Med. 35 (1963) 589–605

Prineas, J., R. Hall, D. D. Barwick, A. J. Watson: Myopathy associated with pigmentation following adrenalectomy for „Cushing's" syndrome. Quart. J. Med. 37 (1968) 63–77

Racker, E.: Membranes of Mitochondria and Chloroplasts. Van Nostrand, London, U. Reinhold, New York 1970

Radu, H., V. Ionescu: Nemaline (neuro)myopathy. Rod-like bodies and type I fiber atrophy in a case of congenital hypotonia with denervation. J. neurol. Sci. 17 (1972) 53–60

Radu, H., G. Pendefunda, G. Blücher, A. Radu, Z. Darko, J. Gödri: Comparative and correlative study of the myotonias. In: Muscle Diseases. Proceedings of an International Congress, hrsg. von J. N. Walton, N. Canal, G. Scarlato. Excerpta Medica Foundation, Amsterdam (1970) 332–336

Ramsay, J. D.: Elektromyography in thyrotoxicosis. Quart. J. Med. 34 (1965) 255–267

Rayns, D. G., F. O. Simpson, W. S. Bertaud: Surface features of striated muscle. J. Cell Sci. 3 (1968) 475–482

Reedy, M. K.: Diskussionsbeitrag. Proc. roy. Soc. B 160 (1964) 458–460

Revel, J. P.: The sarcoplasmic reticulum of the bat cricothyroid muscle. J. Cell Biol. 12 (1962) 571–588

Revel, J. P.: Electron microscopy of glycogen. J. Histochem. Cytochem. 12 (1964) 104–114

Rhodin, J. A.: The ultrastructure of mammalian arterioles and precapillary sphincters. J. Ultrastruct. Res. 18 (1967) 181–223

Rhodin, J. A.: Ultrastructure of mammalian venous capillaries venules, and small collecting veins. J. Ultrastruct. Res. 25 (1968) 452–500

Ricker, K., H. G. Mertens, G. Paal: Polyneuropathy and „Stiff-Man" syndrome. Europ. Neurol. 5 (1971) 11–24

Ricker, K., W. G. Mertens, K. Schimrigk: The neurogenic scapuloperoneal syndrome. Europ. Neurol. 1 (1968) 257–274

Ricker, K., D. Seitz, E. Trostorf: Myositis fibrosa generalisata and „Stiff-Man" syndrome. Europ. Neurol. 3 (1970) 13–27

Robertson, J. D.: The ultrastructure of cell membranes. Anat. Rec. 130 (1958) 440

Roe, R. D., K. Yamaji, A. Sandow: Contractile responses of dystrophic muscles of mouse and man. In: Exploratory Concepts in Muscular Dystrophy and Related Disorders, hrsg. von A. T. Milhorat. Intern. Congr. Series Nr. 147. Excerpta Medica Foundation, Amsterdam (1967) 299–304

Roeloefs, R. I., H. Bonnette, W. H. Olson: Multicore disease: a cause of late onset progressive muscle weakness. Neurology (Minneap.) 23 (1973) 442 (Abstr.)

Roses, A. D., St. H. Appel: Myotonie muscular dystrophy: a diffuse membrane disorder. Neurology (Minneap.) 24 (1974) 365 (Abstr.)

Roses, A. D., M. J. Roses, S. E. Miller, K. L. Huell, S. H. Appel: Carrier detection in Duchenne muscular dystrophy. New Engl. J. Med. 294 (1976) 193–198

Rothstein, T. L., C. B. Carlson, S. M. Sumi: Polymyositis with facioscapulohumeral distribution. Arch. Neurol. (Chic.) 25 (1971) 313–319

Rotthauwe, H. W., S. Kowalewski: Klinische und biochemische Untersuchungen bei Myopathien. III. Recessiv X-chromosomale Muskeldystrophie mit relativ gutartigem Verlauf. Klin. Wschr. 43 (1965) 158–163

Rotthauwe, H. W., S. Kowalewski: Congenital muscular dystrophy. In: Muscle Diseases. Proceedings of an International Congress, hrsg. von J. N. Walton, N. Canal, G. Scarlato. Excerpta Medica Foundation, Amsterdam 1970 624–626

Rotthauwe, H. W., S. Kowalewski: Identifizierung heterozygoter Genträgerinnen der rasch progredienten recessiv X-chromosomalen Muskeldystrophie (Typ Duchenne). Z. Kinderheilk. 115 (1973) 333–342

Rowland, L. P., A. S. Penn: Myoglobinuria. Med. Clin. N. Amer. 56 (1972) 1233–1256

Rowland, L. P., F. H. Aranow, P. F. Hoefer: Observations on the curare test in the differential diagnosis of myasthenia gravis. In Proceeding of 2nd International Symposion, hrsg. von H. R. Viets, Thomas, Springfield/Ill. 1961 411–434

Rowland, L. P., St. Fahn, E. Hirschberg, D. H. Harter: Myoglobinuria. Arch. Neurol. 10 (1964) 537–562

Rudel, R., J. Senges: Mammalian skeletal muscle: reduced chloride conductance in drug – induced myotonia and induction of myotonia by low – chloride solution. Naunyn-Schmiedeberg's Arch. Pharmak. 274 (1972) 337–347

Ruska, H.: Elektronenmikroskopischer Beitrag zur Histologie des Skelettmuskels kleiner Säugetiere. Z. Naturforsch. 9 b (1954) 358–371

Ruska, H.: Der Feinbau von Capillaren. In: Probleme der Haut- und Muskeldurchblutung. In: Bad Oeynhausener Gespräch VI. Springer, Berlin (1962)

Samaha, F. J., J. M. Schröder, J. Rebeiz, R. D. Adams: Studies in myotonia: biochemical and electron microscopic studies in myotonia congenita and myotonia dystrophica. Arch. Neurol. (Chic.) 17 (1967) 22–33

Sambrook, M. A., J. R. Heron, G. M. Aber: Myopathy in association with primary hyperaldosteronism. J. Neurol. Neurosurg. Psychiat. 35 (1972) 202–207

Samland, O., K. Ricker: The clinical importance of the curare-test in myasthenia gravis. In: IIIth International Congress on Muscular Diseases, hrsg. von W. G. Bradley. Int. Congr. Ser. No. 334. Excerpta Medica Foundation, Amsterdam 1974 74 (Abstr.)

Sandborn, E. B., M. Côté, J. Roberge, P. Bois: Microtubules et filaments cytoplasmiques dans le muscle de mammifères. J. Microscopie 6 (1967) 169–178

Santa, T., A. G. Engel, E. H. Lambert: Histometric study of neuromuscular junction ultrastructure. I. Myasthenia gravis. Neurology (Minneap.) (1972) 72–82

Satoyoshi, E., M. Kinoshita: Some aspects of thyrotoxic and steroid myopathy. In: Muscle Diseases. Proceedings of an International Congress, hrsg. von J. N. Walton, N. Canal, G. Scarlato. Excerpta Medica Foundation, Amsterdam 1970 455–463

Satoyoshi, E., H. Kowa: A myopathy due to glycolytic abnormality. Arch. Neurol. (Chic.) 17 (1967) 248–256

Satoyoshi, E., D. Yoshio, M. Kinoshita: Pseudomyotonia in cervical root lesions with myelopathy. A sign of the misdirection of regenerating nerve. Arch. Neurol. (Chic.) (1972) 307–313

Satoyoshi, E., K. Murakami, H. Kowa, M. Kinoshita, K. Noguchi, S. Hoshina, Y. Nishiyama, K. Ito: Myopathy in thyrotoxicosis, with special emphasis of an effect of potassium ingestion on serum and urinary creatine. Neurology (Minneap.) 13 (1963) 645–658

Satoyoshi, E.: A syndrome of progressive muscle spasm, alopecia, and diarrhea. Neurology (Minneap.) 28 (1978) 458–471

Savage, D. C. L., M. Fortes, G. W. Pearce: Idiopathic rhabdomyolysis. Arch. Dis. Child. 46 (1971) 594–607

Sawhney, B. B., J. S. Chopra, A. K. Banerji, P. L. Wahi: Pseudohypertrophic myopathy in cysticercosis. Neurology (Minneap.) 26 (1976) 270–272

Scarpalezos, S., C. Lygidis, C. Papageorgiou, S. Maliasa, A. S. Koukoulommati, D. A. Koutras: Neural and muscular manifestations of hypothyroidism. Arch. Neurol. (Chic) 29 (1973) 140–144

Schaer, H., B. Steinmann, F. Jerusalem, C. Maier: Rhabdomyolysis induced by anasthesia with intraoperative cardiac arrest. Brit. J. Anaesth. 49 (1977) 495–499

Scheid, W.: Lehrbuch der Neurologie, 3. Aufl. Thieme, Stuttgart 1968

Schellens, J. P., E. Ossentjuk: Mitochondrial ultrastructure with crystalloid inclusions in an unusual type of human myopathy. Virchows Arch. Abt. B (1969) 21–29

Schiller, H. H., W. G. Mair: Ultrastructural changes of muscle in malignant hyperthermia. J. neurol. Sci. 21 (1974) 93–100

Schimrigk, K.: Myasthenia gravis und Schilddrüse. In: Progressive Muskeldystrophie, Myotonie, Myasthenie, hrsg. von E. Kuhn. Springer, Berlin 1966 426–430

Schimrigk, K., D. Matzelt, H. G. Mertens: Vergleichende Untersuchungen der endokrinen Drüsen und der Enzymaktivitäten bei Dystrophia myotonica und Myotonia congenita. Klin. Wschr. 44 (1966) 76–88

Schimrigk, K., H. G. Mertens, K. Ricker, J. Führ, P. Eyer, D. Pette: McArdle-Syndrom (Myopathie bei fehlender Muskelphosphorylase). Klin. Wschr. 45 (1967) 1–17

Schmid, R., R. Mahler: Chronic progressive myopathy with myoglobinuria. Demonstration of a glycogenolytic defect in the muscle. J. clin. Invest. 38 (1959) 2044–2058

Schneck, L., M. Adachi, P. Briet, A. Wolintz, B. W. Volk: Ophthalmoplegia plus with morphological and chemical studies of cerebellar and muscle tissue. J. neurol. Sci. 19 (1973) 37–44

Schochet, S. S., W. F. McCormick, H. Zellweger: Type IV glycogenosis (Amylopedinosis). Arch. Path. 90 (1970) 354–363

Schochet, S. S., H. Zellweger, V. Jonasescu, W. F. McCormick: Centronuclear myopathy: disease entity or a syndrome? J. neurol. Sci. 16 (1972) 215–228

Schotland, D. L.: An electron microscopic investigation of myotonic dystrophy. J. Neuropath. exp. Neurol. 29 (1970) 241–253

Schröder, J. M., R. D. Adams: The ultrastructural morphology of the muscle fiber in myotonic dystrophy. Acta neuropath. (Berl.) 10 (1968) 218–241

Schröder, J. M.: The fine structure of de- and reinnervated muscle spindles. I. The increase atrophy and hypertrophy of intrafusal muscle fibers. II. Regenerated sensory and motor nerve terminals. Acta neuropath. (Berl.) 30 (1974) 129–144

Schubert, T., F. Jerusalem: Unpublizierte Ergebnisse.

Seiler, D., E. Kuhn: Kalziumtransport der isolierten Vesikel des sarkoplasmatischen Retikulums von Patienten mit Myotonia congenita und Myotonia dystrophica. Schweiz. med. Wschr. 100 (1970) 1374–1376

Seitz D.: Myasthenie und Schwangerschaft. In: Progressive Muskeldystrophie, Myotonie, Myasthenie. Ed. E. Kuhn. Springer, Berlin 1966 (S. 431–437)

Selye, H.: A muscular dystrophy induced by cold following restriction of the arterial blood supply. Experientia (Basel) 21 (1965) 610–611

Senator, H.: Über akute Polymyositis und Neuromyositis. Dtsch. med. Wschr. 19 (1893) 933–936

Serratrice, G., A. Monges, H. Roux, R. Aquaron, D. Cambarelli: Forme myopathique du déficit en phosphofructokinase. Rev. neurol. 120 (1969) 271–277

Shafiq, S. A., M. A. Gorycki, A. T. Milhorat: An electron microscopic study of regeneration and satellite cells in human muscle. Neurology (Minneap.) 17 (1967) 567–574

Shahani, B., G. A. B. Davies-Jones, W. R. Russell: Motor neuron disease: further evidence for an abnormality of nerve metabolism. J. Neurol. Neurosurg. Psychiat. 34 (1971) 185–191

Shy, G. M., K. R. Magee: A new congenita non-progressive myopathy. Brain 79 (1956) 610–621

Shy, G. M., N. K. Gonatas, M. Perez: Two childhood myopathies with abnormal mitochondria. I Megaconial myopathy. II Pleoconial myopathy. Brain 89 (1966) 133–158

Shy, G. M., W. K. Engel, J. E. Somers, T. Wanko: Nemaline myopathy: A new congenital myopathy. Brain 86 (1963) 793–809

Siegel, J. M., J. E. Miller, R. O. Roy: Subcutaneous lower limbtenotomy in the treatment of pseudohypertrophic muscular dystrophy. J. Bone Jt. Surg. 50-A (1968) 1437–1443

Silverman, L. M., J. R. Mendell, Z. Sahenk, M. B. Fontana: Significance of creatine phosphokinase isoenzymes in Duchenne dystrophy. Neurology (Minneap.) 26 (1976) 561–564

Simpson, J., H. Zellweger, L. F. Burmeister, R. Christee, M. K. Nielsen: Effect of oral contraceptive pills on the level of creatinephosphokinase with regard to carrier detection in Duchenne muscular dystrophy. Clin. chim. Acta 52 (1974) 219–223

Slotwiner, P., S. K. Song, H. S. Maker: Myopathy resembling „McArdle's" syndrome. Arch. Neurol. (Chic.) 20 (1969) 586–598

Sluga, E., F. Seitelberger, K. Moser: Über eine progressive Myopathie mit Muskelphosphorylasemangel und Riesenmitochondrien. Wien, klin. Wschr. 79 (1967) 917–921

Smith, D. S.: The organization and function of the sarcoplasmic reticulum and T-system of muscle cells. Progr. Biophys. molec. Biol. 16 (1966) 109–142

Smith, R., G. Stern: Myopathy, osteomalacia and hyperparathyroidism. Brain 90 (1967) 593–602

Smith, R., G. R. Stern: Muscular weakness in osteomalacia and hyperparathyroidism. J. neurol. Sci. 8 (1971) 511–520

Sobue, J., N. Saito, J. Jida, K. Ando: Juvenile type of distal and segmental muscular atrophy of upper extremities. Ann. Neurol. 3 (1978) 429–432

Spiller, W. G.: Myopathy of the distal type and its relation to the neural form of muscular atrophy (Charcot-Marie-Tooth type). J. nerv. ment. Dis. 34 (1970) 14–30

Spiro, A. J., P. S. Horoupian, L. T. Taft: Central core disease: evidence for a neuropathie etiologe. Neurology (Minneap.) 23 (1973) 445 (Abstr.)

Spiro, A. J., G. M. Shy, N. K. Gonatas: Myotubular myopathy. Arch. Neurol. (Chic.) 14 (1966) 1–13

Spycher, M. A., J. R. Ruettner: Kristalloide Einschlüsse in menschlichen Lebermitochondrien. Virchows Arch. Abt. B 1 (1968) 211

Staffurth, J. S., J. G. Thompson: Muscle potassium in thyrotoxicosis. Metabolism 14 (1965) 241–245

Stalberg, E., J. Ekstedt: Single fiber EMG and microphysiology of the motor unit in normal and diseased human muscle. In: New Developments in Elektromyography and Clinical Neurophysiology,

Bd. I, hrsg. von J. E. Desmedt. Karger, Basel (1973) 113–129

Stocher, W. W., F. J. Samala, L. J. De Groot: Coupled oxidative phosphorylation in muscle of thyrotoxic patients. Amer. J. Med. 44 (1968) 900–909

Stoertebecker, P., G. Nordstroem, M. Pap De Pesté- ny, T. Seeman, S. Bjoerkerud: Vascular and met- abolic studies of amyotrophic lateral sclerosis. I. Angiopathy in biopsy specimens of peripheral arteries. Neurology (Minneap.) 20 (1970) 1157 –1160

Stonnington, H. H., A. G. Engel: Normal and dener- vated muscle. A morphometric study of fine struc- ture. Neurology (Minneap.) 23 (1973) 714–724

Strauss, A. J. L., C. W. Smith, G. W. Cage, H. W. R. Van der Geld, E. Dale, McFarlin, M. Barlow: Fur- ther studies on the specificity of presumed immune associations of myasthenia gravis and considera- tion of possible implications. Ann. N. Y. Acad. Sci. 135 (1966) 557–579

Struppler, A., E. O. Ruprecht: Störungen des neuro- muskulären Überganges. In: Elektromyographie, hrsg. von H. C. Hopf, A. Struppler. Thieme, Stutt- gart (1974) 90–99

Suchenwirth, R., H. D. Bundschu: Enzymhistologi- sche Befunde an der Skelettmuskulatur des Men- schen. Klin. Wschr. 48 (1970) 1096–1101

Sugita, H., T. Masaki, S. Ebashi, C. M. Pearson: Protein composition of rods in nemaline myo- pathy. In: Proceedings of the IInd International Congress on Muscle Disease. Perth, Australia 1971, hrsg. von B. A. Kakulas. Int. Congr. ser. Nr. 237. Excerpta Medica Foundation, Amster- dam 1973 17 (Abstr)

Sulemana, C. A., R. Suchenwirth: Topische Unter- schiede in der enzymhistologischen Zusammenset- zung der Skelettmuskulatur. J. neurol. Sci. 16 (1972) 433–444

Swanson, M. A.: Studies on the structure of polysac- charides. IV. Relation of the iodine colour to the structure. J. biol. Chem. 172 (1948) 825–837

Swash, M., K. P. Fox: The effect of age on human skeletal muscle. J. neurol. Sci. 16 (1972) 417–432

Szent-Györgyi, A.: Studies on muscle. Acta physiol scand. 9, Suppl. 25 (1945)

Takamori, M. L., L. Gutmann, R. Shane: Contractile properties of human skeletal muscle: normal and thyroid disease. Arch. Neurol. (Chic.) 25 (1971) 535–546

Takeuchi, T.: Histochemical demonstration of phos- phorylase. J. Histochem. Cytochem. 4 (1956) 84

Tapley, D. F.: Mode and site of action of thyroxine. Proc. Mayo Clin. 39 (1964) 626–636

Tarui, S., G. Okuno, Y. Jkura, T. Tanaka, M. Guda, M. Nishikawa: Phosphofructokinase deficiency in skeletal muscle. A new type of glycogenosis. Bio- chem. biophys. Res. Commun. 19 (1965) 517–523

Taylor, S. R., R. Rudel: Striated muscle fibers: inac- tivation of contraction induced by shortening. Science 167 (1970) 882–884

Thomasen, E.: Myotonia. Thomsen's Disease (Myo- tonia congenita) Paramyotonia and Dystrophia myotonica. Universitetsforlaget, Aarhus 1948

Thompson, H. S., M. W. Van Allen, G. K. von Noor- den: The pupil in myotonic dystrophy. Invest. Ophthal. 3 (1964) 325–338

Thorn, G. W.: Nebennereninsuffizienz, Diagnose und Behandlung. Huber, Bern 1953

Tice, L. W., A. G. Engel: The effects of glucocortic- oids on red and white muscles of the rat. Amer. J. Path. 50 (1967) 311–333

Tobin, W. E., F. Huijing, R. S. Porro, R. Sazman: Muscle phosphofructokinase deficiency. Arch. Neurol. (Chic.) 28 (1973) 128–130

Tomé, F. M., M. Fardeau: „Fingerprint inclusions" in muscle fibers in dystrophia myotonica. Acta. neu- ropath. (Berl.) 24 (1973) 62–67

Tomé, F. M. S., M. Fardeau: Congenital myopathy with „reducing bodies" in muscle fibers. Acta neu- ropath. (Berl.) 31 (1975) 207–217

Tomlinson, B. E., J. N. Walton, D. Iroing: Spinal cord limb motor neurones in muscular dystrophy. J. neurol. Sci. 22 (1974) 305–327

Tosi, C., F. Jerusalem: Selektive Muskelfasertyp- anomalien bei neuromuskulären Erkrankungen. J. Neurol. 214 (1976) 13–34

Tsujihata, M., J. M. Mori, N. S. Nobuko, M. Taka- mori: An electron microscopic finding in muscle of thyrotoxic periodic paralysis. Brain Nerve (Tokyo) 23 (1971) 701–709

Uehlinger, E.: Myositis ossificans progressiva. Er- gebn. med. Strahlenforsch. 7 (1936) 175–220

Uehlinger, E.: Die pathologische Anatomie des Mo- bus Boeck. Beitr. Klin. Tuberk. 114 (1955) 17–45

Van Dellen, R. G., D. C. Purnell: Hyperkalemic para- lysis in Addison's disease. Mayo Clin. Proc. 44 (1969) 909–914

Van Hoof, F., H. G. Hers: The subgroups of type III glycogenosis. Europ. J. Biochem. 2 (1967) 265–270

Van Wijngaarden, G. K., P. Flury, J. Behlem, A. E. F. H. Meijer: Familial „myotubular" myopathy. Neurology (Minneap.) 19 (1969) 901–908

Van Wiljngaarden, G. K., J. Bethlem, A. E. Meijer, W. Ch. Huelsmann, C. A. Feltkamp: Skeletal muscle disease with abnormal mitochondria. Brain 90 (1967) 577–592

Vassella, F.: Die neurologische Untersuchung des Kindes. Schweiz. Arch. Neurol Neurochir. Psy- chiat. 113 (1973) 87–98

Vassella, F., M. Mumenthaler, E. Rossi: Congenital muscular dystrophy. In: Muscle Diseases. Proceed- ings of an International Congress, hrsg. von J. N. Walton, N. Canal, G. Scarlato. Excerpta Medica Foundation, Amsterdam 1970 (S. 620–623)

Viets, H. R., R. S. Schwab: Thymectomy For Myas- thenia gravis. Thomas, Springfield Ill. 1960

Vogel, P.: Zur Pathophysilogie und Klinik des „Lam- bert-Eaton" syndroms. Z. ges. Neurol. Psychiat. 204 (1973) 209–224

Vracko, R., E. P. Benditt: Basal lamina: the scaffold for orderly cell replacement. J. Cell Biol. 55 (1972) 406–419

Walton, J. N.: Classification of the neuromuscular disorders. J. neurol. Sci. 6 (1968) 165–177

Walton, J. N., R. D. Adams: Polymyositis. Livingstone, Edinburgh 1958

Walton, J. N., C. K. Warwick: Osseus changes in myopathy. Brit. J. Radiol. 27 (1954) 1–15

Walton, J. N., D. Gardner-Medwin: Progressive muscular dystrophy and the myotonic disorders. In: Disorders of Voluntary Muscle, 3. Aufl., hrsg. von J. N. Walton. Churchill, London u. Livingstone, Edinburgh (1974) 561–613

Wanson, J. C., P. Drochmans: Rabbit skeletal muscle glycogen. J. Cell Biol. 38 (1968) 130–150

Welander, L.: Myopathia distalis tarda hereditaria. Acta med. scand. 265 (1951) 100–124

Welander, L.: Homozygous appearence of distal myopathy. Acta genet. (Basel) 7 (1957) 321–325

Wiesendanger, M., E. Baasch: Myasthenia gravis im Kindesalter. Kongenitale, infantile und juvenile Formen. Dtsch. Z. Nervenheilk. 184 (1962) 23–43

Winkelmann, R. K., D. W. Mulder, E. H. Lambert, F. M. Howard, G. R. Diesser: Comparison of untreated and cortison treated patients. Mayo Clin. Proc. 43 (1968) 545–556

Willems, D., M. Verhelst, J. C. Mulier, M. Martens: Engelmann's disease. Report of four cases with review of literature. J. belge Radiol. 56 (1973) 395–399

Williams, H. E., E. M. Rendig, J. B. Field: Leukocyte debranching enzyme in glycogen storage disease. J. clin. Invest. 42 (1963) 656–660

Wilson, J., J. N. Walton: Some muscular manifestations of hypothyroidism. J. Neurol. Neurosurg. Psychiat. 22 (1959) 320–324

Withaker J. N., W. K. Engel: Vascular deposits of immunoglobulin and complement in idiopathic inflammatory myopathy. New Engl. J. Med. 7 (1972) 333–338

Wittenberg, J. B.: Myoglobin facilitated diffusion of oxygen. J. gen. Physiol. 49 (1965) 57–74

Wolfe, J. F., E. Adelstein, G. C. Sharp: Antinuclear antibody with distinct specificity for polymyositis. J. clin. Invest. 59 (1977) 176–178

Wolfgram, F., L. Meyers: Amyotrophic lateral sclerosis effect of serum on anterior horn cells in tissue culture. Science 179 (1973) 579–580

Wurm, K., H. Reindell: Zur Klinik der Sarkoidose. Radiologe 8 (1968) 101–103

Zacks, S. J.: The Motor Endplate. Saunders, Philadelphia 1964

Zellweger, H., McCormick: Scapuloperoneal dystrophy and scapuloperoneal atrophy. Helv. paediat. Acta 6 (1968) 643–649

Zilber, L. A.: Zit. nach Gibbs u. Gajdusek 1969

Zilber, L. A., Z. L. Bajdakova, A. N. Gardasjan, N. V. Konovalov, T. L. Bunina, E. M. Barabadze: Study of the etiology of amyotrophic lateral sclerosis. Bull. Wld. Hlth. Org. 29 (1963) 449–456

Zsigmond, E. K., W. H. Starkweather, G. S. Duboff, K. Flynn: Elevated serum-creatininphosphokinase activity in a family with malignant hyperpyrexia. Anesth. Analg. Curr. Res. 51 (1972) 220–225

Sachverzeichnis

Neurologisch-topische Diagnostik

Anatomie – Physiologie – Klinik

Von Prof. Dr. P. Duus, Frankfurt/M.
Geleitwort von Prof. Dr. R. Hassler
Frankfurt/M.

1976. X, 436 Seiten, 257 meist zweifarbige
Abbildungen in 289 Einzeldarstellungen
Zeichnungen von G. Spitzer, Frankfurt/M.
⟨flexibles Taschenbuch⟩ DM 24,80
ISBN 3 13 535801 1

Physiotherapie

Technik und Verfahrensweise

2., völlig neubearbeitete Auflage

Von Prof. Dr. P. Vogler

Bearbeitet von Dr. J.-E. Camrath, Berlin

Mit einem Beitrag von G. Henke, Erlangen

1975. XII, 328 Seiten, 239 Abbildungen
8 Tabellen ⟨flexibles Taschenbuch⟩
DM 23,–
ISBN 3 13 413202 8

Leistungs-physiologie

Physiologische Grundlagen der Arbeit
und des Sports

Mit Schlüssel zum Gegenstandskatalog

2., überarbeitete und erweiterte Auflage

Von Prof. Dr. J. Stegemann, Köln

1977. X, 397 Seiten, 197 Abbildungen
25 Tabellen ⟨flexibles Taschenbuch⟩
DM 24,80
ISBN 3 13 462402 8

Gesundheits-vorsorge Krankheits-früherkennung

2., überarbeitete Auflage

Von Prof. Dr. W. Steuer, Stuttgart

1978. X, 382 Seiten, 63 Abbildungen
68 Tabellen ⟨flexibles Taschenbuch⟩
DM 19,80
ISBN 3 13 475102 X

Georg Thieme Verlag Stuttgart